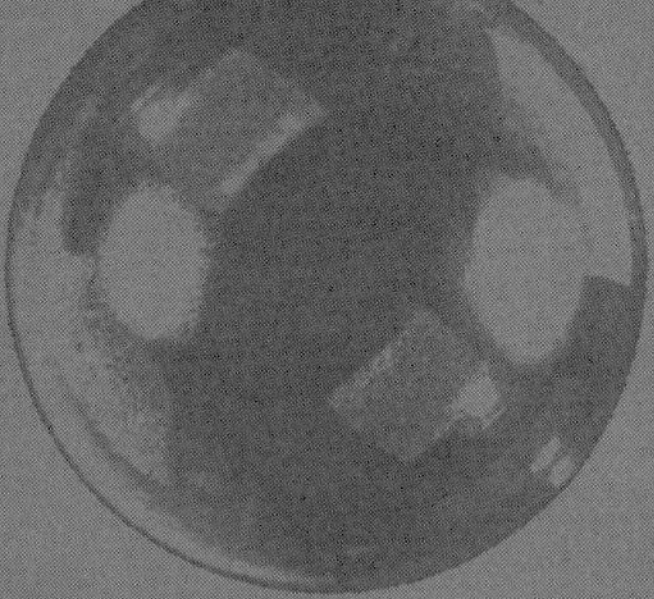

生老病死と健康幻想

生命倫理と優生思想のアポリア

八木晃介
Yagi Kosuke

批評社

装幀――――臼井新太郎

はじめに――知的障害者大量殺人事件の衝撃

二〇一六年七月二六日、神奈川県相模原市の知的障害者施設「津久井やまゆり園」で、元職員が刃物をもって侵入し、入所者一九人を殺害、その他の人にも重軽傷をおわせるという大事件が発生しました。私は直接に取材したわけでもなく、本稿執筆時点（二〇一六年八月中旬）では事件の全体像が解明されているわけでもありませんが、しかし、報道された情報だけからしても、加害者の猛烈な殺意と冷徹な計画性がうかがわれ、心底身震いする思いを禁じえません。

「意思疎通のできない障害者が生きているのは無駄だ」という加害者の言葉は、本書でしばしば言及するパーソン論のベースにある優生思想を具現したものであるといわねばなりません。すなわち、意思疎通を可能にするものが〝脳〟に由来する自己意識であり、そうした自己意識という要件を欠いた存在は単なる生物学的ヒトではあってもパーソンではないから抹殺しても差し支えないと主張するのがパーソン論です。この事件の加害者は、障害者を意思疎通できない存在、すなわち〝了解不能な存在〟として了解し、あるいは了解したつもりになって殺意を合理化し、その結果、実際の殺害行動に走ったのではないかと推察されます。

また、この加害者が、保護者の同意で安楽死させられるように求める手紙を衆院議長公邸に持参していたとも報じられました。ここにもパーソン論的な優生思想が示されています。かつて安楽死法制化運動の先頭にたっていた故・太田典礼氏（産婦人科医で太田リングの創始者）は私の取材に対して次のように述べました。「ナチスではないが、どうも〈価値なき生命〉というのはあるような気がする。（略）私としてははっきりとした意識があって人権を主張しうるか否か、という点が一応の境界線だ」（『毎日新聞』一九七四年三月一五日付）。

元国会議員の三宅雪子さんは、「搬送された際の（加害者の）薄笑いの表情を見ると、あの笑みになにか達成感のようなものを感じ、心の闇の深さを感じます」と記していました（『週刊金曜日』、二〇一六年八月五日号、三二頁）。ヒトラーに心酔していたかにみえる加害者は、たしかに一定の達成感をおぼえていたようにおもわれます。というのも、ナチズムにおける安楽死推進論の骨子は「みじめな状態を、慈悲をもって死にいたらしめる」というものでしたから、加害者にしてみれば、この大量殺傷は慈愛にみちたものであり、世人の称賛に値する行為であると確信していた可能性が大であって、したがって、「心の闇の深さ」は逆にさほどのものでもなかった、むしろある程度まで明晰でさえあったのではないかとも想像されます。

加害者は、緊急措置入院中、病院スタッフに「ヒトラーの思想が降りてきた」と語ったと伝えられました。おそらく、それ以前からヒトラーの『わが闘争』などを熟読もしていたのでしょう。ヒトラーは同書において、「健全な精神は健全な肉体にのみ宿りうるものである」（平野一郎・将積茂訳、角川文庫、上巻、一九七四年、第五版、三五九頁）とか、「欠陥のある人間が、他の同じように欠陥のある子孫を生殖することを不可能にしてしまおうという要求は、もっとも明晰な理性の要求であり、その要求が計画的に遂行されるならば、それこそ、人類のもっとも人間的な行為を意味する」（三六三頁）などと記していました。この思想は実行にうつされ、ナチス・ドイツは知的障害者や精神障害者二〇～四〇万人を抹殺したとつたえられています。

私は先に、この事件の加害者が、障害者を意思疎通できない存在、すなわち〝了解不能な存在〟として了解し、あるいは了解したつもりになって殺意を合理化したのではないかと記しましたが、その後の社会的な動向をみていると、実は、加害者自身が〝了解不能者〟として了解されてしまう、つまり、〝分からぬ者〟として分かられてしまう境涯に追い込まれつつあるようにおもわれるのです。大麻を使用していたらしいこと、措置入院させられたことなどが相乗的に作用して、世人が加害者に〝精神障害者〟のスティグマ・レイベリングをおこなうことをつうじて「普通の社会」から抹殺するような方向、すなわち「これにて一件落着」の方向性が出はじめているのではないかと感じられるのです。大麻（マリファナやハシーシー）は一般に酒や煙草よりも無害だとされ、よほどの大量を常習的に使用しないかぎり、深刻な精神症状も発現しないとかんがえられていますし、措置入院が精神疾患の存在を担保的に証明するものではないこともあきらかです。大麻使用の件が誇大に報道されていることに、何かの意図を感じないではいられません。

この事件が、人間の尊厳と人間の生命の両方にたいする残酷な攻撃であり、世の被差別少数者にたいする許しがたいヘイト・クライムであることはいうまでもありません。が、しかし、〝精神障害〟の一言で今回の事態を分かった気になるのは非常に危険だとおもうのです。現在の精神保健・福祉法（一九九五年制定）の前身である精神衛生法（一九五〇年制定）が国会に上程された時の厚生省（当時）の提案説明には、「第一に、この法案は、いやしくも正常な社会生活を破壊する危険のある精神障害者全般をその対象としてつかむことといたしました」との文言がふくまれていました。

この提案説明においては、「了解不能な人」＝「何をするかわからない人間」＝「正常な社会生活を破壊する危険のある人間」という非常に差別的な文脈が成立していたとおもいます。「医学的了解不能＝破壊的人間」という等式の成立です。要するにこの法律は、社会が〝了解不能の人〟の言葉に耳を傾ける必要がないと断定した一つの事例だったといえるとおもいます。

全盲聾の重複障害者・福島智東大教授は『毎日新聞』（二〇一六年七月二八日付）に寄せた原稿のなかで、今回の事件が「今の日本を被う〈新自由主義的な人間観〉と無縁ではない」としていました。つまり、労働力の担い手としての経済的価値や生産能力で人間を序列化する社会にあっては、重度の障害者の生存が軽視され、究極的には否定されてしまうという指摘です。また、ダウン症で知的障害のある娘をもつ最首悟和光大名誉教授は、『朝日新聞』（二〇一六年八月八日付・電子版）に寄せた談話で、私と同様、この加害者が〝正気〟であったととらえ、「今の社会にとって、〈正しいことをした〉と思っているはずです」と述べ、「いまの日本社会の底には、生産能力のない者を社会の敵と見なす冷め切った風潮がある。この事件はその底流がボコッと表面に現れたもの」であり、加害者は人々の深層にある思いに訴えて〝英雄〟になったのではないかと指摘していました。

今回の事件を〝異常な人〟の〝異常な行動〟と単純化してとらえたり、措置入院制度の強化拡大を解決策としてかんがえたりするのは間違いです。このような考え方では、あの優生主義の生命倫理パーソン論を打倒することは到底不可能です。インターネットの書き込みサイトには、最首氏が指摘するように、今回の加害者を英雄視する言説があふれています。このような時代のエトスにどのように向き合うべきなのか、私たちに問われていることはこの一点だとかんがえます。

生老病死と健康幻想

——生命倫理と優生思想のアポリア

＊目次

はじめに——知的障害者大量殺人事件の衝撃——3

序章　〝生老病死〟の前提と命題

（1）死者は生きている——13
（2）「死」と「死の過程」のコントロール——20
（3）生老病死する「こころ」と「からだ」——33
（4）〝あるがまま〟の生命倫理——42
（5）結語　メメント・モリ——51
①《コラム》終活と安楽死（尊厳死と尊厳なき生死）——53
②《コラム》エイジズムと私——60

第一章　〝こころ〟と〝からだ〟の仏教的臨床社会学

（1）「身よりおこる病」と「こころよりおこる病」——67
（2）「業病」と「仏罰」の差別観念——70

(3)仏教の病因論と治療論——79
(4)我執論と縁起論の生命観——90
(5)結語——95

3《コラム》 親鸞思想と優生思想——96

第二章　出生前診断と優生学

(1)はじめに——102
(2)激増する「選択的中絶」——105
(3)操作される「自己決定」——110
(4)扉をひらく「遺伝的淘汰」の時代——117
(5)おわりに——125

4《コラム》 遺伝的淘汰の意識状況——128

5《コラム》 優生学的〝選択的中絶〟が激増——131

6《コラム》 出生排除・生命否定の〝パーソン論——137

第三章　医療化社会をどう生きるのか

——イヴァン・イリッチの示唆と反示唆

(1)はじめに——支配とは服従である——144
(2)社会の不健康を隠蔽する権力作用——147
(3)医原病——過度の治療的副作用と治癒の義務化——154
(4)依存欲求とヘルシズム、そして「貧困の近代化」——160
(5)おわりに——擬制の終焉をもとめて——167
7《コラム》　命を愚弄する医薬界——169
8《コラム》　特定健診のナンセンスと漢方差別——175

第四章　「脱医療化」の模索

(1)はじめに——179
(2)『隠喩としての病い』の視程——181
(3)医療化のベースは〝定義〟——187
(4)暗中模索の脱医療化——192

(5)おわりに――199
9《コラム》 隠喩としての〝癌〟――200
10《コラム》 二十歳までに死ねば、〝癌死〟はゼロ――204
11《コラム》 煙草が放射能の隠れ蓑？――207

第五章 延命治療は〝無意味〟なのか？
――安楽死・尊厳死法制化策動を批判する

(1)はじめに――214
(2)イデオロギーとしての安楽死・尊厳死――216
(3)安楽死・尊厳死裁判の経過(国内)――222
(4)安楽死・尊厳死合法化策動の経過――228
(5)〝死なせる医療〟の内包と外延・「パーソン論」糺弾――234
(6)おわりに――238
12《コラム》 終末期ガイドラインの問題点――239
13《コラム》 老人と若者の分断を許さない――246

第六章　健康幻想《ヘルシズム》と優生思想

(1)はじめに――250
(2)「義務」としての健康・「義務違反」としての病気――253
(3)社会統制と健康――260
(4)「逸脱の医療化」と禁煙言説――274
(5)医原病としてのメタボリック・シンドローム――286
(6)安楽死・尊厳死の優生思想――294
(7)脳死・臓器移植と優生思想――319
(8)おわりに――327
コラム14　子どもの安楽死とパーソン論――329

あとがき――335

序章　〝生老病死〟の前提と命題

（1）死者は生きている

　哲学者・田辺元はかつて〝実存協同〟という概念に依拠して、死者と生者との関係性について言及したことがあります（「メメント　モリ」、藤田正勝編『田辺元哲学選Ⅳ死の哲学』岩波文庫、二〇一〇年、二五頁）。死せる他者と生きてある私とが、愛を媒介にしていとなむ相互作用を〝実存協同〟という特異な表現によって強調したものです。

　田辺が〝実存協同〟という言葉をみちびきだすに際しての手がかりは臨済宗の聖典である中国の仏教書『碧巌録』第五十五則「道吾一家弔慰」でした。禅僧・道吾とその弟子・漸源が檀家の弔いに出かけた時、遺体を前に弟子・漸源が「生か死か」と質問したところ、師・道吾は「生とも道（い）はじ、死とも道はじ」とだけ答えたということです。禅宗で、修行者が悟りを得るため研究課題として与えられる問題、すなわち一種の公案です。師・道吾の死後、弟子・漸源は、この公案が生死の不可分離の関係を自分に悟らせるための師の慈愛にみちた公案であったことを理解します。すなわち師はすでに死んでいるにもかかわらず、確実に弟子の内面に生きつづけ働きかけつづけてくること、そのような交わりのことを田辺は〝実存協同〟という概念に仮託して説明したことになります。

田辺が〝実存協同〟を強調しなければならなかったおおきな背景のひとつには、田辺の愛妻・ちよの死があり、田辺が妻の死に際して号泣したことはすでによく知られた事実です。このことは現実には田辺の個人的経験ではありますが、しかし、この経験は他者にたいしても開かれているという特質をもっています。田辺は〝実存協同〟のことを〝菩薩道〟としても把握していました。菩薩とは、阿弥陀仏の前身（因位）の法蔵菩薩にしめされるように、自らの悟りのみをもとめて求道・修行するのではなく、悟りの真実を携えて現実を見すえ、社会と人間のためにこの穢土《えど》を浄土に変えるべく取り組む、いわば〝還相廻向《げんそうえこう》〟の実践者を意味します。〝還相廻向〟とは、念仏者が浄土を得たのちに再度現世に帰還して衆生を教化・済度する廻向を意味しますが、親鸞はその主著『教行信証』証巻に「還相の廻向といふは、すなはちこれ利他教化地の益なり。すなはちこれ必至補処《ひっしふしょ》（次の世に必ず仏になる菩薩＝法蔵菩薩）の願よりいでたり」と記していました。

田辺は『碧巌録』のなかのエピソードから〝実存協同〟なる概念を引きだしましたが、愛を媒介にした死者と生者との相互作用という思想は、禅にかぎらず大乗仏教全体に多かれ少なかれふくまれる基本的な実践への思索であって、死者のリアリティの再解釈ないし再肯定の意味をもちます。むろん、いかにあがこうとも死者がもはや生者の手のとどかぬ彼方に往ききった存在であることは否定できませんが、にもかかわらず、当該の死者と生者とが愛を媒介にした重要な意味ある他者（significant other）同士である場合、死者と生者との距離は突如として無化され、死者は生者の内部において再生し、生者にたいして関係の構築をよびかけ、生者もこれに応じるという実存的な想定が実現するのです。むろん、それは時に、単に生者がおのれの生への意味付与をもとめて死者を資源化するという次元や、生者による死者への泥沼のような底無しの同化という次元などもふくまないではないけれども、しかし、生者が死者の呼びかけにこたえることによって、死者のリアリティを生きなおすことができるならば、生者の生きなおしと死者の〝復活〟とが連動することになるはずです。

田辺の場合、死者が生者のなかに復活するということは、単に生者が死者を想起することだけではなく、死者が生者のなかで主体的に復活するということを意味していたとおもわれます。田辺は作家・野上弥生子への手紙のなかで、次のように記していました。「死せる妻は復活して常に小生の内に生きて居ります。同様にキリストを始め多くの聖者人師は、小生の実存内容として復活し、主体的に小生の存在原理になって居るのでございます」（田辺元・野上弥生子『田辺元・野上弥生子往復書簡』岩波書店、二〇〇二年、三三四頁）。はるか彼方に旅立った愛妻・ちよが田辺の内部に復活して、想起される客体としてではなく、まさに主体的に、生きている田辺の存在原理になっているというのです。

田辺の〝実存協同〟と意趣をかなり同じくする認識として、歴史学者・上原專禄の〝生者と死者との共存・共闘〟の思想も非常に重要です。『上原専禄著作集(26)経王・列聖・大聖』(評論社、一九八七年)に収められたエッセー「死者が裁く」と講演録「親鸞認識の方法」に依拠しながら、上原の考察を跡づけてみます。

よく知られているように、上原は晩年になって妻・利子をうしなうのですが、そのうしない方はいわば医療過誤によるものであって、そこを基点に生者・上原と死者・利子とが現代社会の不正を追及する〝死者との共闘〟という思想に到達するわけです。「無能で、無責任で、無礼で、そういう医者たちの手によって命が粗末にされた、そういう事実はあるんです」と上原は語ります(「親鸞認識の方法」四四九頁)。そして、上原は「今日の日本社会においては、多少とも、虐殺されるという要素なしに、単純に自然死を死んでいくということはあるのだろうか。むしろ、虐殺こそが今日の日本社会における死んでいくという、死のすがた、死の現象ではあるまいか」というのです(同上、四五一頁)。妻・利子の死は、彼女が自然死を死んだのではなく、医療過誤という〝虐殺〟死、つまり社会的に葬られ社会的に殺されるタイプの死ではなかったかというのです。この想念は「アウシュビッツで、アルジェリアで、ソンミで虐殺された人たち、その前に日本人が東京で虐殺した朝鮮人、南京で虐殺した中国人、またアメリカが東京空襲で、広島・長崎で虐殺した日本人」へとひろがり(「死者が裁く」四五五頁)、妻・利子の〝虐殺〟死が個的体験から世界史的な次元に開かれていくのです。それは同時に、生者が死者を、ではなく、死者が生者を裁く資格をもつということをも示唆しており、現に上原は「だれがそういう社会的不正義というものを裁くかという問題ですが、裁く主体は生き残っている人間ではなくて死者が裁くんだ」と述べています(「親鸞認識の方法」四五九頁)。

次に上原は、「今日の日本社会というのは、どうやら生者だけの世界になっている」と告発し（「死者が裁く」四二頁）、「死んだ人間と生きている人間とを区別しすぎている」と批判します（「親鸞認識の方法」四五七頁）。死者が死ぬことによって生者との共存をやめることはありえないという主張です。「死者は、死んだという形で肉体を失いますけれども、なにが残るのか、何か新しく、ただ残るだけでなくて作り出されていくような感じが私はするのです」（同上）とし、また、「私にとっては、家内は死ぬことによって過去のものになってはいない。私と一緒に生きてい、私と一緒に生き、感じ、戦っている。共鳴し、共存し、共闘している死者、（略）そういう経験をこの一年の間に何回かいたしました」と述べることによって（同上、四五八頁）、上原は、死者が死ぬことによって何か新しいものとしてそこに存在するという事実を実感的に主張するのです。ここにいたれば、前述した田辺元の〝実存協同〟とかなり重なった思想であることがわかります。

そして、上原は生者と死者との間の共鳴・共存・共闘関係において、生者と死者とのいずれが主導的立場にたつかという点について、「死者のほうがむしろ主導的なんです。回向ということも、私が回向しているのではなくて、死んだ家内が私らのために回向してくれている。その死んだ人間の背後にもっと大きな、絶対的な存在というものがあって、家内が私ども生き残った人間のために回向してくれている、その回向の、さらに原動力になって下すっているという感じがだんだんする」としています（同上）。上原のこの発想法は、廻向についての親鸞が行なった『大無量寿経』の大胆な読み替えに一種通じるところがあるようにおもわれます。廻向とは、自己の善行が生んだ功徳を他に振り向けることであり、『大無量寿経』の文脈においても衆生の側から仏にむける行為としての廻向が説かれていますが（これが一般的な解釈でしょう）、親鸞は廻向の主体を仏に置き換える、つまり衆生廻向から如来廻向に廻向の方向を変えるという非常にスリリングな解釈変更を実行したのです。上原にあっては、死んだ妻・利子が生き残った自分たちに廻向してくれるのだが、その背後で仏（上原は明確には〝仏〟とは述べていませんが）がその廻向の原動力になっているとかんがえられているわけです。だからこそ、医療過誤や虐殺等々の社会的不正義を裁く主体も死者であり、生き残ったものは死者の裁きに共鳴し、共闘するという、そういう対応関係になるのです。

それでは、自分自身の死を間近に感じている生者は、死というものをどうとらえるのでしょうか。死が哀切きわまる別離であることはいうまでもありません。私は四十歳代の半ばで初期でもなければ末期でもない大腸癌の手術をうけたものの、その後、再発も転移も、新たな癌の発生もないままに古希をこえた今も一応健康に生きているのですから、死を間近に感じたとは必ずしもいえないかもしれませんが、それでも一旦は死を覚悟し、それによる別離の哀切をおもって涙した経験もあります。その点では、癌を診断され余命宣告をうけた宗教学者・岸本英夫の〝別れ〟の認識をある程度まで理解できるようにおもわれます。

岸本は、癌による余命の宣告をうけたあたりの心境を、「私は、その絶望的な暗闇を、必死な気持ちで凝視しつづけた。そうしているうちに、私は、一つのことに気がつきはじめた。それは死というものは、実体ではないということである。死を実体と考えるのは人間の錯覚である。死というものは、そのものが実体ではなくて、実体である生命がない場所であるというだけのことである。そういうことが、理解されてきた」（『死を見つめる心・ガンとたたかった十年間』講談社、一九六四年、二四頁）と。死が実体ではなく、実体である生命がない場所であるにすぎないという洞察に到達した岸本は、「これを裏返していえば、人間に実際与えられているものは、現実の生命だけだということである」（同上、二五頁）という結論に達し、「自分にとって、もっとも大切なものは、命なのでありますが、その大切な命をすてることができるようになったその時に、私は、自分の命の、もっとも強い生き甲斐を感じ、私は、もっとも幸福である、ということであります」（同上、五一頁）という境地にいたったのです。人生において繰り返されるさまざまな〝別れ〟の最終的なものが死であるならば、死は無ではなく、自分の死後にも世界は存在し続けるという次第でしょうか。岸本は、明確には言明していませんが、自分の死後にも存続する世界に自分自身が必ずやなんらかの実在的影響をおよぼすのではないかと想定し、死の覚悟そのものに〝強い生き甲斐〟を感じるにいたったのではないかとおもわれます。言い換えれば、自分の死後にも持続するであろう自我の永続性のイメージ（いわばpost-self）の創出という感じでしょうか。

この岸本の観点は、既述した田辺元の〝実存協同〟や上原専禄の〝生者と死者との共存・共闘〟とはいささか趣を異にしますが、それは死にゆく者と死にゆかれた者との立場・観点・思考の差異を反映しているにすぎません。つまり、愛する人を奪われた人もこれから死にゆく人も、立場こそちがうものの、それぞれの内部で積極的な意味の創出をおこなっているはずなのです。いささか強引にすぎるかもしれませんが、あえて田辺、上原、岸本のそれぞれの思想の共通性をあげるとすれば、それは、死を排除し、死者を隔離し、死と死者を忘れてしまった近代、さらにいえば死をも操作の対象にしてしまった近代そのものへの痛切な批判の言説という点ではないかと私はかんがえます。「死の社会学」の領域でそのことに言及したのは、管見のかぎり、H・ファイフェルが最初だったようにおもいます。彼によれば、喪失後の悲嘆の期間は「自分自身を生活にむけて再定義し統合していくための時間を奪われた人（重要な他者をうしなった人）に提供する」という次第です（Feifel, Herman,ed. 1997, The Meaning of Death., McGraw-Hill., p.9）。せっかくの社会学者による言及ではありますが、田辺、上原、岸本らの思想と比較すると、かなり低調であるといわざるをえません。

（2）「死」と「死の過程」のコントロール

かつて死はある程度までオフィシャルなものであり、また可視的なものでもありました。人びとは相対的に若い年齢で、そしておおむね家庭で死をむかえました。死因の中心は、治療困難な感染症によるものだったといえます。サバイバーは、愛する人をうしなった悲嘆を十分に表現し、故人を記憶するために多くの努力をかさねたものでした。そこには、前項で紹介した〝実存協同〟や〝生者と死者との共存・共闘〟関係が、ほとんど無意識レベルで成立していたといっても過言ではありません。

私は、沖縄に行くたびに、亀甲墓に代表される沖縄の墓が何故にかくも広大であるのかと常に疑問をもち、沖縄の人にも質問をよくしたものですが、遺体を墓の石室内に数年間安置して風化を待ったという沖縄古来の葬送形式によるものだとする回答が大半を占め、私もそれなりに納得していました。と同時に、沖縄県読谷村在住の親友で彫刻家の金城実が「墓で死者と共に飲み食いしてドンチャン騒ぎをするには、あの広さが必要だ。むろん、ドンチャン騒ぎの主人公は死者である」と教えてくれた時には、何か胸に素直に落ち着くものを感じました。『週刊金曜日』（二〇一六年四月一日号）に掲載されていた木村聡のレポート「死者との膳」は、金城の説明をより具体化していました。木村の取材地は主に宮古島で、そこでの〝あの世の正月〟とよばれる旧暦一月十六日（旧十六日祭・ジュウルクニツ）の行事をレポートしているのですが、その状況はまさに〝死者との共食〟であり、そのことは「彼（死者）がそこにいないことはわかっている。しかし、彼がいてもおかしくない風景。だから、だれもが違和感なく、まるで男といっしょに飯を食っている気分になれるのかもしれない」「人は自分と同じ食事を用意し、いない他人があたかも同席しているかのように設えたりする。だれかを思い出すため、会いたいけど会えない人と対話するため」とする木村の記述によっても明らかにされていたとおもいます（三七頁）。ここに見られることも、故人を記憶するための、そして自己の内部に生きる故人を実感するための大きな努力であり、その努力は〝実存協同〟や〝生者と死者との共存・共闘〟の思想と深く密着するものであると私にはおもえるのです。

しかし、洋の東西をとわず、だいたい十九世紀後半にたっすると、死は不可視化されるようになり、死の処遇も相当程度まで官僚化されるにいたります。人びとは死と死の過程を医者と病院がコントロールするものとかんがえるようになり、結果的に死への悲嘆も死者への哀悼の念も私人化され、葬儀も私宅ではなく葬儀社にゆだねられるようになりました。人びとは死を否定すべくあらゆる努力をおこない、当然、医療技術に信をおいて、それにすべてを付託する傾向をつよめます。

そして二十世紀後半以降は、状況が一回転して、昔とは意味を異にしながらも、死がある程度まで可視化されるようになり、死にゆく人と家族などによって死が一定マネージされるようになります（少なくとも、そうかんがえるようになります）。死が再度ビジブルになったからといって、単純に前近代の状況に先祖返りしたわけではありません。また、むろん、この状況に医療の意思や政治経済的な意図などが介在しないわけではなく、というよりも患者およびその家族が医療の意思や政治経済的な意図を代行するような内実をもつことについては大きな注意が必要ですが。死の可視化の新たな認識は、死の過程をあたかも死にゆく人と家族などがコントロールできるかのような幻想をうみだしたことも事実だとおもいます。

たとえばアメリカの場合、一九七六年にカリフォルニア州で制定された「カリフォルニア州自然死法」においては、患者の終末期まで効力のあるリビング・ウイル（生者の意思）を前もって作成する個人の自己決定権が世界で初めて保障されました。また一九九〇年に連邦議会を通過した患者の自己決定権法（The Patient Self-Determination Act）は、政府出資のすべての医療機関にたいして、患者が入院する際に、リビング・ウイル、アドヴァンス・ディレクションを出すチャンスを設けるように求めました。これらは文書で提出しますが、その文書には次のような〝個人の権利〟を説明する内容が記されていなければならないとされています。①自分がうける医療・介護を決定する個人の権利には、内科的・外科的医療処置をうける権利と、またそれを拒否する権利とが含まれている。②リビング・ウイル、医療のための持続的委任権法のようなアドバンス・ディレクション（患者自身があらかじめ自己の意思を医師に提示しておくための文書）を、州法のもとで指示しておく個人の権利、等。

この〝自己決定権〟は近代的市民的人権の中核をなすものであり、それが普遍的な権利であることを医療の場でも承認されたことには一定の意義があるのですが、しかし、自己決定する主体がすでに他者化（医者化）されているとすれば、つまり、主体が客体化されているとすれば、それを言葉の真の意味での自己決定といえるか否か、おおいに問題含みであるといわねばなりません。ちょうどパノプチコン（一望監視装置）構造をもつ監獄のなかで、囚人が看守化するように、アサイラム（全制施設）としての病院において患者が医者の目で自分自身をとらえてしまうことはよくあることであり、実際、私自身も大腸癌手術時の入院期間中に、医者化してしまった自分を認識して、心底ゾッとした体験をもっています。

また、自己決定権なる概念に深刻な差別主義が内包されていることにも要注意です。患者の自己決定の前提にはインフォームド・コンセント（よく説明されたうえでの同意）がなくてはならず、それが従来の医者・患者関係における非対称性（説明主体としての医者⟷拝聴客体としての病者の非逆転性）をなんとか克服して、医者・患者間のコミュニケーションを対等化しようとするものであることを私も一応はみとめますが、しかし、たとえばインフォームド・コンセントの適用範囲をかんがえるとき、そこに明確な差別主義が存在することを指摘しないわけにはいきません。インフォームド・コンセントの適用対象が「自立的な理解力と判断力をもった人間」に設定される以上、その段階ですでに〝生命の質〟に立脚した生命の相対化がおこなわれないではすまないのです。端的にいって、脳死（状態）や遷延性意識障害（差別的には植物状態という）の人びとにたいするインフォームド・コンセントは現実的にいえば成立しません。また、ひとくちに自己決定といっても、介護者や看護者への遠慮や医療費への気兼ね等々から心ならずも自己の真正の意思にそぐわぬ一定の自己決定をせざるをえない場合もあり、自己決定権が同意形成への強制装置として機能する可能性もなくはありません。いうなれば、〝させられる自己決定〟の問題です。

さらに、〝死の自己決定権〟を批判する小松美彦の議論も重要です。小松はその著『死は共鳴する――脳死・臓器移植の深みへ』（勁草書房、一九九六年）において、脳死・臓器移植問題を批判的に検討するのですが、それ以前の問題として脳死・臓器移植問題が内包する死の理解方法を俎上にのせました。小松は、心臓死か脳死かの自由選択権についての議論のベースにある考え方を〝死の自己決定権〟として問題化します。そして、その根底に〝個人閉塞した死〟をとらえ、それを根本的に批判するわけです。つまり、「われわれが日常的に自明のこととして受け入れている死の把握の仕方」とは、死を（さらには生を）、「私のもの」として、個人に内属するものとする理解、すなわち〝個人閉塞した死〟であるというのです（一四八頁）。そして小松は、死を個人に内属するものとかんがえる思想自体が近代以降の医学によって作り上げられたものであると説明し、それに対置させて〝共鳴する死〟をとらえるのです。〝共鳴する死〟というのは、「人々がひとつの死をともに生きる道行き」、「死が死にゆく者に閉じこめられずに周囲の人々と分かち合われている、そのような死」を意味します（二〇九〜二一〇頁）。小松のいう「ひとつの死をともに生きる道行き」「死が周囲の人々と分かち合われているような死」、すなわち〝共鳴する死〟は、前項で述べた田辺元の〝実存協同〟

や上原専禄の〝生者と死者との共存・共闘〟に相当程度かさなる思想性をおびた社会学的な概念であることは見てのとおりだとおもいます。

そもそも心臓死か脳死かの自由選択権という議論自体、死(さらには生)の私物化を前提にしたものであって、仏教的には〝我執〟の最たる発現であるといわねばなりません。我執とは、意識ある生きもの(有情・衆生)の主体として恒常・不変の自我(アートマン)が実在するとかんがえて執着することを意味します(『岩波仏教辞典』)。その意味で我執は、自己中心的な考えとそれによる事物への執着から生み出されてくる煩悩の最たるものだといわねばなりません。煩悩は自己中心的な考え方と、それに起因する事物への執着から生じるものであり、本稿の文脈からすれば、生と死をもわがものとして私有して自己に内属させる認識方法につながります。

また、それは社会(心理)学者エーリッヒ・フロムの〝to be＝あること〟と〝to have＝もつこと〟とについての議論をも想起させるものです。フロムは〝もつこと〟を「世界に対する私の関係は所有し専有する関係であって、私が自分自身をも含むすべての人、すべての物を私の財産とすることを欲するという関係である」と説明し、他方、〝あること〟は〝もつこと〟と対称をなすものと規定したうえで、「生きていること、世界と真正に結びついていること、偽りの外観とは対照的に、人あるいは物の真の本性、真の現実に言及するものである」としています(佐野哲郎訳『生きるということ』紀伊國屋書店、第二一刷、一九八七年、四六～四七頁)。換言すれば、〝もつこと〟は主体をも客体をも物に還元する疎外関係を意味し、他方、〝あること〟は何ものにも執着せず、束縛されず束縛せず、たえず変化しつつ成長する過程を意味します。ゆえに、〝あること〟の思想性は仏教思想における縁起論に近似しており、このことはフロムが、「物であれ自己であれ、いかなる持続的、永続的な実体の概念をも、容れる余地はない。過程以外には何も実在しない」と述べているところからも追想することができます（同上、四八頁）。

生も死も過程であって実体ではないというフロムの考察に私は正統性をみいだす立場ですが、にもかかわらず、現実社会においては、生はもちろんのこと、死をも実体の具現であると把握する思考方法がむしろメイン・ストリームになっている状況があります。二十世紀後半から二十一世紀にかけて死と死の過程についての関心が深まりましたが、この死についての学問的関心や公共的関心はおおきく二つの社会的パターンを反映していたとみなすことができます。ひとつは、おおくの高齢者が昔よりも長寿になり、生命の最終段階で慢性的かつ終末的な疾患に悩まされているという点、もうひとつは、生命延長の〝技術革新〟がライフスパンを拡張し、同時に、そのことによって生と死をめぐる重要な問題点を惹起してきたという点です。このふたつの社会的パターンが相乗しつつ、現実的な社会問題を構築してきたのが、たとえば死の判定基準としての〝脳死〟の導入、あるいは〝安楽死・尊厳死〟の法制化運動などであったということができましょう。

生と死とを個人に内属したものとかんがえ、生も死も私有化できるという発想法において、はじめて臓器移植のための〝脳死〟概念や、〝安楽死・尊厳死〟の法制化などが具体的にめざされるわけです。しかも、それらが死の不安や恐怖の回収装置であるかのごとき社会意識さえ形成されつつある点が問題です。死はすべての人間（厳密にはすべての有情というべきですが、ここでは人間に限定します）にとって、不可避の事実です。生きている人間の意識において、死は現在形ではなく未来形のものであり、いまだかつて一度も体験したことのない出来事であるがゆえに、死について多大の不安や恐怖に責め苛まれるのは実にやむをえないことだといわざるをえません。だからこそ、古今東西において、人びとはこの不安・恐怖を軽減ないし消滅させるべく死について根本的な考察を繰り返し、たぶん、その過程においてさまざまな宗教をうみだしてきたのではないかとおもわれます。

しかし、とくに仏教の現実をみるとき、はたして仏教が死の不安・恐怖にたいする処方箋たりえているかどうか、おおいに疑問です。この点について仏教史家・圭室諦成《たまむろたいじょう》は、庶民が仏教にもとめているものは、葬祭、治病、招福の三つであるが、現在の仏教においては、治病・招福の面が相対的に弱化し、葬祭一本といっても過言ではないとしたうえで、次のように記しています。「維新以後の仏教の活きる路は、葬祭一本しか残されていない。そして現在当面している課題は、古代的・封建的な、祝術的・祖先崇拝的葬祭を精算して、近代的な、弔慰的・追悼的な葬祭儀礼を創造することである。仏教者は、この現実に眼をつぶって、いたずらに幻想の世界を彷徨している」（『葬式仏教』大法輪閣、一九六三年、二一〇頁）。現代の仏教が葬祭においてのみ人びとの信仰を独占するという圭室の主張はいささか極端にすぎるかもしれませんが、といって〝幻想の世界〟の空論というわけでもなく、真実の一端を物語っていることは否定できないようにおもわれます。こうした仏教の現実にあって、仏教が人びとの死の不安・恐怖と真剣に向き合い、それらの軽減・除去に具体的に取り組んでいるとは残念ながらいえないわけです。もちろん私は、たとえば〝ビハーラ〟の取り組みを無視しているわけではありません。臨床の場で生老病死の〝苦〟に向き合うために、患者本人のみならず、その家族をも巻き込んで仏教に学ぶ活動（仏教ホスピス運動）には仏教的に大きな意味があるとおもいますし、また、「仏教看護・ビハーラ学会」の活動にも注目しているのですが、やはり全体としての〝葬式仏教〟化がこの種の運動にも水をさしている印象はいなめません。

圭室のいう〝近代的な、弔慰的・追悼的な葬祭儀礼〟がいかなる色彩をおびるものかはいささか不鮮明ですが、それはともかく、生死へのより鮮明な対処法として臓器移植のための〝脳死〟概念の創作や、〝安楽死・尊厳死〟の法制化、あるいは出生前診断の開発などが生命現象の〝技術革新〟として大手をふってまかりとおり、死の不安・恐怖を宗教（仏教）になりかわって回収する機能をはたしている点が問題なのです。

しかも、生と死にかかわる技術革新はたえずＱＯＬ（quality of life）なる生命倫理にかかわる概念と連動してしまうところに問題があります。ＱＯＬは一般に〝生命の質〟と訳されたり、〝生活の質〟と訳されたりしますが、本来、このふたつの訳語の意味するところは異なります。前者は、端的にいえば「生きるに値する生命」と「生きるに値しない生命」とに差別化するものであり、後者は、たとえば癌治療によって癌病巣は縮小したが、悪心・嘔吐・脱力などで日常生活が困難になるような事態（極端にいえば、治療は成功したが、患者は死んだ、というような事態）についての説明概念です。このように本来は異なる意味内容をもつＱＯＬですが、時には〝生活の質〟の低下ゆえに〝生命の質〟の劣弱をいいつのることもないわけではありません。その点に留意した上で、ここでは一応〝生命の質〟としてのＱＯＬを問題にしたいとおもいます。〝生命の質〟としてのＱＯＬは非常に容易に優生思想のベースになります。とくに〝生命の質〟の善悪を〝脳の機能〟にもとめる議論において、優生主義の特質が顕著になるようにおもわれます。

たとえば、脳死を死の判定基準にすることについて、一九九二年の脳死臨調も、二〇〇九年の改定臓器移植法も、「脳幹を含む全脳が不可逆的機能停止に至れば、身体の有機的統合性は失われ、多くの場合、数日内に心停止する。よって脳死は人の死である」との前提にたっていました。つまり、脳が身体の有機的統合性を支配しているというのですが、これに対して日本弁護士連合会は二〇〇六年三月、「脳が身体の有機的統合性を制御していることを証明した論文は、その時点までに皆無である」との意見書を公表しました。私自身も可能なかぎり、類似の文献を渉猟しましたが、日弁連の意見書が指摘するとおり、そのようなエビデンスを証明する文献はついに見当たりませんでした。全脳の機能停止は数日後の心停止を不可避的にもたらすという主張についても、脳が機能停止しても数日内に心停止を帰結しない、いわゆる〝長期脳死患者〟の存在自体がその主張を否定するものであるといわねばなりません。厚生省（当時）の調査によると、一九八七年から一九九九年までに小児脳死が一三七例あり、うち二五例（一八％）は三十日以上心停止にいたらず、このなかには二〇〇日以上心停止にいたらなかった二例が含まれていたということです。こうした長期脳死患者の存在は、脳と心臓との相対的無関係性を示唆しているのではないかとおもわれます。

仏教史家・二葉憲香は、非常に素朴ながら、次のような見解を提出したことがあります。「一つ法律ができて、心臓が動いておっても脳が機能しなくなれば、どんどん死んだことにして心臓を取ったらよろしいということになると、そういう脳死状態をつくりだす人間が出てくるかもしれないでしょう」と（『親鸞・仏教無我伝承の実現』永田文昌堂、一九九五年、四四頁）。また、「心臓はひとりでに動いている。これを自律神経というようです。私ではなく神経の方が勝手に動いているのです。自律は、あらゆる人間の意志を超えたはたらきなのです」（同上、一二〇頁）と述べ、さらに「なぜ動いているかわからないようなもの（心臓）を取り出してきて、他人の心臓にくっつけたら私が生きると、そんなばかなことを私は考えることはありません。このような（私の）考えが医学の進歩をとめるのだと不評ですが、医学の進歩というなら、心臓がとまらないようなことを考えなさい、死なない人間をつくってみなさい」（同上、二六〇頁）と、やや挑発的にも語っていますが、私はほぼ全面的にこの二葉の言に賛同するものです。

実際、心臓は人間の意志や意思（すなわち、脳）とは関係なく、心臓自身で動いています（自分自身で動く機能を〝自動能〟とよびます）。では、なぜ心臓は自分自身で動くことができるのかというと、よく知られているように、心臓のなかにある筋状の〝ペースメーカー細胞〟が電気を作り出して拍動し、心臓全体を動かしているからです。つまり、普通の筋肉とは違い、脳などの中枢神経から直接命令をうけているわけではなく、右心房の上の洞（房）結節というところにある〝ペースメーカー細胞〟が心臓全体に指令を出しているという次第です。医科学的には一応上記のような説明になるでしょうし、たとえばｉＰＳ細胞をもちいて〝ペースメーカー細胞〟を製造するなどという、心臓移植にとってかわる医療技術も可能になるかもしれないのですが、しかし、問題はそうした点にあるわけではありません。脳に最高の位置をあたえる生命科学や生命倫理に根本的な誤りがあるという、この点が最大の問題なのです。

脳が身体の有機的統合性を制御しているとはいえないことをしめす免疫論上のエビデンスもあります。「身体的に〝自己〟を規定しているのは免疫系であって、脳ではないのである。脳は免疫系を拒絶できないが、免疫系は脳を異物として拒絶する」と指摘した免疫学者・多田富雄の言説も重要です（『免疫の意味論』青土社、一九九三年、一八頁）。これはウズラの脳を移植されたニワトリが麻痺をおこして死んだ実験の結果についての記述ですが、この実験で明らかになったことは、精神的な〝自己〟を支配しているとされる脳が、もうひとつの〝自己〟を規定する免疫系によって非常に簡単に〝非自己〟として認識され排除されるという抜き差しならぬ事態でした。

脳に最高価値をおくタイプの優生思想の典型的な具現のひとつが、一九七〇年代以降の欧米でかなりのひろがりを示している〝パーソン論〟（person：人）です。〝パーソン論〟において、生きる資格をもつものは自己意識をもった責任主体であり、そうした自己意識要件をみたさない存在は〝パーソン〟ではないから生きる資格をもたないとされます。かつて十字軍の時代、キリスト者でないものは魂をもたないので殺してもよいとしたのが、もしかすると、パーソン論の出発点ではなかったかともおもえますが、確証はありません（現代では、イスラムを信じない異教徒は殺してもよいとするＩＳも、ある程度までパーソン論者かもしれません）。代表的なパーソン論者のひとりであるＨ・Ｔ・エンゲルハートは、〝ヒトであっても人格ではない存在〟として、胎児、知的障害者、不可逆的昏睡状態（遷延性意識障害）、脳死（状態）、精子、卵子、受精卵、胚などをあげ、「これらのものは、〝単なるヒト〟〝ヒトの単なる生物学的有機体〟であって生存権はなく、それらの生命を手段として使ってよい」との議論を展開しています（加藤尚武・飯田亘之監訳『バイオエシックスの基礎づけ』朝日出版社、一

九八九、一三三〜六頁)。ここでの"自己意識"要件とは、畢竟、"自己決定を指示する脳"の機能以外のなにものでもないのであり、"操作された自己決定"の決定版ともいうべきレベルを具現しているというほかありません。

日本尊厳死協会（井形昭弘理事長・当時）は二〇〇七年、延命措置中止の条件を次のように明示しました。①患者本人の意思表示②複数医師の意見一致③苦痛の除去が目的、の三点です。「患者本人の意思表示」が不可欠なのは当然としても、問題は、「死にたい」意思の形成過程とその理由にこそあります。「複数医師の意見一致」とはいえ、安楽死・尊厳死に反対する医師の参加は考慮にないところが問題です。医師の性善説を前提にする楽観主義にたてるかどうか、非常に疑問です。さらに、「苦痛の除去が目的」とするのも当然のことですが、しかし、「苦痛」の原因は肉体的なものにかぎられず、精神的、経済的、社会的な苦痛（家族への忖度、医療経済への遠慮なども含む）もおおきく、それらの原因が除去ないし軽減されるだけで肉体的苦痛が寛解することも少なくありません。また、延命措置を中止して死にみちびく対象を次の六病態としているところも大きな問題です。すなわち、癌、ALS（筋萎縮性側索硬化症）、持続的植物状態（尊厳死協会はあえてこのような差別的な名称を用いていますが、ただしくは遷延性意識障害というべきです）、呼吸不全・心不全・腎不全、高齢者、救急医療の六病態です。遷延性意識障害からの復活例が数多くあるにもかかわらず、それをも延命措置中止の対象にしている点も疑問ですし、また、ALSについて、治療法がないので「不治」としつつ「末期」とは定義せず、しかし、にもかかわらず、延命措置中止の対象に設定しているのです。尊厳死協会は総じて「不治ではあっても末期ではない」存在をも「生きるに値しない生命」ととらえ、抹殺の対象にすえているとしかおもえません。ここにもパーソン論と軌を一にする優生思想が厳然として存在します。

（3）生老病死する「こころ」と「からだ」

〝生老病死〟は有情＝衆生（sattva）、すなわち生きとし生けるものすべてにとって、なんの変哲もない自然過程であります。私たちは誰一人の例外もなく、生まれれば必ず老いはじめ、やがては病をえて、死にいたることが確実に約束されているのです。仏教的には、〝生老病死〟を「四苦」といい、これに〝怨憎会苦《おんぞうえく》〟（憎い者と会う苦）、〝愛別離苦《あいべつりく》〟（愛する者と別れる苦）、〝求不得苦《ぐふとくく》〟（不老不死や物質的欲望を求めても得られぬ苦）、〝五取蘊苦《ごしゅうんく》〟（迷いの世界として存在する一切は苦である）をくわえて〝四苦八苦〟ということは常識です。

仏教でいう〝苦〟の英語表記はおおむね〝ill〟であり、したがって〝四苦〟は「birth is ill, old age is ill, disease is ill, death is ill.」ということになりましょうか。〝ill〟はもちろん〝病〟を意味しますが、元々の語感には「邪悪な・不吉な」というニュアンスが強く、病因・症状を特定できる〝disease〟とはレベルを異にする単語であって（文献のなかに〝ill〟を〝mental disease〟とするものがあるのはそのためかもしれません）、この場合の〝ill〟は、したがって、仏教的にいえば、生死・輪廻（samsara）に緊縛された「こころ」の状態を指し示していることになります。医療社会学にも、〝illness〟と〝disease〟とを区別する慣習があります。その場合、〝illness〟は健康問題の主観的ないし素人的定義を意味し、他方、〝disease〟は一定のサインや兆候にもとづいた健康問題の専門的定義ないし客観的定義を意味します。このように区別することに価値があるとすれば、それは〝disease〟がなくても〝ill〟になりうるし、また逆に、〝ill〟はなくても〝disease〟になりうるということを認識できる点でしょう。

それはともかく、ここでは〝苦〟を〝ill（illness）〟としてとらえ、そして、〝四苦八苦〟の〝四苦〟（生老病死）に焦点をあわせることにします。何故かといえば、この仏教的な〝苦〟の原理が、パーソン論に代表されるような優生思想を打破し、生死のあるべきひとつの捉え方（生命倫理）を示唆するようにおもわれるからです。釈迦は、仏教の教理の特徴を〝三法印《さんぼういん》〟または〝四法印〟の形でテーゼ化しました。釈迦の教えをまとめた『ダンマパダ』の第二〇章に、次のような言説があります。

「一切の形成されたものは無常である（諸行無常）」「一切の形成されたものは苦しみである（一切皆苦）」「一切の事物は我ならざるものである（諸法非我）」とし、それぞれについて、そのように「明らかな知慧をもって観るときに、人は苦しみから遠ざかり離れる。これこそ人が清らかになる道である」と（中村元訳『ブッダの真理のことば 感興のことば』、岩波文庫、二〇一一年、第五五刷、四九頁）。以上が〝三法印〟であり、これに「迷妄の消えた悟りの境地は静かな安らぎである（涅槃寂静《ねはんじゃくじょう》）」をくわえて〝四法印〟とすることもあります。

〝諸行無常〟とは、すべて作られたものはたえず変化するということを意味します。一切のものが縁起によってなりたっており、その縁起なるものは一切のものがさまざまな条件の相互依存（interdependence）によってなりたっていることをしめすものだから、条件が変化すればすべては変化し、したがって、不変のまま永続するものは何一つありえないという次第です。縁起とはまさに相互依存関係を意味し、〝無常〟はその縁起の弁証法的性格を示唆するものであるといえます。〝一切皆苦〟は、すべてが無常である以上、それらを自分のおもうようにすることは不可能であるにもかかわらず、これはわが永遠の私有物であるなどと物事（形や心）に執着して苦悩する状況を意味します。そうである以上、〝諸法非我〟または〝諸法無我〟が導きだされるのは論理的帰結であり、心や体をふくめてすべてのものは自分のものでもなければ、自分でもない、ということになります。ここでいう〝我〟とは常在する不変のもの（アートマン）のことですが、仏教においては、それを否定します。そもそも仏教は、人間の精神と肉体とを形成している要素（五蘊《ごうん》）がたまたま仮に集合して人間が存在する（五蘊仮和合《けわごう》）とかんがえるのですから、五蘊の無常性や無我性は当然のことです。ちなみに〝五蘊〟とは、色蘊（人間の肉体）、受蘊（感受作用）、想蘊（表象作用）、行蘊（意志作用）、識蘊（認識作用）の五つです。そして、〝涅槃寂静〟の〝涅槃（nirvana）〟とは、もともと煩悩の火が吹き消された状態の安心の境地のことです。煩悩は、〝三法印〟ないし〝四法印〟のテーゼを理解しないところから発火し、その主要な内実は〝三毒〟、すなわち貪欲《とんよく》（むさぼり）、瞋恚《しんに》（いかり）、愚痴《ぐち》（心が暗くて仏の教えを知らないこと）から構成されるとされています。〝三毒〟を中心とする煩悩が消滅した状態が〝涅槃〟です。

以上に記したところは仏教的原則のごく一部にすぎませんが、今の世の中に吹き荒れているパーソン論的な優生思想にみちあふれた生命倫理とはまったく様相を異にする新たな生命倫理をうちたてるうえで、おおきな示唆を提供しているようにおもえることは既述のとおりです。パーソン論は「生きるに値する生命」の不可欠要件として〝自己意識〟（脳の機能）をあげ、自己意識要件を欠いた存在は「生きるに値しない生命」といい放ちますが、既述したように仏教では、〝五蘊仮和合〟説をたてて、人間の精神と肉体の分離や、精神の肉体への優越性などの論理を否定します。もっとも仏教者のなかにも、この〝五蘊仮和合〟説にたって真逆の論理、すなわち肉体を構成する〝色〟から精神的な要素（受・想・行・識）が離脱することをもって人（衆生）の死とする論理を展開するものもなくはありませんが、私は賛同できません。やはり、仏教においては〝こころ〟と〝からだ〟の全体性を〝生〟ととらえ、決して精神のみを突出して重視することがないのが当然とされるのであって、〝身心一如〟とか〝色心一如〟とかいわれるのは、まさにこのことです。

西洋近代医学のパラダイムは、自然科学としての医学の到達点を具現し、その結果、病気と患者とを分離し、疾患的側面を人間的側面よりも重視するようになり、全体を部分（部品）化してとらえる傾向をつよめてきました。その意味で、近代医学の思想もある程度までパーソン論的であり、実際、人体を各種臓器の集合体と把握したうえで脳に特別の位置を付与し、この脳の機能不全を理由に臓器の取り出しや植え付けをおこなうことが合理的であるとかんがえるのです。いわば精神身体二元論の定着です。〝Cogito, ergo sum〟で有名なデカルトの命題「我思う、故に我あり」が西洋近代医学の出発点であり到達点でもあったといえましょう。コギト命題といわれるこの発想法は、「自分はなぜここにあるのか」と考えること自体、自分が存在する証明であるとし、すでに「我思う」〝脳〟に重きを置いていることがわかるのですが、しかし、仏教は、すでに述べたように、あらゆるものの相互依存関係を強調するものですから、人体をパーツの寄せ集めなどとかんがえることはありませんし、脳に過剰な価値付与をすることもありません。たとえば親鸞は『一念多念文意』で、〝歓喜《かんぎ》〟という言葉を、必ず実現すると定まっていることがら（往生成仏）を待望してよろこぶというように解釈したうえで、「〝歓喜〟といふは、〝歓〟は身をよろこばしむるなり。〝喜〟はこころをよろこばしむるなり」と述べていますし、また、『唯信鈔文意』においては、「具縛はよろづの煩悩にしばられたるわれらなり」とし、「煩は身をわづらはす、悩はこころをなやますといふ」と説明しており、歓喜も煩悩も身心両面にかさなるトータルな人間的事実であることを強調していることがわかります。

〝こころ〟と〝からだ〟は密接不可分につながりあい、しかも、その〝こころ〟も〝からだ〟も自分の意のままにはならない、このことの認識が仏教の根底をなしているとおもいます。自分の意のままにならない、自分の思いどおりにならないからこそ、〝三法印〟ないし〝四法印〟がしめしたように、この世にあるものはすべて変化して同じ形として永続するものはなく、それらはすべて自分の思いどおり、自分の欲するままになることはありえないのです。したがって、〝こころ〟も〝からだ〟もふくめて、どんなものも自分の自由にならないものである以上、それらが自分のものであるということは成立しえないということになるわけです。自分自身をふくめ世の中の森羅万象すべては変化するのであって、自分ひとりのことをかんがえても、気づかぬうちに生まれ、気づかぬうちに年をとり、やがては死んでいくという、自分の意志ではどうにもならぬ不可避の変化の過程の中にあるわけです。自分の意志や自分の頭脳ではどうにもならぬものが〝私〟であるはずがなく、ましてや〝私のもの〟であるはずもありません。これが〝苦〟の本質であるとおもいます。

私のものでないものを私のものであると錯覚させるものが〝我執〟です。『岩波仏教辞典』は、我執について「意識ある生きもの（有情・衆生）の主体として、恒常・不変の自我（アートマン）が実在すると考えて執着すること、すべての存在に実体（法我）があると考える〈法執〉と対をなす」云々と説明しています。恒常・不変の自我の実在を意識ある生きものとして執着するというのは、すでに言及してきたパーソン論の議論とかさなります。執着は自己意識主体のもとに花を咲かせてしまうものともいえましょう。仏教的には、それが〝苦〟の正体だといえます。

話をもどしますが、〝生老病死〟は生きとし生けるものにとっての自然過程であって、したがって、この〝四苦〟を消滅させたり、変更させたりすることはできませんし、それを忌避することも不可能です。釈迦も『スッタニパータ』において、「ああ短い哉、人の生命よ。百歳に達せずして死す。たといそれよりも長く生きたとしても、また老衰のために死ぬ」と強調するとおりです（中村元訳『ブッダのことば』岩波文庫、二〇一四年、第五四刷、一八一頁）。さらに釈迦は『ウダーナヴァルガ』においても、「たとい百歳を生きたとしても、ついには死に帰着する。老いか、病いか、または死が、この人につきそって殺してしまう」とか「この容色は衰えはてて、病いの巣であり、脆くも滅びる。腐敗のかたまりで、やぶれてしまうであろう。生命は終に死に帰着する」などと絶望的に詠嘆しています（中村元訳『ブッダの真理のことば・感興のことば』岩波文庫、二〇一一年、第五五刷、一六四〜五頁）。

このように〝四苦〟は不可避の問題なのですが、この不可避の問題から人間が解き放たれるということはありうるのか、これは仏教上の大問題であるばかりではなく、私たちの日常意識にとっても大きな課題であります。たとえば、仏教者ではなく儒者であった貝原益軒はその著『養生訓』

のなかで、「人の命は我にあり、天にあらずと老子いへり。人の命は、もとより天にうけて生れ付たれども、養生よくすれば長し、養生せざれば短かし。（略）是皆、人のしわざなれば、天にあらずといへり」と記しています（伊藤友信訳、講談社学術文庫、二〇一四年、第六一刷、二六一頁）。長命を享受するか、はたまた短命に没するかは養生の有無やその方法の善悪、つまり人の努力に左右されるから、仮に命が天からの授かりものだとしても、その命を生かすか殺すかは人間の節制努力の如何によるというわけです。とはいえ、益軒も養生すれば無限に生きられるとはかんがえていません。「人の身は百年を以て期とす」、つまり、人の寿命は百歳が上限だとし、「五十なれば不夭と云て、わか死にあらず。人の命なんぞ如此《かくのごとく》みじかきや。是、皆、養生の術なければなり」と述べています（同上、二六六頁）。結局、益軒の場合も、死の不可避性を認めたうえで、養生・節制による〝健康寿命〟の延長を主張しているわけで、〝四苦〟、わけても〝死〟からの解放がありうるとは決していっていないのです。

釈迦は『ウダーナヴァルガ』の最初のところで、「諸のつくられた事物は実に無常である。生じ滅びる性質のものである。それらは生じては滅びるからである。それらの静まるのが、安楽である」と述べています（前掲、一六一頁）。「生じては滅びる」ことがらが静まれば安楽になるというのですが、そのような状況がありうるのかどうかはわかりません。が、仮にそのような状況がありうるとすれば、おそらくは〝輪廻〟からの脱出（解脱）という局面だろうとおもわれます。〝生老病死〟という自然的なサイクルから脱出することはできなくとも、すくなくともそれをいわば相対化することは可能かもしれません。釈迦の初期教理のなかに〝四諦《したい》〟説というものがあり、それは、いうなれば臨床仏教学の骨子のようなものです。〝諦〟とは真理のことであり、『岩波仏教辞典』によれば、①苦諦（迷いの生存は苦であるという真理）②集諦《じったい》（欲望の尽きないことが苦を生起させているという真理）③滅諦（欲望のなくなった状態が苦滅の理想的な境地であるという真理）④道諦（苦滅にいたるためには八つの正しい修行方法＝八正道によらなければならないという真理）、ということになります。ここでの文脈に置き換えていえば、苦諦は〝四苦八苦〟の現状を意味し、その原因（集諦）を明らかにし、八正道という苦滅の道をあゆむ（道諦）ことによって、こころもからだも安楽な状態（滅諦）にいたることができるといい換えることができます。つまり、何が苦であるのか、その苦の原因は何であるのか、苦が起きなくなった状態とは何であるのか、苦を生起させないものは何であるのかということが問題になるわけで、まさに本格的な医療の方法論とほぼ完全にかさなる発想法であるとみなすことができます。

　私の考えでは、釈迦の〝四諦〟説に忠実に立脚したひとりが親鸞でした。親鸞は、その主著『教行信証』信巻のなかで「惑染の凡夫、信心発すれば、生死すなわち涅槃なりと証知せしむ」と記し、人間は生死の世界に存在するから煩悩を断つことはできないけれども、煩悩をもったままで生死の繰り返し（輪廻）のない世界に到達することができるとしました。また、同じ信巻で〝横超断四流〟という概念について、信心（とくに弥陀の本願第十八願の信心）によって横さまに、つまり直ちに生老病死の〝四苦〟を超克・切断することができるともしるしています。つまり、弥陀の本願の廻向力によって、煩悩具足の凡夫であっても、否、凡夫であるがゆえに、信心によって現生において正《しょう》定聚《じょうじゅ》（浄土に往生して、必ず悟りを得て仏になることが決定している存在）になりうることを強調したのです。むろん親鸞は、往生すべき浄土を彼岸にもとめているのではなく、此岸、すなわち現世にもとめ、この現世を浄土たらしめるべく弥陀の本願にみちびかれているのが人間であるという考えをもっていたのであり、既述した〝還相廻向〟も、その前提となる〝往相廻向〟も現世でなされるべきものと考察していたと私はとらえています。浄土教一般でよくいわれる〝厭離穢土欣求浄土《おんりえどごんぐじょうど》〟の〝穢土〟も〝浄土〟も、親鸞においてはいずれも現世を意味していたのであり、この現世穢土を、親鸞は〝四諦〟説に立脚して理解し、浄土に変革しようと志していたものと私は了解しています（この点についての詳細は、拙著『親鸞 往還廻向論の社会学』批評社、二〇一五年を参照してください）。

繰り返しますが、〝生老病死〟、ことに〝死〟はいうまでもなく人間にとっての決定的な〝苦〟であります。この生きとし生けるものの総体の不可避の自然過程が〝苦〟であるのは、あらゆる存在が無常であり、空であり、全体が生滅し、つねに移ろいやすく変化しているからです。このことは、いかにしても否定できない弁証法的な事実でもあり、したがって、無病息災をおもい、永遠の若さと生命を願うことはまことに愚かなことであると仏教は教えるわけです。仏教が死を不可避ととらえる背景には、究極的には〝無執着〟という、いわば一つの理念が存在するからです。とはいえ、私自身も医学や医療を否定するものではありません。苦痛を抑え、死の恐怖から患者を救う医学・医療には重要な意味と役割があります。しかし、現今の部分修繕的で人間機械論的な医療は早急に止揚されねばならず、全体包括的な医療への医学パラダイムの変換が展望されねばなりません。そこにはおそらく、人間を体・心・気・霊性等の有機的統合体ととらえ、社会・自然・宇宙との調和にもとづく包括的、全体的な健康観に立脚するホリスティック・メディスン等もふくまれるはずです。すでに指摘したように、脳にのみ人間の有機的統合能力をみとめるような生命観があたかも人間をモノとして処理できるかの認識を生みだし、あるいは〝生きるに値する生命〟と〝生きるに値しない生命〟とに差別できるかの認識を生みだしてしまった歴史的・社会的事実を決して忘れてはならないとかんがえます。

(4)〝あるがまま〟の生命倫理

脳死・臓器移植をいかに評価するかについては、宗教者や宗教研究者にあっても意見はまちまちです。多くの人びとがさまざまな見解を提示していますが、ここではまず何人かの特徴ある意見を紹介します。

真宗大谷派に属する仏教学者・小川一乗は「臓器の提供によって延命が計られてもそれが死よりの逃避にしかすぎないものであるならば、それは自己愛（生への執着）を助けただけで、一時的な気休めでしかなく仏教の教える救済とはならないといえよう。〈死すべき身〉として死を安らかに受けいれていく心を開かせることこそが、仏教の慈悲の精神である」といいます（「脳死・臓器移植についての一仏教徒の視点」、日本印度学仏教学会編『印度学仏教学研究』39－1、一九九〇年、三四二頁）。臓器移植はレシピエント（臓器の受容者）の〝生〟への我執を助長する非仏教的な救済であって、むしろ執着を捨てて〝死〟の安心を受容させるべく働きかけるのが衆生済度の方向性であるという主張です。純粋仏教的にはこのような見解が正解であるようにおもわれますが、これに対しては批判もあります。たとえば、曹洞宗に属する仏教思想家・木村文輝は、「他者の犠牲を厭うて、自らの生命維持の欲求をも放棄するべきだという要求は、仏教本来の立場からすれば出家者のみにむけられるものである」というのです（『生死の仏教学・〈人間の尊厳〉とその応用』法蔵館、二〇〇七年、一五九頁）。そして、木村は「仏教者は臓器移植に対して明確な是非の判断を下すべきではなく、むしろ臓器を提供する立場としない立場、および、臓器を受容する立場としない立場のいずれをも是認する姿勢が求められる」との考えを提示します（同上、一五七頁）。

真宗学者・鍋島直樹は、生命観への接近法を①我執的アプローチ（self-attached approach＝有用性や機能を重視し、他と比較していのちをとらえる＝相対価値として生命をみる）と、②縁起的アプローチ（interdependent approach＝万物の相互依存性を自覚し、あらゆるものをかけがえのないいのちとして尊重する＝唯一無二の存在として生命を尊重する）とに分類し（『親鸞の生命観・縁起の生命倫理学』法蔵館、二〇〇七年、八五頁）、仏教者としては当然、後者（縁起的アプローチ）の観点からパーソン論への異議申し立てを論理的に整理した上で（一二一～一四九頁）、「仏教における縁起の知見からすれば、脳死状態の人間を含めて、あらゆる生命を〈モノ〉として捉えずに、さまざまなものに支えられ関係しあって存在していているかけがえのないいのちであるとして尊重する。（略）仏教では、一切の生命は、それがたとえ沈黙していても、極小であっても、相互に支えあう世界においてかけがえのない意味をもっており、仏性を有している」と臓器移植への疑問を提起しています（一九二～三頁）。

一方、真宗に属する宗教哲学者・大峯顯は臓器移植賛成の立場から次のように述べています。「仏教からいえば、私の臓器は決して私の所有物ではないと思います。そういう考え方は仏教が否定する自我中心の思想です。（略）親鸞聖人は〈それがし閉眼せば、賀茂河にいれて魚にあたふべし〉と言われたと覚如の書いた『改邪鈔《がいじゃしょう》』にあります。私の死体は私のものだから最後までちゃんと葬れなどとはおっしゃっていません。賀茂川の魚は私のために死んでくれた。（略）他の生きものの命によらなければ今日の私のこの命はない。これは私たち人間の罪深い宿業です。だから今度は魚を生かすためにこの私の死後の体をささげたい。これは仏教の同朋思想だと思います。脳死の人が臓器を提供したら、死にかけている患者の命が延びるということが現代の医学の水準として世界的にわかっているのですから、この医療に協力することは、すこしも仏の教えに反しないと私は思います」と（『親鸞のダイナミズム』法蔵館、一九九三年、一八五～六頁）。大峯は、いわば布施の精神の実行として臓器移植を肯定的に評価し、その認識を強調するために、親鸞の曾孫・覚如の『改邪鈔』を引用していますが、これは大峯の誤読です。ちなみに当該部分を『改邪鈔』から引用すると、次のようになっています。「本師聖人（親鸞）の仰せにいはく、〈某親鸞閉眼せば、賀茂河にいれて魚にあたふべし〉と云々。これすなはちこの肉身を軽んじて仏法の信心を本とすべきよしをあらはしましますゆゑなり。これをもつておもふに、いよいよ喪葬を一大事とすべきにあらず。もっとも停止《ちょうじ》すべし」。これによって明らかなように、『改邪鈔』の趣旨は、信心と葬送儀礼との間の無関係を主張し、葬送儀礼の停止を命じるところにあるわけであって、同朋思想とも衆生利益とも布施行とも何も関係はありません。

私は、脳死・臓器移植についての仏教者・仏教研究者の意見を数多く採取してきましたが、私見では、前記・木村文輝タイプの見解が多いという印象をうけました。すなわち、臓器提供を是とする立場、非とする立場、臓器受容を是とする立場、非とする立場のいずれをも是認するという見解です。たとえば、私が長く仕事をしてきた花園大学と深い関係にある臨済宗と黄檗宗《おうばくしゅう》は一九九三年、報告書を提出、全国の臨黄寺院にも配布しましたが、そこでは「黒は黒において是とし、白は白において是とするは無為無策のようであり、黒白ともに等しく耳を傾けるは愚者の如きである。しかし、共に等しく是とし得る場を自覚して開き放っておくことは至難の行である。余人にあらず僧侶の僧侶たる主体性はここにある」とされていました。臓器を提供してもしなくても、臓器を受容してもしなくても、すべてを〝是〞とすることによって衆生の全体的な済度が可能になるという次第ですが、果たしてこれが〝僧侶の主体性〞といえるかどうかは疑問ですし、ある意味では単なる思考停止にしかすぎないのではないかとも感じられます。

臓器提供を布施行として高く評価しつつも、それに条件をつける見解もあります。日本印度学仏教学会の前田惠学委員長（当時）の声明文を『印度学仏教学研究』（39－1、一九九〇年）で見ておきます。臓器提供が布施として理想的におこなわれるには〝三輪清浄《さんりんしょうじょう》〞の条件がそろわなければならないというのです。〝三輪清浄〞というのは、布施をする人（ドナー）、布施をうける人（レシピエント）、布施をするもの（臓器）の三つがいずれも煩悩を離れ、清浄なものでなくてはならないという条件です。声明文では「提供したいという方の意思は尊重されなくてはならないだろう」と多少とも臓器移植に積極的な姿勢をしめしていますが、しかし、にもかかわらず、客観的にみれば、この〝三輪清浄〞の条件が整うことはまずありえないのではないかと私はかんがえます。金銭が介在したりすることは問題外ですが、ことにレシピエントにおける生への我執などを除去することは現実的に不可能だといわざるをえないからです。

私自身の考え方は、すでに述べたように、脳死を人の死とする定義に全面的に反対ですし、他者の生命を手段化する発想法にも、そして臓器移植という医療技術にもおおいに懐疑的です。人間の有機的統合性を担保している免疫について、その免疫機能を全面的に抑制しなければならないという根本的矛盾を止揚する方途はないのです。副作用のない免疫抑制剤の開発がよく取り沙汰されるけれども、免疫抑制それ自体が問題である以上、根本的な解決とはいえません。そのような点もふくめて、縁起的アプローチ（interdependent approach＝万物の相互依存性を自覚し、あらゆるものをかけがえのないいのちとして尊重する＝唯一無二の存在として生命を尊重する）から新たな仏教的生命倫理の構築をめざす鍋島直樹の思想に私は共感をおぼえます。

鍋島は前掲書において、縁起思想にもとづく仏教生命観を次のように表現しました。「仏教の生命観は、時間と空間を超えて、あらゆるものが相互に関係し、支え合っていることを知り、感謝して生きることを教える。また、そのとき、人が他の生命を奪ってしか生き得ない悲しみを知り、相互に傷つけあっている現実も知ることになる。人間は、それらありのままを自覚することによって、自己中心的な在り方を反省し、あらゆるものへのわけへだてのない慈愛でつつんでいくように願われている」と（一五一頁）。そして、仏教の縁起論がパーソン論の対極にあることを明確化しました。すなわち、「縁起の生命倫理学からみれば、あらゆる生命は、相互に関係しあい、依存しあう縁起の世界において、かけがえのない存在である。非宗教的な生命倫理における人格に象徴されるように、生命を序列化して、弱者の生命を道具のように利用し、自己意識をもつものだけが自己決定できるという功利主義的な生命倫理とは、まったく相反する生命倫理を仏教はもっている」と明言しています（一七一頁）。脳死による死の判定や、それにもとづく臓器移植などが縁起の生命倫理思想においては成り立ち得ないことを、鍋島の議論は明快に指し示しているとおもわれ、私もほぼ全面的に賛同するものであります。

　私自身の考え方としては、前掲拙著『親鸞　往還廻向論の社会学』でもふれたことですが、〝自然《じねん》法爾《ほうに》〟という概念に重要な意味を見いだせるのではないかという感じがあります。この概念は、要するに、物事が作為を超えて、元来、自然に存するということ、つまりは、人間が自分のはからいを捨ててあるがままに身を任せるというようなことを意味しているとおもいます。この概念をめぐっては、仏教の世界でもさまざまな解釈が流通しているようで、たとえば、歴史の流れについての説明概念として、あるいは、人間の生き方についての倫理概念として等々の用いられ方があったようですが、私としてはこの概念を念仏信仰にあてはめた親鸞の解釈に同意しました。すなわち、これは親鸞が阿弥陀仏による救済を自然のことがらとみなし、絶対他力について語った概念であるわけです。『岩波仏教辞典』によれば、この概念に対しては仏教内部からの批判もあるらしく、すべて因がなくて当初からそのように決定づけられて自然に存在しているのだとすれば、人間の努力を否定した宿命論になるのではないかという次第ですが、ここでは、この点については無視します。

　一般に「自然法爾章」とよばれる文章は、親鸞の『消息』にも『正像末和讃』にも掲載されています。「自然といふは、〈自〉はおのづからといふ、行者のはからひにあらず。しからしむといふことばなり。〈然〉といふは、しからしむといふことば、行者のはからひにあらず、如来のちかひにてあるがゆゑに、しからしむるを法爾といふ」というセンテンスではじまる親鸞最晩年の法語です。〝自然〟というのは、自力ではなく、ひとりでにそうなるという意味であって、ひとりでに阿弥陀仏のほうから救済してくれることを意味します。〝法爾〟というのは阿弥陀仏の本願をさす言葉です。よりわかりやすく表現しているのが、親鸞の『尊号真像銘文』における次のような説明です。「〈自致《じち》不退転《ふたいてん》〉といふは、〈自〉はおのづからといふ、おのづからといふは衆生のはからひにあらず、しからしめて不退の位（正定聚＝筆者注）にいたらしむとなり。自然といふことばなり」。

〝自然法爾〟は、固定的な実体のないことを意味する〝空〟にかさなる概念だとおもいます。釈迦は『スッタニパータ』のなかで次のようにのべています。「つねによく気をつけ、自我に固執する見解をうち破って、世界を空なりと観ぜよ。そうすれば死を乗り超えることができるであろう。このように世界を観ずる人を、〈死の王〉は見ることがない」（中村元訳、前掲書、二三六頁）。既述のように、仏教は総じて人間が死に向かって歩く存在以外のなにものでもないことを徹底的に重視する宗教ですが、その際、仏教が重視するのは、我執を断ち切り、世界が固定した実体でないことをとらえることができるならば、死を克服することができるというのです。世界が〝空〟であるならば、なるほど我執が跋扈することもないはずです。仏教はよく「有無を離れる」という表現をしますが、これが〝空〟の観察ということになりましょうか。

むろん、〝有無〟を離れるということは容易ではありません。〝ある〟という事態と〝ない〟という事態はもちろん、それらについての判断をも否定するというのですから、これは非常に難解な思想・行動原則であるというほかありませんが、しかし、そのいわんとするところが、〝有無〟について固執するなということであるならば、つまり、すべての価値観を相対化してとらえよということならば理解可能ですし、実践可能でもあるとおもいます。親鸞的にいえば、衆生のはからい（自力の我執）をすてて、あるがままに弥陀の本願に身をゆだねるならば、「しからしめて不退の位（正定聚＝筆者注）にいたらしむ」ことになるわけです。「救われぬ身」であることを自覚して、あるがままに身をゆだねるならば、そこに「救われぬ身」のままに「救われる」という親鸞独特の超絶的弁証法がなりたちます。

あるがままに身をゆだねるということは、悟りであり、一種の居直りでもあります。自然の摂理に反することや、他者の犠牲のうえに我が身の延命をはかるということと対極のところにある生き方だとおもいます。安楽死・尊厳死を法制化して死の権利化（やがては死の義務化）を達成しようとする動向や、脳死・臓器移植における他者の道具化・手段化について、それらの是非の判断を放棄することは、私のかんがえるところ、まったく仏教的ではないといわざるをえません。

もちろん、親鸞的にいえば、安楽死・尊厳死や脳死・臓器移植の推進論者でさえも救われないわけではありません。親鸞の言を聞き書きした弟子・唯円の著とされる『歎異抄』の第九条には親鸞の言葉として次のようなくだりがあります。「なごりをしくおもへども、娑婆の縁尽きて、ちからなくしておはるときに、かの土へはまゐるべきなり。いそぎまゐりたきこころなきものを、ことにあはれみたまふなり。これにつけてこそ、いよいよ大悲大願はたのもしく、往生は決定と存じ候へ」。死にたくないために無様な醜態をさらそうとも、否、私をふくめて一般的な〝具縛《ぐばく》の凡《ぼん》愚《ぐ》〟はそのようにじたばたするに決まっているにしても、阿弥陀仏はそういうものをこそ〝あはれみたまふ〟のであって、往生をも約束してくれているというのです。また、親鸞は死に方の善し悪しをまったく問題にしません。親鸞が八十八歳の時に弟子・乗信におくった消息には「まづ善信（親鸞）が身には、臨終の善悪をば申さず、信心決定のひとは、疑なければ正定聚に住することにて候ふなり。さればこそ愚痴無智の人も、をはりもめでたく候へ」とあります。

もう一つ、親鸞の死の受け止め方の特徴をあげるとすれば、死別しても再びあいまみえることができるという観念をもっていたことです。親鸞は弟子・有阿弥陀仏の質問にこたえる消息で、「この身は、いまは、としきはまりて候へば、さだめてさきだちて往生し候はんずれば、浄土にてかならずかならずまちまゐらせ候ふべし」と記しています。また、別の弟子・高田入道に宛てた消息でも、先だった弟子たちのことにふれながら、「すこしも愚老にかわらずおはしまし候へば、かならずかならず一ところへまいりあうべく候」と記述しています。死によってすべてが終わるのではなく、死別しても〝かならずかならず〟再会できる場があるというのです。いわゆる〝倶会《くえ》一処《いっしょ》〟の思想であって、浄土三部経のひとつ、『阿弥陀経』に、「衆生聞かんもの、まさに発願してかの国に生ぜんと願ふべし。ゆゑはいかん。かくのごときの諸上善人とともに一処に会するを得ればなり」という一文があるとおりです。本稿冒頭で言及した田辺元の〝実存協同〟や上原専禄の〝生者と死者との共存・共闘〟などとは意味を異にするものの、生者と死者との連帯が説かれていることはまちがいありません。

(5)結語 メメント・モリ

メメント・モリ(memento mori)は、周知のように、「自分がいつか必ず死ぬことを忘れるな」という意味のラテン語の警句で、直訳すれば、死を記憶せよ、ということです。いずれ必ず死ぬのだから今を楽しめという解釈もなりたたないではありませんが、やはり、そうではなく、人間の「生」は、生死交錯の微妙なバランスの上でかろうじて生の側に立っているにすぎないことを人間実存の事実として深く認識し想像力をはたらかせようとのよびかけと解釈すべきだとおもいます。

〝死を記憶せよ〞という場合、死を記憶するのは当然死者ではなく生者であって、その場合は、単に死を記憶するのではなく、死者を記憶することになります。しかし、生者をして死者を記憶させるのは、ほかならぬ死者でありますから、死者はその意味で生者のなかで〝生きている〞ことになります。つまり、死者は死ぬことによって生者のなかによみがえるのです。田辺元の場合、死者が生者のなかに復活するということは、単に生者が死者を想起することではなく、死者が生者のなかで主体的に復活するということを意味したので、メメント・モリはさらに深い内実をおびるものだったといえましょう。

ただし、こうした考え方とは真逆の思考もあるのであって、たとえば江戸時代の国学者・本居宣長にとって、死は生の価値を全面否定するものでしかありませんでした。宣長晩年の有名な随筆集『玉かつま』には次のような記載があります。「たとへば人の齢など、七十に及ぶは、まことにまれなる事なれば、七十までも長らへては、はやく足れりと思ふべきことなれども、人みな猶《なお》たれりとは思はず、末のみぢかき事をのみ歎きて、九十までも、百歳までも生かまほしく思ふぞ、まことの情なりける」(本居清造編『増補本居宣長全集』第八巻、吉川弘文館、一九二七年、四三八頁)。「まことの情なりける」というのは、人間一般の情というよりはこれを書いた七十歳の宣長本人の情だとおもいます。宣長は若年の頃、浄土信仰への志向性がかなり強かったと伝えられていますが、徐々にそうした傾向をうすめ、上記文章にみえるように、死を忌避し、永遠の生命を希求するなど全面的に非仏教的な方向に移行していきました。宣長が医師でもあったことが影響しているかもしれませんが、その存在自体が近世から近代に橋をかけるものであったことによるかもしれません。

実際、近代以降、死は隔離され、遠ざけられ、忌避の対象として嫌悪されるようになり、同時に死の取り扱い方もきわめて官僚的になりました。生者と死者との共同共生のありようはものの見事に打破され、やがて再び死が制度的に可視化されるようになると、生者の自己決定権だけが重視される傾向も強まりました。むろん、自己決定権は重要な基本的人権ではあるものの、しかし、その権利の行使は自己決定しうるものに限局されることになり、ここにパーソン論的な優生思想が跳梁跋扈《ちょうりょうばっこ》をはじめることになったのです。しかも、自己決定それ自体が〝させられる自己決定〟の様相をおび、人びとは自らの命を〝生きるに値する〟ものであるか否かを決める自己決定をさえ強要されるにいたったのです。自己決定する側の〝我執〟と、自己決定させる側の〝我執〟とが結託したときに現出してくるのが生命の操作であることはいうまでもありません。この局面が剝き出しになる典型的な状況は、安楽死・尊厳死の法制化策動であり、また、脳死・臓器移植の実施であるとおもいます。前者は、自己の生命を、後者は他者の生命を私有し私物化する以外のなにものでもありえません。

パーソン論的な生命倫理ではなく、仏教的な縁起にもとづく生命倫理が現代なればこそもとめられていると私はかんがえます。鍋島直樹は前掲書において、生命倫理への縁起論的アプローチについて、「自己中心的な見方を反省し、自己が他のすべての存在との相互関係の中にあるものであることを知り、自利利他の恵みを願って生きることを目指す。縁起的なものの見方は、相手の中に自己を発見し、自己と相手とが一つになり、相互の繋がりの中で、自己が知られてくる」と記していました（八五頁）。田辺元の〝実存協同〟、上原専禄の〝生者と死者との共存・共闘〟は、こうした縁起論的生命倫理の確立の必要性と必然性を主張する概念であったと私はかんがえます。私は今後、こうした縁起論的生命倫理に立脚した臨床生死学といった課題について考察をすすめていきたいと感じています。

コラム 1

終活と安楽死（尊厳死と尊厳なき生死）

私も同居人の相棒も二〇一四年九月には〝古希〟を迎え、それに合わせて〝終活〟にも取り組む必要がありそうです。全然あてにならぬネット辞書ウィキペディアによると、終活とは、人生の終わりのための活動の略であり、人間が人生の最期を迎えるにあたって行うべきことを総括することを意味する言葉で、もともとは『週刊朝日』による造語だそうです。終活の内容としては、生前に自身のための葬儀や墓などの準備や、残された者が自身の財産の相続を円滑に進められるための計画を立てておくことが挙げられるそうです。しかし、やはりウィキペディアらしく、ここには重要な問題が欠落しています。つまり、自分の人生の終わり方についての考察がないのです。

　遺産相続については、仮に私の死後に若干の遺産があるにしても相続すべきものは娘ひとりしかいないので、何らかのもめごとが生じる気遣いはありません。葬儀に関しては、気分的には親鸞的であります。親鸞の曾孫・覚如がその著『改邪鈔《がいじゃしょう》』に親鸞の言葉として「某 親鸞 閉眼せば、賀茂河にいれて魚にあたうべし」と記しています。覚如のこの書、どこまでが本当かはかなり疑わしいのですが、この部分についてはたぶん親鸞の遺志をそこそこ正確に再現しているのではないかと私は見ています。現実には私の遺体を鴨川に放り込むことはできないので、火葬後の遺骨を受け取らない方法がひとつ、遺骨を受け取る場合にはそれを比《ひ》良《ら》山系または琵琶湖のどこかに散骨すること、これを遺言化しておくつもりです。したがって、墓は全然問題になりません。葬儀・告別式のたぐいについてはまだ構想がまとまりませんが、誰にも知らせないという方法と、ごく少数の人に知らせて、僧侶も牧師・神父もいない中、モーツァルトのレクイエム、都はるみの演歌などを流しながらパーティを開く〝ジミ葬〟という方法とがありえましょう。しかし、その場に私はいないわけで、どうでもいいといえば言えます。

最大の課題は人生の終わり方、すなわち死に方です。私が安楽死・尊厳死を求めることは金輪際ありえませんが、だからといって徹頭徹尾の延命を追及するということも考えていません。安楽死・尊厳死でもなければ、延命追求でもない、いうなれば〝普通の死〟であればOKです。とはいえ、私は両親や兄、そして肉親以外の人々の死をもまぢかに体験したけれども、私自身の死は未経験なので、〝普通の死〟といってもまだまだ抽象的です。安楽死・尊厳死は自殺であり（これが法制化されれば限りなく制度的な他殺にちかづきます）、他殺はもちろん、自殺も私の求めるところの死ではありません。といって、猛烈な苦痛に耐える意味はまったくないので、そういう場合には徹底的な緩和医療を求め、仮にそれによって死期が早まったとしても、それは甘受すべきであって、しかし、それをしも安楽死・尊厳死とよぶことは断固として拒否するという、そういう地平に私はいます。私が言うところの〝普通の死〟の大筋はだいたいそんなところです。

親鸞は、自殺も他殺も、そして安楽死・尊厳死もまったく問題にしていなかったというか、それらをすべて否定していたように私には思われます。親鸞の消息集『末燈鈔』（第六通）に、「善信（親鸞）が身には、臨終の善悪をばもうさず」との言説をみることができます。臨終の様相が良くなるか悪くなるかは所詮だれにも分からず、親鸞は死相の善し悪しなど問題にしないと宣言しているわけです。むろん、そこにはすでに弥陀の本願によってすくいとられている確信が親鸞にはあるのですが、そういう確信のない私も、考え方としては親鸞的でありたいとおもいます。

徒然にそういうことを考えていた矢先、『毎日新聞』(二〇一四年五月十八日付)に、「〈いのち〉と向き合う旅」と題するルポルタージュ記事が掲載されました。筆者は東京・社会部の萩尾信也記者で、私とは交流がありませんが、しかし、破天荒な行動力と斬新な発想力で活躍した故・佐藤健記者を兄貴分として慕っていた点では、佐藤記者と東京・学芸部で机を並べて仕事をしていた私と共通しています。萩尾記者は、末期癌になった佐藤記者に最後まで付き合い続け、その闘病の日々を「生きるものの記録」として連載して、早稲田ジャーナリズム大賞を受賞しました。

このルポは、萩尾記者が長野県の神宮寺住職・高橋卓志さんに誘われて、緩和医療に取り組む英国と、安楽死を合法化しているスイスとオランダを巡り歩き、〝いのち〟と向き合う人びととの邂逅を描いたものです。

「『靖子は〝痛みで心が折れてしまう前に人生を終わらせたい〟と強くねがっていました』。チューリップの花がオランダに春の訪れを告げた4月半ば。アムステルダム近郊、アムステルフェーン市の住宅街にあるネーダコールン家の居間で、ロブさん(69)が安楽死で逝った妻に思いをはせた」という書き出し。さすがに文章は巧みで、二面にわたる比較的長いルポ記事ながら一気に読ませるものでした。それだけに、「最期、自ら決める」「スイス、オランダ安楽死という選択」が最良の終末期であるかのトーンが通奏低音のように流れ、また実際の地の文でも萩尾記者は「(安楽死が)個人の尊厳を重んじる価値観に根ざしているように思われた」と記していて、それが抵抗なく受け入れられるような全体構成になっていたわけで、私は読み終えたあと、フーと息を吐いて、思わず、困ったことだな、と独りごちていました。

既述したように、萩尾記者は佐藤健記者の最期をも看取ったのですが、佐藤記者の臨終の前日のエピソードを次のように記述していました。「臨終の前日。呼吸困難に陥った先輩に、私は『鎮痛剤を増やすと眠りにつけるそうです』と医師の言葉を伝え、先輩は『それを頼む』と即答した」と。これはもちろん、安楽死についての遣り取りではなく、苦痛に悩む患者のベッドサイドでかわされる一般的な緩和医療についての会話（といっても、非常に緊迫した会話）です。問題は、それに続く萩尾記者の記述です。「あれは死の選択だったのか？　問いかけは今でも続いている」。

モルヒネの増量を提案したのは佐藤記者ではなく医者であり、萩尾記者はその医者の言を佐藤記者に伝えただけのようですが、当時医学記者をしていた私はその頃元気だった佐藤記者と、終末期医療についてもよく話し合っていたのであって、モルヒネの過剰投与が何を意味するか、おそらくは認識していたはずであり、だから自分からはそのことを提案したり依頼したりすることがなかったのではないか、これは私の推測でしかありませんが、そんなふうにおもわれてなりません。萩尾記者は「あれは死の選択だったのか？」と、〝死の選択〟のゲタをすべて佐藤記者にあずける書き方をしていて、そのあたりが私には納得しがたいところでした。

「一人称の死　見詰め」とか、「個の尊厳で〈出口〉を」とかの小見出しは整理記者の独断でつけられたものではなく、萩尾記者の記事のコンテクストから必然的に導き出されたものと推察します。また、この旅に同行した小谷みどりさん（第一生命経済研究所主任研究員）の「日本人は死を残された者の視点で論じがちです。それでは個人の尊厳や自己決定は根付かない」との談話をも肯定的に記していました。

生命倫理学者・小松美彦さんもいうように、〝死亡〟は個人に内属するものであるにしても〝死〟は死にゆく者とそれを看送るものとの間で共有されるものだとおもいますし、「死が死にゆく者に閉じ込められずに周囲の人びとと分かち合われている」、そのような死を〝共鳴する死〟というのだとおもいます（『死は共鳴する』勁草書房、二一〇頁）。死を〝個人の尊厳〟に閉じ込めてとらえるとき、安楽死・尊厳死がもつ社会的・文化的・経済的・政治的な問題所在は必然的に遠景にしりぞいてしまいます。実際、萩尾記者のルポルタージュにおいて、それら諸問題に対する一言半句の言及もなく、なんということか、ルポの最終部分を「〈よき死〉とは何か？〈よき生〉とは何か？のど元に突きつけられた問いである」と締めくくるのみでありました。

「尊厳死はきわめて重い問題である。大切なのは、医療費との問題で考えないことで、あくまで自分の人生の最期をどう閉じるかを議論することが重要である。こうした議論には批判もあると聞き、慎重になりがちだが、個人が望んでいない延命治療をされることがないよう、医師も安心して対応できるような仕組みを考えていきたい」。これは昨年二月二十日の参院予算委員会での安倍首相の答弁内容です。問うに語らず語るにおちたような議論です。安倍首相をはじめ、与野党の尊厳死法制化論者たちの頭にあるのは何よりも医療費の問題であり、そこから〝無意味な延命〟を演繹し、安楽死・尊厳死の合法化で決着をはかるという手順です。尊厳死法制化については自民党内や超党派の議員連盟が成立させようと策動をつづけています。議員連盟の法案では、十五歳以上の患者が延命措置を望まない意思を明示し、二人以上の医師が終末期だと判断すれば尊厳死を認めるというもので、医師の行為の違法性は阻却されるとしています。また、終末期の定義としては、「行い得るすべての治療を受けても回復の可能性がなく、死期が間近であると判断された状態」となっています。終末期の診断は、実のところ、何人の医者が集まったところで、正確にくだしうるものではありませんし、「行い得るすべての治療」など現実にありえず（救急患者の病院盥《たらい》回しの現状をみよ）、それを口にするのは十年も二十年も早いのです。

私は先に徹底した緩和医療を求めると記しましたが、それを尊厳死法によって担保されたものにしたいのではありません。ひとたび法制化されれば、憲法で保障された生きる権利が不十分なまま、死ぬ義務が一人歩きすることは目にみえているのです。つまり、〝尊厳ある死〟のために、〝尊厳なき生〟が次々に炙り出され、私たちの日常意識に親和的な優生思想がその都度刺激され鼓舞され、強制死が自発死の仮面をかぶっていくことになるにちがいありません。

私も賛助会員になっている「人工呼吸器をつけた子の親の会」のバクバクっ子たち（人工呼吸器をつけた子）から、私は、「生きても仕方のない生命」などありえないという原点をいつも学んでいるつもりです。国会の勢力分布からして、事態は絶望的かもしれませんが、絶対に認められません。

（『試行社通信』二〇一四年六月号）

コラム 2

エイジズムと私

「人びとの老年期への社会化は効果的に行われていない」といったのは社会学者のI・ロソーでした（嵯峨座晴夫監訳『高齢者の社会学』新装版、早稲田大学出版部、二頁）。まったく、そのとおりだな、と同感します。私が古希に到達するのは二年後です、いや、正確にいえば一年半後。この国で平均寿命が古希年齢と重なるようになったのは女性が一九六〇年、男性は一九七一年のことでした（平均寿命とは、ここではゼロ歳児における平均余命を意味します）。現在の平均寿命は女性が八十歳代半ば、男性が八十歳前後ですから、私の場合、もう行く先がかなり鮮明にみえてきたともいえます。しかし、到達点に達するための準備というものがまるでできていないし、そもそも到達点をどのようなものにするかの展望さえ全然もちあわせていません。私の場合も、老年期への社会化が効果的におこなわれていないというわけです。

なにかズルズルと、単に少しずつ年をとっていっている感じ。ありていにいえば〈老い〉の過程は「あてのない地位へのシフト」以外のなにものでもありません。いかなる通過儀礼もないノッペラボーの移行、気づかぬまま知らず知らずのうちに〈老人〉になってしまい、さらに無意識のまま老化の度合いを深めていくのです。このような無意識的な推移（あてのない社会化）にたいする有効な準備を私自身はもちろん、私たちの文化の総体もほとんど何もしていないのではないか。

私は還暦をむかえた時と、六十五歳で前期高齢者のグループに入った時の二回、本通信においていて、老人解放同盟をつくりたいという存念を提起しました。なんとなく時代遅れのネーミングで、いまどきの年寄りには見向きもされないような名称ですが、実は、名称などなんでもよいのです。要するに、あらゆる意味でのエイジズム（老人差別主義）と対峙し、いちいち事細かに異議申し立てをつづける口うるさい年寄の仲間づくりをしたいという程度の気持ちでした。この気持ちはいまも全然変わっていませんが、気持ちだけで、実際の行動にはまるでうつせていません。

エイジズムに反対する人なら誰でもよいはずですが、といって、自民党や天皇が好きな人とか、憲法を変えたい人とか、原発に賛成だという人とつながるわけにはいきません、町内会をつくるわけではありませんから。そういった人々の気持ちは、いうなればひとつの〝感性〟ですから、そして、感性にはそもそも実体などありえようはずもないのですから、〝感性を磨こう〟などという取り組み自体が成立するわけもなく、つまりそのような人々を変えることなど夢のまた夢というふうにおもいこんで、諦めてしまうことになるわけです。

それと、もうひとつおもうことは、なんだか他人に声をかけにくい、そんな感じが年々強くなってきていることです。私は時々、相棒と美術展や写真展を覗きにいきますが、ヘンな感じがするのは、最近ふえてきている、なんというのかな、オーディオ・ガイドというのかな、ヘッドフォンをつけてその解説を聞きながら絵や写真をみている人の存在です。別に解説がなければ絵画や写真を理解できないってことはないでしょうし、理解できなきゃ理解できないでOKだというふうにもおもうのだけれども、ヘッドフォンの人はおおむね実に熱心に解説に耳をかたむけているようにみえます。外目には肝心要の絵画や写真が解説を聞くためのマテリアルと化している、そんな感じがするのです。ただしあまりエラソーにはいえません、絵画や写真の横に添えられた解説文を熱心によんでいる私自身でもあるのですから。

理解し合うということは、互いの意味がショートすることだとおもいます。しかし、意味があらかじめ誰かないし何かに乗っ取られているような場合、意味がショートするなどということは起きっこないはずです。考えてみれば、私の意味も、私が相互作用をいとなみたいとおもう人の意味も、すでに剝奪されてしまっている可能性がおおきい。単に楽しめばいいものを、ついつい学習したくなる悪癖に私も他の人も陥ってしまっているのかもしれません。どこから手をつければいいのかなどと思い惑っているうちに、どこにも手をつけられない、そんな感じで私の前期高齢者時代が進んでいってしまっている感じが濃厚です。

私の老後戦略のイメージについて述べます。まず「構造化された依存」にたいする批判は続けたいとおもいます。むろん、社会的出自、階級・階層、ジェンダー等々から生じてくる人生後期の諸問題を最小化したり、補強したり、悪化させたりする原因がどのようなタイプの社会政策や社会保障からうみだされるのか、それをまずかんがえねばならないという問題意識を捨てるつもりはありません。確かに、社会政策や社会保障は必要なのですが、それが〈老人〉の中に「構造化された依存」、そして、それにもとづく「構造化された無力」を結果するならば、私としてはやはりそれをもエイジズムとして批判しなければならないとかんがえるものです。それは、まさに老境にはいりつつある私自身が、単なる〈被害者アイデンティティ〉や〈受益者アイデンティティ〉にしがみつくグロテスクなありようを鏡に映した時に感じるであろう嫌悪感（感情的および思想的な）からのきわめて即自的な反応というべきものです。〈老い〉のプロセスが私に損害をもたらしてはならないし、利益をもたらしてもならない、そういう現実的にして倫理的な想念といえるかもしれません。どのような局面にあっても、モノトリ主義は否定しなければなりません。

被害者にも加害者にもならないという物言いは、しばしば若年層との関係において取り沙汰される言及方法ですが、しかし、私としてはそうした言及方法自体を否定したいのです。社会的資源を要求しての世代間葛藤が社会問題として醸成されるかぎり、最終的には老人が敗北するにちがいありません。老人に対するなけなしの社会保障について、若者が「枯れ木に水をやるようなもの」と言明したとき、老人がひとまずその若者の横っ面を張り倒すことは可能ですが、やがて若者に殴り倒されることは必定です。問題は、そのような格闘技の結末にあるのではありません。実をいえば、若者をして「枯れ木に水をやるようなもの」といわしむるような社会を構築してきたのが、ほかならぬ老人世代であること、このことは否定すべくもありません。若者に仕事を与えぬような社会を作ってきたのもわれわれ老人世代なのです。ここはっきりさせておかねばなりません。そのうえに立って、次のように議論をすすめたいとおもいます。

世代間葛藤についていえば、たぶん、〈老人〉処遇のすべての政策は、年齢ベースではなく必要ベースの基準に移行することによって解決が可能です。つまり、どの年齢集団も年齢のみを根拠にした資格付与を要求できず、それぞれの年齢集団に固有の必要ベースをこそ基準にすべきではないかとかんがえるわけです。もしもこのような発想に転換することができれば、〈老人〉は自分たちへの支援をすべての年齢階層（子どもをふくむ）の利益にかなうプログラムに拡張することができますし、また、大部分の青壮年が〈老人〉支援プログラムを積極的に是認するであろうことが、少々あまいけれども、十分に期待できます。仮にそうした若年層／老年層の相互理解的な関係が成立するならば、社会学者・白波瀬佐和子がいうような「社会保障を支える若年層（現役世代）と社会保障の恩恵を受ける高齢層（引退世代）の世代間バランスが崩れ、互いに反駁する関係が想定される」（『少子高齢社会のみえない格差』東京大学出版会、一八一頁）といった環境は克服されるにちがいありません。だが、それにしても「社会保障の恩恵を受ける高齢層（引退世代）」と表現する社会学者や、「10代のわかものたちは〈人生の頂点〉をいきているという実感をもっているのではないか?」などと楽観的に表現できる社会学者（ましこ・ひでのり『たたかいの社会学』三元社、一七六頁）など、世代間葛藤を自明視しているようでもあって、同じ社会学をまなぶものとして私はおおいに困惑します。

〈老い〉の過程は一般に、達成と喪失の二重過程としてとらえられますが、私としては〈老人〉をマージナル・パーソン（境界人）として位置づけたいとおもいます。〈老い〉は病気ではないが、健康そのものでもない。〈老人〉は職業からは引退する（させられる）が、生活そのものから引退する（させられる）のではない。マージナリティ（境界性）は、帰属性が不明確ゆえに、かえって独特な特性を人間存在に付与するものです。マージナル・パーソンがもつ社会学的な意味での〈強さ〉は、みずからの境界的位置に立脚する（居直る）ことによって中心的価値秩序を比較的容易に相対化できるところにあります。

政治社会学者・栗原彬は、世の支配的価値秩序によって客体化されがちな〈老人〉が多様な「離脱の戦略」を駆使して自らを主体化する方向性について議論を展開しており（岩波講座『現代社会学』第13巻、五三～六頁）、私はかなり賛同しました。そのなかでも、永井荷風や金子光晴などにみられる「不良老人としてシステムを離脱する生き方」「老人たちが〈老人族〉という〈民族〉を作ってシステムを内破する離脱の方式」などは、まさに私のいう「マージナル・パーソンとしての老人」のイメージにリンクします。近代というものが〈老人〉を〈高齢者〉として析出したのだとすれば、〈老人〉は〈高齢者〉を析出した近代そのものを根本的に疑わないではいられませんし、とりわけ近代を特徴づける生産力主義（これが老人のすべての不幸の始まりです）を相対化しないではいられない。いうまでもなく、〈老人〉は近代からの報償をうけて〈老人〉になっているのだが、同時に〈老人〉はその近代そのものによって疎外されているのです。まさに老人存在のマージナリティこそがエイジズム打破の根源的なエネルギーの源ではないかとさえ私にはおもわれます。
また、〈老人〉はみずからのマージナリティに自覚的になることによって、他のマージナルな人びと（たとえば、病者、障害者、女性、子ども等々）の存在に敏感になり、それゆえにそうした人びととの連帯をはかることも可能なはずです。私の老人解放運動を以上のような基調のもとに、今後、再構築していきたいものです。

（『試行社通信』二〇一三年四月号）

第一章　〝こころ〟と〝からだ〟の仏教的臨床社会学

（1）「身よりおこる病」と「こころよりおこる病」

親鸞が自身の長男・慈信房（善鸞）に宛てた建長七（一二五五）年九月二日付の消息に次のような文言がみえます。

「念仏するひとの死にやうも、身より病をするひとは、往生のやうを申すべからず。こころより病をするひとは、天魔ともなり、地獄にもおつることにて候ふべし。こころよりおこる病と、身よりおこる病とは、かはるべければ、こころよりおこりて死ぬるひとのことを、よくよく御はからひ候ふべし」（『浄土真宗聖典』第二版第三刷、二〇〇九年、編纂・教学伝道研究センター、発行者・浄土真宗本願寺派、発行所・本願寺出版社、七八九頁）。

大意は、念仏する人の臨終も、身の病によって命を終える人については、往生できるか否かなどといってはならぬ。心の病をわずらっている人は天魔になり、あるいは地獄に堕ちることだろう。心の病と身の病とはまったく異なっているので、心の病をわずらって命を終える人のことをよく考慮に入れるべきである——という感じでしょうか。

親鸞がここで病気を「こころよりおこる病」（心病）と「身よりおこる病」（身病）とに分類していることは、みてのとおりです。「身よりおこる病」（身病）が文字どおり肉体的生理的な病気であることは明白ですが、「こころよりおこる病」（心病）はいささか複雑です。前者との対比でいえば、後者は心理的精神的な病気に形而上学的な意味を含ませたものということになりますが、上に引用した『浄土真宗聖典』の編者はもちろん、大部分の真宗研究者もこれを「邪見をいだいて仏教をそしったりすること」というように解釈しています。なるほど〝誹謗正法〟は仏教上の最たる悪行ではありますが、これをもって「身よりおこる病」と対置させるのは論理的に少々苦しいのではないかともおもわれます。親鸞の場合は、もしかすると、肉体的生理的な病気と心理的精神的な病気とを合わせて「身よりおこる病」とし、まったく次元の異なる〝誹謗正法〟をもって「こころよりおこる病」と規定しているのかもしれませんが、この捉え方にも問題がないわけではありません。

親鸞の病因論は、その著『唯信鈔文意』にみえるように、〝煩悩〟起因論に収斂します。煩悩は一般に、身心を煩わせ、悩ませる精神作用の総体を意味し、そして、その中核というか根源は、貪《とん》欲《よく》（むさぼり・我欲）、瞋恚《しんに》（怒り）、愚癡《ぐち》（愚かさ）のいわゆる〝三毒〟に措定されます。しかし、親鸞は『唯信鈔文意』のなかで煩悩を〝煩〟と〝悩〟とに弁別して、「煩は身をわづらはす、悩はこころをなやますといふ」と記しています（『浄土真宗聖典』、七〇八頁）。ここでの親鸞の解釈が「煩＝身病、悩＝心病」であるのか、あるいは「煩＝悩＝こころよりおこる病」であるのか、いささか曖昧です。また、「こころよりおこる病」と「こころの病」とが同一不二であるのか否かも判然としません。前者を心因の病ととらえ、後者を心病そのものと認識することにもおおいに妥当性があるからです。「こころよりおこる病」を〝誹謗正法〟にみる主流の考察が親鸞の信仰とやはり合致しているのかもしれません。阿弥陀仏が法蔵菩薩のときにたてた四十八の誓願（本願）のうち、親鸞は最終的に第十八願（念仏往生の願または至心信楽《ししんしんぎょう》の願）をのみ本願の本質ととらえるにいたるのですが、その内容は「たとひわれ仏を得たらんに、十方の衆生、至心信楽してわが国に生ぜんと欲（おも）ひて、乃至十念せん。もし生ぜずば、正覚を取らじ。ただ五逆と誹謗正法とをば除く」というものです（『大無量寿経』巻上）。衆生がすべて至心・信楽・欲生して浄土往生を願って念仏してもなお全員が往生しないならば自分（法蔵菩薩）は仏（阿弥陀仏）にならないという誓願です。ただし、五逆（父を殺す、母を殺す、阿羅漢を殺す、仏身より血をだす、仏教教団の平和を乱す）と誹謗正法（仏法の教えをそしる）の罪を犯したものは浄土往生の対象から除外するとするいわゆる〝唯除規定〟を含んでいます。親鸞は、しかし、自身が唯一の「弥陀の本願」ととらえた第十八願をも大胆に読み替えるのです。

親鸞はその著『尊号真像銘文』に、「〈唯除五逆誹謗正法〉といふは、〈唯除〉といふはただ除くといふことばなり。五逆の罪人をきらひ誹謗のおもきとがをしらせんとなり。このふたつの罪のおもきことをしめして、十方一切の衆生みなもれず往生すべしとしらせんとなり」と記しています（『浄土真宗聖典』、六四四頁）。唯除規定は、それらの重い罪を衆生に犯させまいと阿弥陀仏が警告した抑止規定にしかすぎず、本来的には絶対に救済されることのない五逆謗法のものも「救われる」という真逆のウルトラC級の読み替えがおこなわれているのです（周知のように、この読み替えは親鸞のオリジナルではなく、中国唐代の善導の解釈を踏襲したものです）。冒頭にかかげた慈信房善鸞宛の消息「こころよりおこる病と、身よりおこる病とは、かはるべければ、こころよりおこりて死ぬるひとのことを、よくよく御はからひ候ふべし」は、してみると、やはり「こころよりおこる病」は心理的・精神的な病気ではなく、五逆謗法を意味し、それが原因になって死にゆく人には特別の計らい（至心・信楽・欲生の念仏を慫慂《しょうよう》し、それによって浄土往生を実現させるなど）を案じるべきだといっていることになるのかもしれません。

　以上は、親鸞の書簡にみる親鸞の病気類型と病因論の一端でしかありませんが、その一端からも窺い知れるように「身病」と「心病」との関係は必ずしも一筋縄でとらえきれるものではありません。むろん、精神身体医学（心身医学）やホリスティック・メディスン（全人的医療）といった現代的な医療とも関わりがあるにはありますが、その領域内に十分に包含されるものでもありません。小論においては、健康と疾病の概念を仏教的な医療社会学の視程におさめつつ、そこから人権論的な課題を点検するための出発点となる議論を展開したいとおもいます。

（2）「業病」と「仏罰」の差別観念

　仏教における病気認識の歴史を人権論の視野において追尾するとき、〝業病〟なるまことにおぞましい差別的な概念に逢着しないではすみません。この〝業病〟は一般に次のように定義されるようです。

「前世の悪業の報いでおこされた悪い病気。仏教では行為の因果関係を善悪の基準で判断する業の思想を説いたが、その考えを不治とされた病に転用したもの」（中村元他編『岩波仏教辞典』第五刷、一九九四年、二五五頁）。

ここにみえるのは典型的な宿業論です。宿業とは過去世における業（人間の身・口・意の行為）を意味します。宿業論が、過去世でなされた三業をもって現世の規定因とする決定的な宿命論として従来の仏教言説において利用されてきたことによって、各生活領域における惨憺たる差別性を具現化し、かつ当然視してきたことは周知の事実です。過去が現在を規定し、現在が未来を規定するという〝三世因果〟説による業繫《ごうけ》（業の繫縛）の観念が部落差別やハンセン病（者）差別等をも合理化してきたことはいまさら指摘するまでもない既知の事実です。

そもそも業とは何であって何でないのか。サンスクリットkarmanの訳語で、意味は「行為」(action, conduct, behavior）です。業は行為そのものであって、本来、それ以上の意味もそれ以下の意味もなく、その内実は、すでに述べたように、身（身体による行い）、口（ことばでの行い）、意（心におもう行い）の三業からなりたちます。業を「行為」以外の意味では用いなかった釈迦の業論は、『スッタニパータ』（第一四二偈）における「生まれによって賤しい人となるのではない。生まれによってバラモンになるのでもない。行為によって賤しい人ともなり、行為によってバラモンともなる」という言説に典型的に示されています（中村元訳『ブッダのことば』岩波文庫、第五六刷、二〇一四年、三六頁）。釈迦は『スッタニパータ』の他の部分、たとえば第六二〇偈や第六五〇偈でも同趣旨の主張を繰り返している以上、これをもって釈迦の業論と理解してまちがいないといえましょう。

また釈迦は『ウダーナヴァルガ』において輪廻転生の思想を否定するなかで、「諸の作られた事物は実に無常である。生じ滅びる性質のものである。それらは生じては滅びるからである。それらの静まるのが、安楽である」とも述べています(中村元訳『ブッダの真理のことば・感興のことば』岩波文庫、第五五刷、二〇一一年、一六一頁)。ここに示された〝諸行無常〟はむろん、もうひとつの仏教原理である〝諸法非我〟(一切の事物は我ならざるものである)に連動します。そもそも我ならざるもの（非我ないし無我）が輪廻転生したりするわけがないのです。つまり、釈迦はインドで成立していた倫理の宗教的取り込みによる業報の思想、およびそれにもとづく輪廻転生の観念を否定したことになるのです。ただし、釈迦が「バラモン」や「賤しい人(アウトカースト)」の存在を前提、ないし自明視していることは疑いえず、その点には大なる問題があることも同時におさえておかねばなりません。

このように釈迦はともかくも業報輪廻を否定していたのですが、それが何故に仏教思想に組み込まれるにいたったのか、実際のところは判然としていません。仏教のなかに輪廻転生を取り込まざるをえなかった理由として、印度仏教学者の小川一乗は、仏道の現在世における実現の不可能性という問題点をとりあげ、「(仏道の)完成を来世にまで伸ばさなかったら実現できないということだったのです。来世や来々世まで何度も死に変わり、生まれ変わりしなければ仏道を実現できないという、そういう思いが持ち込まれたために、業報輪廻としての転生ということを取り入れたというように解釈してもいいのではないか」と想定しており、ある程度まで納得できます(『大乗

仏教の根本思想』法蔵館、初版二刷、一九九六年、一五三頁）。

もうひとつ納得できる理由を開陳しているのが仏教心理学者の佐々木現順です。佐々木は、仏教と民俗文化との混淆の問題と、民衆の心を仏教が掌握するための方便としての業因業果の導入の問題との二点をとりあげます。佐々木は前者について「中国的精神文化に於ける勧善懲悪思想と祖先崇拝の思想、あるいは民間の呪術との混合」を指摘し、後者については「（確固たる大我の確立といった仏教の冷徹な論理だけでは）民衆の心を捉え得まい。この理論はさらに倫理的に肉付けされた。それが善因楽果・悪因苦果という倫理の具象化であった。業論の具象化は民衆の心に善悪の心象を呼び覚ました。かくて民衆にとって業は心象喚起的役割を果たした。業論は倫理的具象化に止まらず、更に深く人びとの心に食い入った。それは魂の救いとしての宗教である」と解説しています（『業論の研究』法蔵館、一九九〇年、四八六～七頁）。

作家・松本清張の有名な小説『砂の器』では〝業病〟なる言葉が頻回に使用されています。前衛音楽家として成功しつつある主人公・和賀英良がその地位を守るために、ハンセン病者である父親を知る元巡査・三木謙一を殺害するというのがストーリーです。〝身元隠し戦略〟というタイプのアイデンティティ管理がそれ自体として殺人動機になりうることをしめす作品であり、社会学的な興味を惹起する点もなくはありませんが、ハンセン病を徹して隠すべき〝マイナス・スティグマ〟として強調描出するために、〝業病〟用語を執拗に展開する松本の筆致のどこにも〝社会派〟を感得させるものはみあたりません。かつてハンセン病は遺伝性のものと考えられ、〝業病〟のほかに〝天刑病〟などと呼ばれ、前世の罪の報い、もしくは悪しき血筋による病との俗信があり、それを発病することは少なからぬ罪悪を犯すことと同義とされたのであって、松本は作品のクライマックスをよりドラマティックに展開するために、〝業病〟へのレイベリングをまったく無批判に踏襲利用したのです。隠すべき〝社会的マイナス性〟の象徴としてのハンセン病という偏見・差別意識について、松本は完全に無自覚であるのですが、しかし、それは松本のみの差別的な瑕疵というよりはむしろ、宗教的な業論が倫理的な宿業論に転化する、その歴史的な社会意識上の展開にこそ問題があったというべきでしょう。

ところで、〝業病〟をキーワードにネット・サーフィンをしていたらば、次のような記事がヒットしました。「現代科学を以ってしても原因不明の病気は、みんな業病と言えるでしょう。業病とは、心的原因に因るからです」(http://www.satoshi-nitta.com/syotoku/syotoku-63.htm)。「業あらば必ず病あり」とか「前世の業報いるが故に病を得る」といった、文字どおりの〝業病〟観とは相当離れたところで原因不明の病気をすべて〝業病〟とする視点には首をかしげざるをえません。しかし、それを心的原因(心因)によるものとする見方は、伝統的な発想法に一応は重なっているようにおもえます。〝業病〟を心的原因(心因)によって説明することによって何が明らかになるのでしょうか。

〝業病〟と関連する概念に〝仏罰(ぶつばち・ぶつばつ)〟というものがあります。仏罰を文字どおりに解釈すれば、仏による罰、すなわち仏自体がくだす罰となりますが、一部の宗教者は仏罰を仏による直接罰ではなく、人びとの〝誹謗正法〟や〝背法違義〟にたいして自然的・自動的に生じる罪と認識しているようです。法華系宗派・教団の一部は、後述するように、因果応報観念のゆえに仏教が〝罰〟を詳細にえがくのであり、その路線上で『法華経』には誹謗正法による悪果報が説かれているようです（ちなみに、日蓮宗系の創価学会では非学会員が災難に遭った場合を〝仏罰〟、逆に学会員が災難に遭った場合は〝仏難〟と区別しているという話を聞いたことがありますが、私はこの仏教的ご都合主義の真偽詳細を確かめてはいません）。しかし、仏罰は仏教に普遍的に存在する概念ではなく、たとえば浄土真宗などには〝仏恩（ぶっとん）〟概念はあっても仏罰概念は存在しません。このように、前世における悪業（悪因）が現世での悪果（苦果）をうみだすとする宿業論はものの見事に仏罰概念として結実し、人びとの日常生活意識にある種の恐怖感を擦り込んできたことはまちがいなく、この歴史的な経過については反差別論の観点からもおおいに問題視しつづける必要がありましょう。

さて、仏教説話集の『日本霊異記』『今昔物語集』が病因をどのように把握し表現しているかについて、医療社会史学者の新村拓は次のように分類整理しています。「宿業」（五例）、「仏法僧に対する誹謗」（一五例）、「行疫神」（四例）、「鬼神・生霊」（二六例）、「狐霊」（四例）、「呪詛」（四例）、「物怪」（一二例）、「神の祟り」（二例）。そして、「それらへの対応として経典読誦・加持祈禱（五〇例）、放生・斎戒・善行（四例）、陰陽道祭（一五例）、疫神祭（二例）、御霊会（一例）が執り行われている」としていました（『日本仏教の医療史』法政大学出版局、二〇一三年、三〇頁）。

また、新村は「治病利益を説く仏教説話は多いが、そこでは発病因の多くが仏罰と捉えられており、仏教を貶めるものに対する警鐘となっている」と記しているのですが（前掲書、一四〜一五頁）、仏罰に相当するものとして「仏法僧に対する誹謗」（一五例）に「宿業」（五例）を加えるにしても、全体（七二例）の二八％程度なので、新村が指摘するように「発病因の多くが仏罰」といえるか否かは少々微妙なようにもおもわれます。それよりも問題なのは、仏罰病因論が「仏教を貶めるものに対する警鐘となっている」との行論です。たしかに〝警鐘〟の役割があるにはあるのですが、私の理解にあっては、それよりも〝威嚇・恫喝・脅迫〟のニュアンスがはるかにつよいといわねばなりません。その典型例が『法華経』であり、よく知られているように、とくに最後の第二十八品「普賢菩薩勧発品」の最終部分に仏教的〝威嚇・恫喝・脅迫〟が集中的に表現されているとおもいます。

「若有人。軽毀之言。汝狂人耳。空作是行。終無所獲。如是罪報。当世世無眼。若有供養。讃歎之者。当於今世。得現果報。若復見受持。是経典者。出其過悪。若実若不実。此人現世。得白癩病。若有軽笑之者。当世世。牙歯疎缺。醜脣平鼻。手脚繚戻。眼目角睞。身体臭穢。悪瘡膿血。水腹短気。諸悪思病。是故普賢。若見受持。是経典者。当起遠迎。当如敬仏」云々。

上記は仏陀（釈迦）が普賢菩薩に語ったところを再現した形式になっています。大意を私訳すると次のような感じでしょうか。もし人がいて、これ（法華経）を軽んじ謗《そし》って「汝（法華経を信仰する汝）は狂人のようなものであって、いかに法華経を信仰しても最終的な獲得物はなにもないだろう」などといえば、その発言の罪の報いによって子々孫々にわたって盲目になるだろう。逆にもしこれを供養し讃歎する者がいれば、まさに現世において目に見える果報を獲得できるだろう。もし法華経を護持する人をみて、その過ちを指摘したりすれば、それが真実であろうとなかろうと、その人は現世においてハンセン病になるだろう。またもし法華経の護持者を軽蔑し嘲笑したりすれば、その人はまさに子々孫々にわたって歯が折れたり抜けたり、醜い唇と平たい鼻の持ち主になり、さらに手足が捩れ曲がり、目は「やぶにらみ」となり、身体からは悪臭がただよい、悪性の腫脹や瘡蓋《かさぶた》から膿まじりの出血があり、水腹（単に腹が膨満することなのか、肝硬変末期の様な状態なのか不明）、短気（気が短い・命が短いのではなく、肺結核または喘息を意味するらしい）等々の様々な悪性の重病になるだろう。それゆえ、普賢菩薩よ、もしこの法華経を護持するものを見たらば、遠くからでも座から立ち上がって敬意を表すべきであり、それはさながら如来を礼拝するようにしてなされるべきである――。

文字どおりの仏教的〝威嚇・恫喝・脅迫〟ともいうべき宿業論のオン・パレードですが、この脅迫的な文言を釈迦が普賢菩薩に語ったことになっているのです。その真偽を確認する方法はありませんが、この『法華経』第二十八品「普賢菩薩勧発品」が、インドではなく中国・朝鮮半島・日本のどこかで作成された〝偽経・疑経〟であるらしい点には一応注目すべきでしょう。むろん、〝偽経・疑経〟であろうが〝真経・正経〟であろうが、その時代の権力・権威や一般民衆の仏教的要求や宗教的エトスを反映していることはまちがいなく、それゆえにその教化力には看過しえない強さがあったはずです。

私は前に釈迦は輪廻転生を否定していると記しましたが、厳密にいえば、釈迦は輪廻転生を認めたうえで、浄土教的な言い方をすれば、その〝横超〟の道筋を明らかにしたのです。紙数の関係で詳述できず、拙著『親鸞　往還廻向論の社会学』（批評社、二〇一五年）の第四章「業・宿業論」を参照願いたいのですが、たとえば、浄土真宗の根本所依の経典『大無量寿経』下巻の前半部分までは釈迦が弟子・阿難に法蔵菩薩の誓願とその成就について明澄《めいちょう》に語り、下巻後半部分では釈迦が弥勒菩薩に人間の罪悪状況について暗澹と語る構図になっています。下巻後半部分で釈迦が語る人間の罪悪状況とはいわゆる〝五悪段〟のことであり、人間のおかす五つの罪悪を輪廻転生の観点から詳述します。その語りの内容は、前述した『法華経』第二八品「普賢菩薩勧発品」を彷彿させるような惨憺たるものです。しかし、釈迦はこうした情況について「痛ましきかな、傷むべし」と述べた後、弥勒菩薩に「世間かくのごとし。仏みなこれを哀れみたまひて、威神力をもって衆悪を摧《さい》滅《めつ》（うちくだくこと）してことごとく善に就かしめたまふ。所思を棄捐《きえん》し（五悪を行う思いを捨て去り）、経戒（仏の五善の教え）を奉持し、道法を受行して違失するところなくは、つひに度世・泥洹《ないおん》（涅槃）の道を得ん」と。

要するに、〝仏罰〟に起因する〝業病〟とは「普賢菩薩勧発品」の記載や『大経』下巻後半部での釈迦の語りからもあきらかなように、病態的にみれば、親鸞のいう「身よりおこる病」に匹敵するものばかりですが、それを惹起する〝仏罰〟とは〝誹謗正法・背法違義〟にたいする制裁であって、この場合の〝誹謗正法・背法違義〟が親鸞のいう「こころよりおこる病」そのものであることになります。してみれば、やはり「こころよりおこる病」が「身よりおこる病」の導火線になるということになりましょう。ところが、すでに親鸞の著『尊号真像銘文』を引用して説明したように、最悪の〝五逆・誹謗正法〟も親鸞にあっては（というよりも善導に師事した親鸞にあっては、というべきです）阿弥陀仏による摂取不捨の〝機〟であって、確実に救済される対象なのです。

現に親鸞は主著『教行信証』信巻において、『涅槃経』を引用して延々と〝王舎城の悲劇〟について記述し、無辜の父王・頻婆娑羅《びんばしゃら》を害した阿闍世《あじゃせ》がその罪に苦しみ、「父を害するによりて、おのが心に悔熱《けねつ》（後悔して発熱すること）を生ず。心悔熱するがゆゑに、遍体に瘡（かさ）を生ず。その瘡臭穢にして附近すべからず」と描写します。その様子を心配した母・韋提希《いだいけ》が阿闍世に各種の薬を塗るがすべて無効で、阿闍世は諦めて母に「かくのごときの瘡は心よりして生ぜり。四大より起れるにあらず」と告げます。ここでいう〝四大〟とは、物質をつくりあげる「地・水・火・風」の四元素のことで、人間の身体もこれによって構成されるという考えから仏教は身体を〝四大からなるもの〟、もしくは〝四大〟と表現することもあります。病気はこれらの調和が乱れた時に発症するとかんがえられたところから、病気のことを〝四大不調〟ともいうわけで、阿闍世は自分の病を身体上の四大不調ではなく、まさに「こころよりおこる病」であるがゆえに絶望的であると考えたのです。しかし、結局、阿闍世は耆婆《ぎば》という名医の紹介をつうじて釈迦の教えにもとづき阿弥陀仏によって救済されるのです。このように、難化の三機＝難治の三病（五逆・誹謗正法・一闡提《いっせんだい》＝現世の欲望を求める者）も「大悲の弘誓を憑（たの）み、利他の信海に帰すれば、これを矜愛して治す、これを憐愍して療したまふ」（『教行信証』信巻）という次第で、したがって、本質としての「心病」が救済（治療）可能である以上、その現象形態としての「身病」はあまり問題にせずにすむのかもしれません。

（3）仏教の病因論と治療論

すでに記したように、「こころよりおこる病」（心病）が問題であるとした場合、仏教医学者の福永勝美は、心病の原因と病名について二種類の分類法があるとし、「単なる感情をあげたものと、いわゆる煩悩をあげたものとの別がある。前者の例としては、『北本涅槃経』における踊躍、恐怖、憂愁、愚痴など、後者の例としては、『摩訶止観』五などにあげる貪、瞋、癡などがある。心病の病名をあげた場合、これには『四十華厳経』にあげられた頓狂、心乱などが考えられる」としています（『仏教医学事典』雄山閣、一九九〇年、二二七頁）。一般感情と煩悩とを区分することに問題はないとしても（ただし、〝愚痴〟は一般感情というよりは、煩悩の範疇に属するものとおもわれますが）、その両者の病名として「頓狂、心乱」とするところには多少の違和感なしとしません。というのも、「貪、瞋、癡」という煩悩の本質的な内実と、病名としての「頓狂、心乱」とは次元が異なり、必ずしも結合するものではないからです。

このような混乱から抜け出るためには、仏教の視点において健康および疾病の概念を検討する際、やはり私たちは仏教における「こころ」の健康をどのような意味において語るのかについての分析と検討が必要であるようにおもわれます。また、それによって、たとえば仏教における治療システムがどのように構想されてきたのか等についても議論を発展させうる可能性が出てくるかもしれません。

仏教哲学・心理学者のデ・シルバは、初期仏教の伝統からこの点にかかわる素材を引きだしうるとして、次のように記しています。「ある意味で誰もが精神疾患 mental disease を罹患しやすい、asavas を撃破してきた阿羅漢を除外すれば。asavas は文字どおり川の合流点を意味するが、それは四つのバイアスを具象化した名称であって、感覚的・審美的バイアス kamasava、永遠の生存を求めるバイアス bhavasava、視点のバイアス ditthasava、無知のバイアス avijjasava がそれである」と（de Silva, Padmasiri, 1991, *An Introduction to Buddhist Psychology*., 2nd ed.Macmillan Academic and Professional, p.123）。要するに、asavas とは、輪廻（samsara）の世界に人を縛りつける精神的なバイアスないし病弊を意味するようです。

『阿含経』（増支部Anguttara-Nikaya）によると（私はネット上の英訳でしか読めなかったのですが）、「It is hard to find in the world those who can admit freedom from mental disease even for one moment, save only those in whom the Asavas are destroyed.」（The Book of the Gradual Saying II, p.146）とありました。大意は、「（修行僧よ）ほんの一瞬でも、こころの病（精神疾患）から免れて自由であるものを見出すことは至難である、asavasが破壊されている人のなかにのみ救いはあるだろう」という次第です。この文章のすぐ前には、「からだの苦しみから1年、2年、3年、4、5、10、20年も免れてある存在をみることは、あるいは１００年も免れてある存在はありうるだろう」という文章が配置されています（http://www.khmerbuddhism.net/ebooks/english/ANGUTTARA%20NIKAYA(VOL-3).pdf）。つまり、「からだの病」から自由でいる人は可能性として存在しうるが、「こころの病」と無縁の人などはありえないというわけです。同じ文献のなかには「Birth is ill, old age is ill, disease is ill, death is ill.」などという文言もみえます。この場合の〝ill〟は〝苦〟であって、いわゆる〝四苦（生・老・病・死）〟がすべて〝ill〟であるというわけです。〝ill〟はもちろん〝病〟を意味しますが、元々の語感には「邪悪な・不吉な」というニュアンスが強く、原因・症状を特定できる〝disease〟とはレベルを異にする単語であって（だからこそ、上記文献では〝ill〟を〝mental disease〟としていたのでしょう）、この場合の〝ill〟は、したがって、生死・輪廻（samsara）に緊縛された「こころ」の状態を指し示していることになります。

このように初期仏教の考え方をとらえてみると、「こころよりおこる病」の内包はおそろしく広大であり、ただ単に〝誹謗正法・背法違義〟のみにとどまるものではないことがわかります。仏教ではそれを伝統的に〝五蓋《ごがい》〟といいならわしてきました。こころに蓋をして覆ってしまう五種類の煩悩（貪欲＝とんよく、瞋恚＝しんに、睡眠＝すいみん、掉悔＝じょうげ、癡＝ぎ）がそれで、貪欲は強い執着と不安を生み、瞋恚は怒り・敵対心や不満をまねき、睡眠は関心・興味・熱中心がなく倦怠に負ける精神を意味し、掉悔はいわば煽動された心であって、不満への執着に振り回される状態、そして、癡は志向的な動きや目的の明瞭性をブロックするためらいをそれぞれ意味します。この五蓋は、いわば霊的な発展、あるいはメンタル・ヘルスにとっての妨害物として、さらにまた別のタイプの精神的葛藤・病理をうみだす素地を構造的に提供するものとして認識されているようです。これら五蓋は〝病的なこころ〟をうみだすいくつかの否定的な要因を先鋭化するものといえますが、これら五種類の障害物から免れて自由でいられる人間存在があるとはとてもおもえません。

五蓋という概念の価値は、五蓋をいわばスペクトラムのなかに位置づけることができるという点にあり、異なる人びとが異なる度合いで五蓋に近接していることの理解をたすけてくれるという点にもあるだろうとおもわれます。この五蓋への近接状態を認識するための（というよりも結果的には認識せざるをえなくさせる）仏教における核的なリアリティとの遭遇というものがあるわけです。この核的なリアリティを釈迦は『ウダーナヴァルガ』のなかで次のように示しています。そのような核的な諸事実を「明らかな知慧をもって観るときに、ひとは苦しみから遠ざかり離れる。これこそ人が清らかになる道である」とし、次のようなよく知られた諸事実を指摘するのです。「一切の形成されたものは無常である（諸行無常）。一切の形成されたものは苦しみである（一切皆苦）。一切の形成されたものは空である（一切皆空）。一切の事物は我ならざるものである（諸法非我）」（中村元訳、前掲書、一九七頁）。

先に引用したデ・シルバは、上記の諸事実を理解することによって、「我々は時間や変化の過程およびそれらの相対的なパターン、さらに現象の出現と消退等の本質を識別できる。すなわち我々はまた心の平静にかかわる人間の悲劇のより深い基礎づけの意味をとらえ、喪失・病気・死・不安・恐怖を理解できるのであり、自分たちがその愛着を発展させ、自分の信念やアイデンティティ、それに他者および外部世界を投影するアイデンティティの鮮明な把握ができるのである」と記しています（de Silva, Padmasiri, op.cit, p.126）。先に引用した『ウダーナヴァルガ』の中の「明らかな知慧をもって観る」という部分はことさらに重要だとおもいます。「明らかな知慧をもって観る」とは、仏教でいうところの〝観察《かんざつ》〟であって、明澄な理知のはたらきによってさまざまな法の形や性質を観察することを意味し、デ・シルバも観察の重要性について次のように強調しています。「現実志向 reality-orientation と、自己への新しい態度をうみだそうとする変形との両方が、単なる知的な変化のようなものではなく、観察（サンスクリットで vipasyana）の実践によってもたらされる経験的な変化であることは強調されねばならない」と（de Silva, Padmasiri, ibid.）。

そこで問題は、諸行無常、一切皆苦、一切皆空、諸法非我を〝観察〟した人間のイメージとはどのようなものであるかという点です。デ・シルバは self-knowledge と voluntary control and autonomy および body-mind integration の三点で説明しています。つまり、self-knowledge は気づきの継続的な実践によって心の隠された裂け目がオープンになり、混沌とした概念的・知的・意味論的なお荷物を打ち砕けること、voluntary control and autonomy は精神がオープンになってフレキシブルになるにつれて、自動制御的で条件づけられた強制的な行動を打破して自発的な決定がたやすくなることをそれぞれ意味します。そして body-mind integration は、まずは身体と精神とを相互に独立変数とみなすことにより、身体のなかでは征服されても精神においては征服されない、逆に、身体において征服されなくとも精神において征服されることを意味し、そのより深い強調点はやがて身体と精神の相互作用と相互依存についての認識（両者を相互に従属変数としてとらえる）に発展していくというのです（de Silva, Padmasiri, op.cit, pp.127-8）。相互作用と相互依存が、最後にふれるように、いわゆる〝縁起〟に関連するものであることはいうまでもありません。

社会学者エーリッヒ・フロムは人間の性格がかわりうる条件を、①私たちが苦しんでいて、しかもそのことに気づいている②私たちが不幸の原因を認めている③不幸を克服する方法があることを私たちが認めている④不幸を克服するためには、生きるためのある種の規範に従い、現在の生活慣習を変えなければならないことを私たちが容認している、の四点にまとめ、その四条件が実は仏教でいうところの〝四諦《したい》〟に対応していると指摘しています（佐野哲郎訳『生きるということ』紀伊國屋書店、第二一刷、一九八七年、二二五頁）。ちなみに四諦（「諦」は「真理」を意味します）とは、〝苦《く》諦《たい》〟＝迷いの生存は苦であるという真理、〝集諦《じったい》〟＝尽きない欲望が苦を生起させるという真理、〝滅《めっ》諦《たい》〟＝欲望消滅の状態が苦滅の理想的境地であるという真理、〝道諦《どうたい》〟＝苦滅のためには八正道という正しい修行方法をとらねばならぬという真理を意味しますが、後に触れるように、〝四諦〟はしばしば治病の原理になぞらえられるようです。

このようにフロムは人間の性格が変化しうる条件を〝四諦〟概念にかさねて説明したうえで、現代のサイバネティクス的、官僚制的産業主義に生きている人びとが、〝もつ＝to have〟存在形態（所有・占有関係）を打破して〝ある＝to be〟存在形態（世界と真正に結合していること）の部分を増大するために、〝新しい人間〟が身につけるべき性格資質を二十一項目にわたって列挙しているのですが、そのかなりの部分が前に記した「諸行無常」「一切皆苦」「一切皆空」「諸法非我」や「四諦」に重なったり関連したりしているのは興味深いところです。そのうちのいくつかの項目を紹介しておきます。「自分の外のいかなる人間も物も、人生に意味を与えることはなく、このラディカルな独立と、物に執着しないことが、思いやりと分かち合いに専心する最も十全な能動性の条件になりうる、という事実の容認」「貪欲、憎しみ、幻想をできるかぎり減らすように努めること」「ナルシシズムを捨て、人間存在に内在する悲劇的限界を容認すること」「他人をあざむかないこと、しかしまた他人からもあざむかれないこと。無邪気とは言えるかもしれないが、単純とは言えない」「自己を知っていること。自分が知っている自己だけでなく、自分の知らない自己をも」「自分がすべての生命と一体であることを知り、その結果、自然を征服し、従え、搾取し、掠奪し、破壊するという目標を捨て、むしろ自然を理解し、自然と協力するよう努めること」「気ままではなく、自分自身になる可能性としての自由。貪欲な欲求のかたまりとしてではなく、いつ何時でも成長と衰退、生と死との選択を迫られる微妙な均衡を保つ構造としての自由」――（前掲書、二二八〜二三〇頁）。

さて、医療社会学者W・C・コッカラムによると、「高い信仰心が健康的なライフスタイルの習慣を促進することは一貫して見出されてきた」ということです（Cockerham, William C., 2001, Medical

Sociology. 8th. ed., Prentice Hall. p.96)。たしかにコッカラムの著書で頻繁に引用されている〝JHSB〟(*Journal of Health and Social Behavior*, Sage Pub.)の掲載論文をみると、信仰と健康についての論文がかなり多いことがわかります。それらの論考は、宗教がいまも多くの人びとにとって健康的なライフスタイルの重要な局面として機能しつづけていることを示唆しているのですが、それは信仰による喫煙・飲酒・複合的性交渉の禁止とか、栄養・衛生・運動の促進とかを実証するレベルのものでした。そのなかで少々興味をひかれたのは、ことの真偽は不明ながら、教義的な正統性(厳格性)と行動上の一致を強調している宗教集団(たとえば、ユタ州のモルモン教徒)のなかでは癌による死亡率が低いという研究でしたが、その理由は当該教団においては喫煙行動が承認されていないからだという腰砕けするようなものでした(Dwyer, Jeffrey et.al., 1990, The effect of religious concentration and affiliation on county cancer mortality rates., in *Journal of Health and Social Behavior*, 31, pp.185-202)。

上記のような水準はとるにたりないものですが、にもかかわらず私は、宗教と健康の関係性がより細部にわたって研究されるべき領域であると信じます。むろん、信仰による癒しのレベルも重要ですが、そこに限定されるべきではなく、宗教的な信念がメディカル・ケアに与える一般的なインパクトについても議論されるべきでしょう。

前にふれた〝四諦〟がしばしば治病の原理になぞらえられることはよく知られたところです。『岩波仏教辞典』によれば、〝苦諦〟は病状を知ること、〝集諦〟は病因を知ること、〝滅諦〟は回復すべき健康状態のことであり、〝道諦〟は良薬を意味します(前掲書、三六〇頁)。この〝四諦〟をかなり意識しながら、禅仏教を疾病論とのアナロジーにおいて頻回に言及している人物のひとりが、私の知るかぎり、京都・天龍寺の開山として有名な禅僧・夢窓疎石《むそうそせき》（一二七五〜一三五一年）です。『夢窓国師夢中問答集』（川瀬一馬校注、講談社学術文庫、第八刷、二〇一三年）に依拠しつつ、少し検討してみます。

夢窓疎石の病因論は、いわゆる〝宿業〟論としてとらえることができます。「仏は一切のことに皆自在を得たりといへども、その中に三不能といへることあり。一には無縁の衆生を度することあたはず。二には衆生界をつくすことあたはず。三には定業（ぢゃうごふ）を転ずることあたはず。定業とは、前世の善悪の業因によりて感得したる善悪の業報なり。かやうの決定の業報をば、仏菩薩の力も転ずることかなはず」と述べ、容貌の美醜、福徳の大小、寿命の長短、種姓の貴賤などはすべて過去業によって規定されるとします（四四頁）。しかし、他方で夢窓疎石は「仏力・法力によりて、至誠心にて修せば、定業なりとも必ず転ずべし」と宿業は転換可能でもあることを主張するのです（四五頁）。結局、夢窓疎石は、貧苦は慳貪《けんどん》（ケチで欲張り）の、短命は殺生の、形容の醜陋《しゅうろう》（容貌の美醜）は忍辱《にんにく》（恥を忍ばないこと）、種姓の下賤は他人を軽蔑したことの、それぞれ業報であるとしたうえで、「もし人、この教えに随ひて、前非を悔いて長くかやうの業因をやめなば、何ぞ定業とて転ぜざることあらむや」と結論するのです（四七頁）。要するに、過去世（前世）の業因は過不足なく現世にその業報をもたらすが、過去業を懺悔反省するという現在業によってその業は転換して来世にまで尾を引くことはないとするわけで、かなり倫理的な傾向性の強い言説の展開であることがわかります。たとえば、すでにふれた阿闍世を中心とした王舎城問題について、夢窓疎石は「仏力・法力ありといへども、衆生もし求哀懺悔の心なければ、消滅することあたはず。たとへば耆婆扁鵲《ぎばへんじゃく》は名医なれども、人の病をおさへてなほすこと能はず。病者もしその教へに随ひて療治すれば、病苦忽ちにやむがごとし」（同頁）と、『観無量寿経』や『教行信証』信巻におけるその部分の描写とは別の観点から議論します。

一般的にいって、仏教者の救済とは、これすべてひとえに生死・輪廻からの解放を意味します。夢窓疎石によれば、「仏菩薩の誓願さまざまなりといへども、その本意を尋ぬれば、ただ無始輪廻の迷衢《めいく》（迷いの境界）を出でて、本有清浄の覚岸（悟りの境界）に到らしめむためなり。しかるに、凡夫の願ふことは、皆これ輪廻の基なり」と（三九頁）。仏菩薩の救いの手は、凡夫によって払い退けられるというわけです。その事例として夢窓疎石は、医者（仏菩薩）が病者（凡夫）を療治する場合に、病者のためにと苦い薬を処方したり、熱い灸をすえたりするとき、病者はその意図を理解できず、その治療自体が苦痛（苦い、熱い）をますばかりで、この医者には慈悲心がないと非難するという挿話をしるしています。救いの手が、救われるべき当のものによって拒絶されるのですが、救いを求めて救いから離れるものの状態が、夢窓疎石にあっては「病」であるわけです。

また夢窓疎石が仏教論と疾病論とのアナロジーを次のように展開する部分もあります。四大調和で体調万全の時は医書の秘訣も良薬・霊方も不要だが、四大不調によって四百四病が起こる時は、医術治法が非常に大切であるにしても、とはいえ病状も一様ではないので治療法は万差となるが、その治療の趣旨は病人の苦痛をなくして、病気をしなかった時の安穏な状態に戻そうとするものであって、病人も医者によって治してもらおうとするのも自分の病苦をなくそうとするためであり、医者や医書の才能や学識を習得しようとしているのではない。治療で身体が安穏になるというのは、病気に罹患しなかった時の本来の状態になったということであって、しかし、それは医者が初めてそうしてやったものではない。医書を学び治療の妙術を会得した人を無病安穏の状態になった人といえるだろうか、というのです（一〇九頁）。そして、「仏法も亦かくのごとし」と、次のように述べます。

「人々本分の処には、迷悟凡聖の病相なし。教禅対治の法門、誰がためにか用ふべきや。然れども、無明の病相忽ちに発（おこ）って、種々顚倒の苦痛あり。仏これを憐れみて、大医王として、種々の性欲（性質）に随って、種々の法門を説き給えり。法門は種々の差別ありといへども、その旨趣を究むれば、偏にただ衆生の迷悟凡聖を分別する病苦をやめて、本分安穏の処に到らしむためなり。種々の対治の法門を衆生に教へむためにはあらず。もし人無明妄想の病除こほりぬれば、生死去来の輪廻を見ず。凡聖迷悟の差別なし。これ則ち、無為大解脱の人なり。これを大悟の人と名づく。教門の諸宗を究めつくし、禅家の五派を明らめ得たるを、大悟の人と申すにはあらず。然るを、末代の学者の中に、教の法門を習学し、禅の法門を領解して、仏法の本意かくのごとしとおもへる人あり。薬かへりて、病となると云へるは、この謂れなり」（一〇八～一一〇頁）。

四百四もある疾病への治療法は千差万別であるが、治療法は病者の苦痛を止めて、病になる前の安穏のところに到らしめるものであり、同様に、仏法の治療法（煩悩の苦を切断する方法）も千差万別であるけれども、必要なことは、衆生の迷悟凡聖を分別する病苦を止めて本分安穏の処に到らしめることであって、誰でも迷いの妄想・病苦が除去されれば、「生死去来の輪廻を見ず、凡聖迷悟の差別」もなくなるというのがその趣旨です。ここで展開されている議論は病因論でもあれば治療論でもあって、この場合、病者（衆生）が医術（仏の教法）を理解することが必要なのではなく（それでは「薬がかえって病のもとになる」)、疾病の本質である〝無明妄想〟すなわち煩悩から解脱する道筋を医者(仏)の方から教授してくることを信じる(至誠心にて修する)ということが〝治療〟の王道であるという次第でしょうか。いささか〝知足安分〟的な衆愚論の匂いがしますが、してみれば、夢窓疎石の議論は、米国の社会学者T・パーソンズのいうsick-roll(病者役割)概念と瓜二つといっていえなくもありません。

以上、いくつかのレベルにおける仏教の病因論と治療論、およびその両者の関係性について部分的にみてきました。仏教はみてのとおり、たしかに一定の苦悩の現実的な評価に貢献し、苦悩の起源の探求が苦悩の除去に連結することを解明し、また、人間にとって何が求められるべきか、何が捨てられるべきかの理解を促進してきました(実際、仏法は社会的放棄=否認や自制=を求めて、それに挑戦することによって特徴づけられるライフスタイルを想定する教義をもっていました)。しかし、他方において、たとえば〝仏罰〟観念にもとづく〝業病〟思想をうみだすなど、差別・抑圧・搾取を合理化・正当化する反人権的役割をはたしてきたことも動かしがたい事実です。

(4)我執論と縁起論の生命観

医療社会学者W・C・コッカラムは、米国社会において医学的治療の場での宗教的癒しを唱導している顕著な集団として、一八六六年にボストンでM・B・エディが創設したクリスチャン・サイエンス・チャーチを紹介しています。「この教会は病気や苦痛というのは幻影(妄想)であると主張している。病気は神によってあたえられたものではなく、人々が自分自身の霊的本質についてもってしまう歪められた観点によって生み出されるものと信じられている。(略)治療者たち(faith healers)は医学的な医師と同等と考えられているのではなく、病む人が祈禱者による治療(治癒)を見つけられるように助力しようとしているのである。癒しは自分自身の霊的な存在についてのより深い理解を人々にもたらそうとする祈禱者によってなりたつ。これらの理解は、すべての病気がそこから生じていると考えられているメンタルな態度を除去する際に決定的な要因になるだろうとされている」と説明しています(op.cit., p.144)。

これだけの紹介からだけでは断言できませんが、このクリスチャン・サイエンス・チャーチの発想法はどことなく仏教的医学論に類似しているようにおもわれます。仏教には〝五蘊(ごうん)〟という概念があります(〝五陰＝ごおん〟ともいいます)。これは人間の肉体(物質)と精神を五つにわけて示したもので、〝蘊〟は集まりを意味します。肉体にかかわるものは〝色蘊〟のみで、あとの四つ、すなわち〝受蘊〟＝感受作用、〝想蘊〟＝知覚・表象作用、〝行蘊〟＝意思作用、〝識蘊〟＝認識・識別作用はすべて精神にかかわるものです。仏教では、この五蘊(五陰)が仮に集合して人間が成立しているとかんがえるのです。これを〝五蘊仮和合(ごうんけわごう)〟といいます。つまり、この五蘊が仮に集合して一人ひとりの個人が成立しているにすぎない以上、執着すべき実態的〝我〟が独立的に存在するわけがないとするのが仏教の考え方だとおもいます。執着すべき実態的〝我〟が独立的に存在するとかんがえることと、クリスチャン・サイエンス・チャーチについてのコッカラムの解説記事にあった「病気は神によってあたえられたものではなく、人々が自分自身の霊的本質についてもってしまう歪められた観点によって生み出されるものと信じられている」との言説との間には一定の相関性があるように私にはみえます。

いずれにしても、仏教が〝五蘊〟説にたつ以上、本来的に精神と肉体を二分割して対立的にとらえたり、そして、またそのうえに立って、精神の肉体への優越性を主張したりすることはありえません。当然のことであって、仏教の根本思想ともいうべき〝縁起〟論からみても、精神と肉体とが相互に独立した存在であるとはいえないからです。また、精神と肉体とが相互依存しているのみならず、あらゆる生命が相互関係のなかにあり、相互に依存しあっているとかんがえるのが縁起論の趣旨です。その点において私は、拙著『親鸞 往還廻向論の社会学』（批評社、二〇一五年）で、鍋島直樹の『親鸞の生命観――縁起の生命倫理学』（法蔵館、二〇〇七年）を高く評価したのでした。鍋島は縁起の生命観を①有用性や機能性を重視し、他と比較していのちをとらえる（つまり、相対価値として生命をみる）我執的アプローチ（self-attached approach）と、②万物の相互依存性を自覚し、あらゆるものをかけがえのないいのちとして尊重する（つまり、唯一無二の存在として生命を尊重する）縁起的アプローチ（interdependent approach）とに区分し、仏教が縁起的アプローチを採用する以上、精神を一面的に偏重しない立場にあることを説明しました（八五頁）。

いうまでもなく、前者（我執的アプローチ）は自己中心的で他者を道具化・手段化するものです。それに対して後者は、自他の相互性を重視し、自利利他のつながりのなかで自己がみえてくるものです。既述のE・フロムの言説でいえば、前者が〝to have（もつこと）〟、後者が〝to be（あること）〟を具現するものです。そして、フロムによれば、〝to have〟は、〝to be〟の隠された無意識の疎外態なのです（前掲書、四三頁）。『スッタニパータ』において釈迦はいいます。「人々は〈わがものである〉と執着した物のために苦しむ。（自己の）所有しているものは常住ではないからである」（中村元訳、前掲書、一八一頁）と。そして、「輪廻の流れを断ち切った修行僧には執着が存在しない。なすべき〈善〉となすべからざる〈悪〉とを捨て去っていて、彼には煩悶が存在しない」ともいっています（前掲書、一五四頁）。

しかし、現実の「安楽死・尊厳死」合法化運動や「脳死・臓器移植」の進展状況をみれば明らかなように、人間の縁起的な生命のありようを軽視・無視する動向が顕著です。その根底に、鍋島直樹が指摘した〝self-attached approach〟的な生命倫理学が伏在していることは明白であり、さらにいえば、いわゆる〝パーソン論〟に収斂するような極端な優生思想が横たわっているのです。パーソン論は欧米社会において相当広汎に流通している差別思想であり、仏教的〝五蘊《ごうん》〟論や縁起論とはまったく相容れないタイプの発想です。紙数の関係で詳述はできませんが、パーソン論者たちは総じて〝自己意識要件〟をかかげます。その意味するところは、「ある有機体は、死の経験とその他の心的状態の持続的主体としての自己の概念をもち、自分自身がそのような持続的存在者であると信じているときに限り、生存する重大な権利をもつ」というものです（M・トゥーリー「嬰児は人格をもつか」、H・T・エンゲルハート他編『バイオエシックスの基礎――欧米の〈生命倫理〉論』（加藤尚武他編訳、東海大学出版会、一九八八年、一〇二頁））。つまり、パーソン論者は自己意識をもつものだけが〝person〟として生きる権利をもち、それを欠く存在は単なる〝human being〟なので生存権を有しないというわけです。したがって、胎児や乳幼児はもちろん事故や加齢による脳障害、脳死状態、遷延性意識障害（差別的には〝植物人間〟という）、重度精神障害者なども自己意識を表明できるという自己意識要件を欠くがゆえに「生きるに値しない生命」であると断じられるのです。パーソン論者にとっては、脳＝精神がすべてであって、パーソン論の思想は、いうならば現代版の〝業病〟論の色彩が濃厚であります。

もちろん、私は、仏教がまったくパーソン論的ないし業論的でないなどと言いたいのではありません。前出・福永勝美の著『仏教医学事典』には次のような記載があります。「精神病患者は心のエンジンが狂っているので、嶮しい修行道を登ることはできない。それで、『四分律』三五においては狂人、『十誦律』二一においては癲病、『五分律』十七などでは癲狂のものの出家することを禁じている」と（前掲書、二二七頁）。また、佐々木閑は、釈迦の時代には比丘（出家得度して具足戒をうけた修行者）になれなかった無資格者を一六種類あげ、そのなかに「重病人」および「身体障害者および病人」があったことを指摘しています（『出家とはなにか』大蔵出版、一九九〇年、八一～一〇一頁）。「重病人」とは、身体欠損をともなうハンセン病の一種、悪性腫脹、身体欠損をともなわないハンセン病、肺結核、癲癇《てんかん》とされ、「身体障害者および病人」には手足を切られた者、皮膚病者、盲聾唖者などがふくまれるとされていました。これらの人びとを比丘にさせない理由として、佐々木は「当時の一般社会で生きていくのが困難な病者・障害者が、生計を立てる道として仏教僧団に流入するのを防ぐことにあったと思われる」と説明しています（一〇一頁）。この排除が、「心のエンジンが狂っている」ためなのか、それとも佐々木がいうように「僧団運営の都合上」なのか、私にはいささか判断がつきかねますが、いずれにしてもパーソン論的な差別性の匂いがないわけではありません。

(5)結語

いわゆる〝狂気〟なるものは、西洋の前近代にあっては神の意思の結果として了解されていました。むろん、排除の対象ではあったものの、同時に、排除する当のコミュニティから一定のレベルでのケアをうけることができるという両義的な意味合いをもっていたようにおもわれます。この両義性については、この国においても特筆すべき差異はないものとおもわれます。

宗教的な治療システムとしては、既述したクリスチャン・サイエンス・チャーチのような取り組みもあれば、この国の坐禅療法（禅定＝精神統一による治病方法）、あるいは懺悔療法（懺悔によって病根を断つ方法、一種のカタルシス療法）、さらには願力療法（因位の法蔵菩薩の誓願の力で病が平癒する、本願十五願＝眷属長寿《けんぞくちょうじゅ》の願など）といった方法もありました。〝狂気〟を中心とする「こころよりおこる病」をコントロールできれば、つまり、仏教でいうところの五蘊のうちの四蘊を制御できれば、「身よりおこる病」にかかわる色蘊の統制はむずかしくないとの発想が、実をいえば、洋の東西をとわず、支配的であったといえるとおもいます。

しかし、その制御や統制が何をもたらすかについて、西洋およびこの国は、前近代のみならず近現代においても、そして宗教世界にあっても世俗世界にあっても、あまりに無頓着にすぎたのではないか、と私にはおもわれます。そのどちらの世界においても、社会学者アーヴィング・ゴフマンが定式化した〝アサイラム〟が構成された（今でも構成される）のではないかという想念です。

このアサイラムにおいては、対象者のすべてが同じ権威（本稿の文脈では、神や仏）のもとで、同じプランのもとに全面的に管理されるのです。そのような意味で、英国の社会学者A・ギデンズの次のような指摘は非常に重要です。「〝治癒〟としてカウントされることは、病の付随的（非本質的）な特性の大部分を喪失することであり、より広い社会環境において満足的に機能できる、あるいは機能したいと思うかどうかによって測定されることになる」（Giddens, Anthony., 1991, *Modernity and Self-Identity: Self and Society in the Late Modern Age.*, Stanford Univ. Press, p.160）。病を見て人間を見ないのは、時代の古今を問わず、また宗教世界と世俗世界とを問わず、人権無視・人間疎外の典型的な具現であるとおもいます。

コラム 3

親鸞思想と優生思想

優生思想とは、ひとことでいえば、障害の有無やエスニシティの如何等々をベースに人間の優劣を決定し、優越な人間にのみ存在価値を付与するイデオロギーを意味しますが、私は、拙著『優生思想と健康幻想――薬あればとて、毒をこのむべからず』（批評社、二〇一一年）において、現代における優生思想の具現事象として、おもに安楽死・尊厳死法制化策動と脳死・臓器移植の進行をとりあげ、それらへの徹底的な批判をこころみました。苦痛から解放された安楽な死という良薬があるのだから自殺幇助や嘱託殺人などの毒は甘受すべきであるとか、臓器移植による他者の救命という良薬をおもえば技術的な脳死概念によって臓器を抜き取られる毒をも受忍すべきである等々の〝造悪無碍〟を到底みとめるべきではないとの観点にたっての批判でした。

いかなる悪事をはたらいても浄土往生の障りにはならない、というのが〝造悪無碍〟の発想です。他力をたのむ悪人を往生の正因・正機とみなした親鸞の真意を誤解・曲解し、悪事をかさねるほどに弥陀の本願にすくいとられるという邪説が関東の弟子たちの間に流布した時、八十歳の親鸞はその消息（第二通）に「薬あり毒を好めと候ふらんことは、あるべくも候はずとぞおぼえ候ふ」としるしました。同趣旨の言説は親鸞面授の弟子・唯円による親鸞の聞書集『歎異抄』第十三条に「薬あればとて、毒をこのむべからず」とあり、私はそれを拙著の副題に拝借しました。

一般に、癌の末期にはかなりの苦痛にみまわれ、それは内外的にみるにしのびぬ惨状、すなわち典型的な悪死相をていするといわれています。むろん、例外はありえますが。また脳死状態においてはレスピレーターにつながれているかぎりは体温も維持され、そのことがかえってしのびよる死の悲惨を倍加させるとかんがえられたりもします。いずれも本人または周囲の人間の「死の恐怖」を倍加させる悪死相と観念され、そうであるがゆえに安楽死・尊厳死や脳死判定の妥当性が声高に主張されたりもするわけです。

生が秩序であるならば、死は論理必然的に無秩序ないし非秩序となり、その場合、この無

（非）秩序が人間に不安と恐怖をおぼえさせるという作用機序についてはつとに文化人類学があきらかにしてきたところです。秩序が善であるならば、無（非）秩序は悪と位置づけられざるをえず、悪は無条件に善の邪魔者にしたてあげられます。しかし、生も死も存在それ自体であって、絶対に私的に所有できるものではありません。それゆえ生の私有観念がつよければつよいほど、死への恐怖や嫌悪感はたえがたいものになるはずです。

親鸞の消息（第十五通）のなかに、「善信（親鸞）が身には、臨終の善悪をば申さず」との文言がみえます。自分（親鸞）がどのような死に方（善死相か悪死相か）をするかはわからないのが真実であって、死相の善悪は問題にならないという一種の宣言です。臨終の善悪の相は問題にはならず、信心決定の人は正定聚に住しうるという確固たる展望を、親鸞は死を二年後にひかえた八十八歳の時点において、まったくゆらぐことのない信念として吐露していたのです。弥陀の救済本願に身をあずけた以上は、安楽な死であろうが苦悩にみちた死であろうが、「生きてよし、死んでよし」の安心の境地をゆるがすものではないという親鸞の確信をここにみてとることができます。生も死も、私的所有の対象物などではなく、「如来の御はからひ」にゆだねるべきものとの主張でもあります。そこには「苦」もなければ「楽」もありえようはずがありません。社会学者E・フロム流にいえば、生命をもつこと（所有）は生命をモノに還元することであり、モノは売買され交換され消費されるところにその本質がありますが、他方、生命があること（存在）は生命が流動する全過程を意味するのです（邦訳『生きるということ』紀伊國屋書店）。

前記「臨終の善悪」問題に関連しておもいだされるのが、〝自然法爾〟のテーゼであります。

〝自然法爾〟は、例の悪人正因説に匹敵する親鸞の根本思想のひとつであると私はとらえています。消息（第十四通）は「自然法爾の事」と見出しがつけられ、次のようにしるされています。「〈自然〉といふは、〈自〉はおのずからといふ、行者のはからひにあらず。〈然〉といふは、しからしむといふことばなり。しからしむといふは、行者のはからひにあらず、如来のちかひにてあるがゆえに法爾といふ。〈法爾〉といふは、この如来の御ちかひなるがゆえに、しからしむるを法爾といふなり。（略）弥陀仏は自然のやうをしらせん料なり（後略）」。

苦痛にのたうつあわれな生命（生きるに価値なき生命）に安楽死・尊厳死をあたえるとか、どうせ死ぬ生命（生きるに価値なき脳死）なら他者の救命に寄与する可能性のある臓器提供に同意すべきであるとかの、そのような小賢しい〝自力作善〟の思い（優生思想）をうちすてて、すべて生命を自分のはからい（我執）にとらわれずに如来の思いにまかせて自然であろうというところに弥陀の本願が結実すると、そのように親鸞は主張しているのだと私は読みとります。ここに親鸞の真骨頂が凝縮しているのではないでしょうか。すなわち、生命の選別差別を拒否し、ありのままの生命をあるがままにうけいれるという思想がここにはあるのであって、いささかの短絡ないし牽強付会を承知のうえでいえば、この〝自然法爾〟の言説のなかに私は親鸞の反優生主義者としての価値観をみいだすことができるのです。

真宗教団連合は結成三十周年の二〇〇〇年、次のような共同声明を発表しました。「臓器移植を可能にするために、〈脳死〉を人の死としていく発想の根底に、死という厳粛な事実に対してさえ、役に立つか立たないかという人間の人知による〝いのち〟の選別があるといえないでしょうか。ヒューマニズムの精神は、どこまでも人間のもつ人知であります。そしてその人間の人知そのものがもつ闇、無意識の内に功利主義に毒された無明性を、宗祖親鸞は徹底して見定めておられます」。私は真宗門徒ではありませんが、この声明の趣旨を基本的に支持したいとおもいます。なぜなら、ここに提起されている問題が、前記〝自然法爾〟の摂理に違反してまで、さらには他の生命を犠牲にしてまで自我的な欲望（我執）を貫徹しようとする人間の存在様式それ自体をよりふかく課題化すべきではないかという事柄にかかわるものであるからです。

　上述したように、死に方（善死相か悪死相か）は親鸞においてまったく問題になりませんでした。死に方ではなく生き方が問題であり、生き方の課題が「念仏もうすこと」であったわけです。親鸞は、人間というものがもつ臨終にいたるまできえることのないエゴイズム（我執的煩悩）の深さ・重さを認識していたからこそ、見かけ上の安楽な死に方に見向きもしなかったものとおもわれるのです。生命（倫理）学者の森岡正博は、生命を「それを大切にしたいという人と人とのかかわりあいによって、かけがえのなさをあたえられた〈存在〉」と定義し、生命の尊厳を「〈ある生命体を殺すなかれ〉ということではなく、〈ある生命体の存在を他の存在によって置き換えることなかれ〉ということ」と説明しています（『生命学に何ができるか――脳死・フェミニズム・優生思想』勁草書房）。

　苦生を楽死によっておきかえたり、自己の臓器を他者の体内におきかえたりすることが浄土往生の要であるはずがありません。苦痛や苦悩があっても人間は往生できる、否、苦痛や苦悩があるからこそ往生できるという親鸞的な発想法は『歎異抄』（第九条）の「苦悩の旧里はすてがたく」という文言にもみてとれるとおりです。死の恐怖が煩悩の所産であってみれば、その煩悩にくるまれた人間存在をこそ「生の実存」というべきであって、それこそが弥陀の救済本願の主対象であるのですから、その「生の実存」を安楽死・尊厳死で無化したり臓器移植で置換したりするのは、ましてや自己の延命のためにひたすら他者の死（脳死）をまちのぞむなどというのは、苦悩をさけようとして苦悩を倍加させる行為にひとしいというべきです。「東に病気の子供あれば行って看病してやり　西に疲れた母あれば行ってその稲の束を負い　南に死にそうな人あれば行ってこわがらなくてもいいといい」とうたったのは宮沢賢治ですが、親鸞もまったく同様に死にゆく人の家に慰問にいった時には、おおいに酒をのませてわらわせたということです。実際のところ、それが死にゆく人の周辺でできることの最大の行為でありましょう。

安楽死・尊厳死や脳死・臓器移植は死の操作的な定義をともないます。操作的な定義の内実は、くりかえしますが、「生きるに値する生命であるか否か」という優生イデオロギーによって埋めつくされているのです。「生きたい」あるいは「生きたくない」という人間の欲望が安楽死・尊厳死や脳死などの優生実践をつうじて、人間の生死の境目を人為的にずらしてしまっているのが現実であり、私たちはこの現実とどのようにむきあうべきなのか、それが深刻にとわれているのだとかんがえます。

（『Niche』第二七号、二〇一一年一月、批評社）

第二章　出生前診断と優生学

(1)はじめに

拙著『優生思想と健康幻想——薬あればとて、毒をこのむべからず』(批評社、二〇一一年七月)において、私は手をかえ品をかえて優生思想への批判を展開しました。現代における優生思想の重要な具現局面として、おもに安楽死・尊厳死法制化策動と脳死・臓器移植の進行とをとりあげてそこにターゲットをしぼりこみ、一応は医療社会学的な方法論をもちいながら、その権力性と差別性を徹底的に剔き出しにするなかで、ある程度まで有効な批判を展開することができたとおもいます。

安楽死・尊厳死や脳死・臓器移植に付着する優生思想はどちらかといえば人生の終末期にかかわる問題です。それらは、おおくの問題を内包している〝不治かつ末期〟という医学的診断を前提にした非医療的行為を特徴としています。そうでありながら、否、むしろそうであるがゆえに、その非医療的行為の不当性を減弱ないし反転させるイデオロギーとして優生思想が日常闊歩している、または闊歩させる勢力が存在するという次第です。不治ではあっても必ずしも末期ではない症候を「かならず死の転帰をとる」と絶望視するまなざしや、それこそかならず死の転帰が約束される、したがって、まったく治療的意味のない「人工呼吸器はずし」をふくむ延命治療の中止・非開始を〝治療〟と強弁する方向性などは比比としてみな優生思想に収斂するものばかりであります。

しかし、優生思想は「生命のおわり」にのみ猛威をふるうわけではなく、まさにライフロングというか終生にまたがる差別主義でもあります。本稿の執筆を私に動機づけたものは、前著で私がこだわりつづけた「生命のおわり」にかかわる優生思想からひとたび視野を移動させて、別の観点からこのイデオロギーの問題性に接近したいという意識のシフトと関連しています。むろん、人間のトータルな生活過程をすべてテーマ化する力量は現在の私にはないので、「生命のおわり」と対称的な「生命のはじまり」に限定して、しかもその一部分に私なりの反優生主義の議論をかみあわせていきたいとかんがえます。

このような私の問題意識のシフトには、まことに私事ながら、私の初孫の誕生（二〇一〇年八月）という出来事がおおきな動機づけとして作用したことも事実です。私の娘は結婚以来十五年ほども経過してのち、はじめて妊娠したのが四十歳になる頃。世にいう〝高齢出産〟につながる〝高齢妊娠〟です。一般に三十五歳以上の出産を〝高齢出産〟とよびますが、三十五歳に節目を設定すべき医科学的に厳密な根拠はまったくありません。しかし、主治医はすこしの躊躇もなく娘に羊水穿刺等による出生前診断をうけるよう推奨したということです。産婦人科医としては日常的なリスク・マネージメントでしかないのでしょうが、娘夫婦にしてみれば、もとめてえられなかったはじめての〝子宝〟の事前的な品評に同意する気にはどうしてもなれず、断固として羊水穿刺等を拒否しました。私は娘夫婦の決意を事後にしらされたのですが、その決心を全面的に支持しました。

厚生労働省の人口動態調査によると、三十五歳以上で出産する女性の割合は、一九七〇年代では全出産の四％前後でしたが、八〇年代後半以降は漸増がつづき、二〇〇七年には全体の一九・四％にたっしたことがわかります。いまや妊婦の五人に一人が〝高齢出産〟という時代になっているので、〝高齢出産〟はもはや日常的にノーマルな現象であるといえそうです。たしかに出産年齢が高まるほど卵子の質が劣化ないし老化して染色体異常などがおこりやすくなるとか、精子が加齢によってＤＮＡレベルで損傷されるなどといった様相もなくはありませんが、それはあくまでも相対的であって絶対的ではなく、大部分の〝高齢出産〟は母子ともに「問題なく経過する」ことが確認されています。しかし、ことの本質的な問題性はこの「問題なく経過する」という表現がふくむ思想性に凝縮されています。私の娘についていえば、大半の〝高齢出産〟が「問題なく経過する」ことに賭けて出産を決意したわけではなく、たとえ「問題」が出現して経過しても出産することをきめたのです。本稿で私が問題意識を集中させるのも、この「問題なく経過する」という表現にみられる思想の内実についてであります。

（2）激増する「選択的中絶」

この国で羊水穿刺による染色体の分析がはじまったのは一九六〇年代中期で、それ以降、絨毛《じゅうもう》診断、DNA診断（これはいまも限定的な施設でのみ実施されている）、超音波画像診断、トリプルマーカー・テストを含む母体血のスクリーニングなどが出生前診断として実施されてきました。

もともと羊水診断は羊水の細胞で胎児の性別を判定する方法として考案されたものですが、一九六〇年代中期以降、この国でも外国でも染色体異常を検出するために頻々にもちいられてきました。だいたい妊娠一八週の頃に超音波（エコー）で胎児・胎盤の位置を確認しながら腹壁から針をさし、子宮から羊水を採取して細胞を培養し、染色体や酵素をしらべるやり方で、性別はもちろんダウン症をふくむ百種類以上の遺伝性の〝問題〟所在を発見できるとされています。

超音波診断は超音波の反射を利用した断層画像で、胎児への危険度はひくく、安全な分娩をみちびくうえでの情報をえられるので一般に妊婦検診の一部としてとりいれられ、出生前診断としてはこの国では一九七二年ころから着手されてきました。口唇裂、四肢欠損、心臓の症状なども診断できるとされているものの、画像は一般に不鮮明なので、よほどの大規模〝異常〟でないと発見できないのが現状のようです。

こうした診断の結果によって実施される人工妊娠中絶を、一般の中絶と区別する意味で〝選択的中絶〟とよびます。はやくも一九六六年には兵庫県が衛生部に「不幸な子を産まない対策室」を設置して「不幸な子どもの生まれない運動」を開始、一九七二年には羊水診断を開始しました。障害者を中心とする県民の広汎な反対運動で兵庫県は一九七四年、ひとまず羊水診断を中止しましたが、それまでの間、月間一二〜一三件の検査をおこない、費用（一回につき二万五〇〇〇円）は県費で補助していました。

英国では一九七六年、先天性障害防止法（Congenital Disabilities Act）が制定され、そこには医師が出生前診断などをおこなわないという〝義務不履行〟で生まれた子どもが障害児である場合、両親（家族）が医師を相手どって訴訟を提起できるなどという条項もふくまれていました。実際に欧米では、医師が出生前検査を推奨しておけば法廷によびだされることはないが、それをしておかなければうったえられかねない状況が現出しています。おそらく、この国でもそのような空気が徐々に醸成されつつあるのではないでしょうか。しかし、この種の訴訟が提起された時、裁判の過程それ自体もかなり問題含みの展開になるとおもわれます。なぜなら、障害児を生んだ親が医師に勝訴するには、障害をもって生まれた子どもの人生における「多大の損害」を証明しなければならないからです。「障害は人生の損害である」ことの証明に努力する姿勢は、その度合いがつよければつよいほど障害者差別を助長するものにならざるをえないはずです。

この国における出生前診断の現況とその後の妊娠の継続状況について、比較的まとまった形の報告がなされたのは一九八八年の東北大学報告がたぶん最初のものではなかったかとおもわれます。当時の新聞報道（『朝日新聞』一九八八年五月二十二日付）によると、同大小児科・多田啓也教授らが胎児診断を実施している主要な大学病院を対象にアンケート調査した結果、先天性代謝異常症の胎児診断の症例がその時点で約二六〇例にたっしていたということです。この約二六〇例中、異常と診断されたのは六三例で、そのすべてが両親の希望で〝選択的中絶〟の経過をたどったと報告されていました。また、この調査によって羊水診断のみならず、すでに絨毛診断もおこなわれつつあることがわかりました。絨毛検査というのは、受精卵の表面の絨毛から胎盤になる部分の細胞を採取して染色体を調べるもので、羊水検査よりも早い段階（妊娠八週過ぎ）での検査が可能だとされています。報道では「両親の希望で中絶」とありましたが、両親の〝希望〟の形成過程、つまり両親が医師からどのような情報を提供され、その情報をどのように受容して中絶を選択したのか、本稿の問題意識からすればその点が決定的に重要ですが、残念ながら詳細は不明です。

二〇一一年七月二十四日のＮＨＫテレビで「胎児の病気判明後の中絶増加」と題されたニュースがながされました。日頃はまったく同じニュース（同じ映像、同じ原稿）を繰り返して放送するＮＨＫですが、私に見落としがなければ、このニュースは一回きりの放送でおわり、私はどことなく奇異な手触りをかんじました。さらに不思議だったのは、かなり重要なニュースでありながら、管見のかぎりでは、他の民放テレビ局や新聞各紙がまったく後追いしなかった点です。くわえてニュース・ソースの日本産婦人科医会のホームページをひらいても、この件についての記載がないのも奇妙といえばいえます。ＮＨＫニュースの原稿は簡単なものなので、以下に全文を引用します（原文のまま）。

「妊婦が受ける超音波検査などで胎児に先天性の病気が見つかり、人工妊娠中絶を選択したとみられる事例は、この20年で7倍余りに増えたと推定されることが、日本産婦人科医会の調査で分かりました。専門家は、検査の高度化が背景にありカウンセリング態勢を整える必要があると指摘しています。

日本産婦人科医会は、昭和60年以降、毎年、全国の医療機関を対象に人工妊娠中絶が可能な時期に超音波検査などの出生前診断で胎児に先天性の病気があると診断された事例について調べています。病気が見つかって人工妊娠中絶を選択したとみられる事例は、昭和60年からの5年間で836件だったのに対し、平成17年からの5年間では7倍余りの6000件に増えたと推定されることが分かりました。背景には精密な画像を映し出す超音波検査など高度な出生前診断が普及し、胎児の先天的な病気が見つかりやすくなっていることがあるということです。調査を担当した横浜市立大学の平原史樹教授は『早期に胎児の異常が疑われても、病気や障害の程度は判断できないことが多く、あいまいな診断のまま中絶を決断しているケースもあると考えられる。超音波検査は胎児の姿を観察できるため楽しい検査と捉えがちだが、異常が疑われたときのカウンセリング態勢を整える必要がある』と指摘しています」――。

優生学的な〝選択的中絶〟が激増している実態に、私はまずおどろきました。たしかに出生前診断のテクニックが年々高度化し、それなりに精度もたかまり、結果的に〝異常〟の発見が容易になったのは事実ですが、事態はかつての優生保護法時代に先祖返りする雰囲気をかもしだしているのではないか。同医会がこの調査をはじめた一九八五年（昭和六十年）の全中絶数は五五万一一七件、対出生比は三八・四％でしたが、二〇〇五年（平成十七年）の全中絶数は二八万九一二七件、対出生比は二七・二％となっていて、全中絶の対出生比は漸減傾向をたどっています。しかし、すでに紹介したように、優生学的な〝選択的中絶〟はむしろ大幅増になっているわけで、私はこの状況をさして「優生保護法時代の雰囲気」と表現しました。

母性保護法が一九九六年に制定され、それまでの優生保護法が消滅したことは周知の事実です。優生保護法の目的だった「不良な子孫の出生を防止する」との表現を新法では削除し、従来の「優生手術」を「不妊手術」にあらため、手術の要件を母体の生命に危険をおよぼす場合や母体の健康度をいちじるしく低下させる恐れのある場合に限定することにしたほか、人工妊娠中絶の要件を身体的または経済的理由により母体の健康を害する恐れのある場合や暴行・脅迫によって妊娠させられた場合に限定する――などが母性保護法の骨子です。しかし、この母性保護法のもとで、「不良な子孫の出生を防止する」ための優生学的な〝選択的中絶〟が実施され、しかもその数が急激に増加しているのです。

むろん、その下地は各学会や医師会レベルで着々とつみあげられていました。たとえば日本医師会では一九八六年、傘下の生命倫理懇談会が原則的に「男女産み分け」をみとめる見解を公表しました。一応、伴性劣性遺伝疾患の予防に限定する条件をつけてはいましたが、日本産科婦人科学会または大学の倫理委員会がみとめれば特例として「男女産み分け」をみとめるという形で実質的解禁に着手しました。翌一九八七年には日本産科婦人科学会が「先天異常の胎児診断、特に妊娠初期絨毛検査に関する見解」を決定し、夫婦のいずれかが先天異常の保因者、伴性劣性遺伝病の保因者、前子が先天異常、高齢出産の場合、出生前診断とくに絨毛検査も認可するとの態度を鮮明にしました。これらを受けて、一九八八年には東邦大学医学部倫理委員会がある特定のタイプの筋ジストロフィーの出生前遺伝子診断（絨毛検査）を承認しましたが、絨毛検査を大学の倫理委員会が公式承認したのはおそらくこれが最初だったとおもわれます。

（3）操作される「自己決定」

人間遺伝学ないし人間発生学の発想が主要に適用されるのは、既述の出生前診断の局面であって、それは要するに、まだ生まれていないものの遺伝的なステータスを確認するための手技であるとみなしてよろしい。かりに妊娠初期の胚胎（胎芽期）ないし妊娠三ヶ月以降の胎児が遺伝学的または生物学的な〝欠陥〟をもっていると診断された場合、通常おこなわれる選択としては、そのまま妊娠を継続するか中絶するかがあげられます。しかし、単純にみえるそのプロセスにはなおいささか複雑で深刻な状況がふくまれる場合がおおいとおもいます。

なかには先天的疾患をもつ子が生まれることをおそれて最初から子どもをもたないことを決意するカップルもいるかもしれませんし、妊娠後、先天的疾患をもつ子が生まれないように、アルコール・ニコチンの摂取や薬剤の服用を忌避する妊婦もいるかもしれません（実際には大多数の妊婦がそうした自己摂生をしています）。あるいは、妊娠後、いかなる出生前診断も拒否する場合もありえましょう（私の娘は出生前診断としての羊水穿刺などは拒否しましたが、妊娠の継続状況をみるためのエコー検査はうけていました。しかし、娘からメールに添付されて送信されてきた当該画像は出産直前にいたるまできわめて不鮮明であったことをつけくわえておきます）。また、出生前診断の結果、障害をもつ子が生まれる確率がたかいことがわかっても妊娠を継続して出産にいたる人もいないではありません。逆に、出生前診断の結果、「問題あり」と宣告されて中絶する人も、既述のとおり、かなりの数にたっします。

先天的疾患をもつ子が生まれることをおそれて最初から子どもをもたないことを決意する人に優生思想があることはあきらかですが、それを出生前〝淘汰〟と同一視できるかどうかはかなり微妙です。また、妊娠中のアルコール・ニコチン・薬剤服用の自主規制にも優生思想がふくまれているとみなしうるけれども、この場合は前例以上に出生前〝淘汰〟との間に距離があるといえそうです。エコー検査をふくむ出生前診断の全面的拒否という状態は現実にはなかなかかんがえにくいのですが、理念型としてはありえます。ただし、拒否という行為のみで、当該人物の優生思想の有無を即断することは困難です。出生前診断で「問題あり」と宣告されても出産を決意する場合、出生前診断をうけた点では優生思想の存在が垣間みられるものの、その選択には出生前〝淘汰〟の意向はなく、優生思想もないとみなしうるとおもわれます（私の娘は羊水穿刺などの出生前診断は拒否しましたが、タイプとしてはこの範疇にぞくするといえます）。出生前診断の結果、「問題あり」と宣告されて中絶する人はあきらかに優生思想をともなう出生前〝淘汰〟の実施者です。

上記の各タイプの選択は基本的に個人の意思にゆだねられています。出生前診断がいわばマス・スクリーニングになりつつある状況下で、個人の意思、すなわち自己決定の意味をあらためて考察せざるをえないのです。そこには、むろん微妙な問題もあり、たとえば、外部からの強制・指示・誘導がない、という前提が満たされている場合、選択的中絶は優生学的行為とはいえないという論点も現実に存在しますし、そうした論点に対しては、上記の問題の整理の仕方それ自体が問題の矮小化にあたり、社会的な誘導がないようにみえても、個々の先天性疾患に関する情報提供や障害者にたいする社会的支援が不十分な現実においては、障害胎児の中絶を迫る優生政策と同じ効果をもつとする論点が対置されたりもします。当然、私の立場は後者ですが。

実際、医療現場でみられる自己決定は、しばしば〝させられる自己決定〟、すなわち操作された自己決定であることが非常におおい。たとえば、安楽死・尊厳死の文脈における経済的強制(医療費削減の強調など)や経済外的強制(家族への遠慮・気兼ねなど)にあきらかなように、それらがなければ延命を希望するであろう人びとが、いわばやむにやまれぬ罪責感から死をえらびとる(えらびとらされる)、そのような形態の自己決定にはしる危険性もなくはないのが現実です。

日本産科婦人科学会は、二〇一一年六月に改定した「出生前に行われる検査および診断に関する見解」の中で「出生前診断および関連する検査には、確定診断を目的とする検査と非確定的検査(スクリーニング検査など)があり、その手法は様々である。これらを遺伝学的検査として実施する医師はその意義を理解した上で、妊婦および夫(パートナー)等にも十分な遺伝カウンセリングを行って、インフォームドコンセントを得た上で実施する」としるし、遺伝カウンセリングとインフォームド・コンセントの重要性を指摘しました。そして、遺伝カウンセリングについては、次のように記述していました。「遺伝カウンセリングの場では、実施しようとする検査施行前に、当該疾患、異常の情報提供を行うとともに、胎児が罹患児である可能性がどの程度あり、検査を行うことでどこまで正確な診断ができるのか、また診断ができた場合にはどのような意義があるのか等について、その検査の限界とあわせて説明する。これらの点について、検査の実施手技を含めて、十分な遺伝医学の基礎的・臨床的知識のある専門職（例えば臨床遺伝専門医）が遺伝カウンセリングを行う」。そして、こうした遺伝カウンセリングを前提にしたうえで、インフォームド・コンセントを獲得することが重要だと結論していました。

インフォームド・コンセントは「よく説明されたうえでの同意」と訳しますが、一般に医療現場における患者というものは実際上、〝毛をかりとられた羊〟同然であることがおおく、医療側からの提供情報を全面的に理解できたかどうかもわからぬままに、結果としては〝同意〟している（させられている）というのがむしろ実態でありましょう。そうしたインフォームド・コンセントがもつ強制・受動のイメージを払拭するために最近では〝インフォームド・チョイス〟や〝インフォームド・ディシジョン〟なる新造語がよくもちいられます。単一の治療方針だけではなく複数の方針を提示して患者自らに選択させることなどをふくめ、選択や決定を患者自身が主体的におこないうる可能性を暗示する新造語ではありますが、〝同意〟を〝選択〟や〝決定〟にいいかえたとしても、それが操作された〝選択〟や〝決定〟ではないという保証など実はどこにもないのが医療現場の実情であるとおもいます。

東大医学部講師をへて虎の門病院産婦人科部長をつとめた佐藤孝道はその著『出生前診断――いのちの品質管理への警鐘』（有斐閣選書、一九九四年）の中に「操られる自己決定」の項目をもうけ、現実におこなわれている自己決定の操作のあれこれを、母体血清マーカー試験を例にあげて紹介しています（八七～九四頁）。それによると、出生前診断を慫慂する戦略は次のような内容をもっているということです。第一に、障害児を産むかもしれないという〝不安感を抱かせる〟こと。第二は、出生前診断をうけることが標準的な医療であることを教えること。第三は、出生前診断や選択的人工妊娠中絶が〝賢い選択〟であると教えることであり、第四の戦略は出生前診断や選択的人工妊娠中絶が倫理に反するものではないことを教える――などです。そのそれぞれの戦略について私なりの解釈を付記しておきます。

出生前診断を慫慂する第一の戦略、すなわち障害児を産むかもしれないという〝不安感〟を醸成するための効果的な方法は、いうまでもなくハイリスク・グループを設定することです。一般的な医学的検査でも、基準値を多少さげるだけでハイリスク集団は驚異的に増大するものですが、出生前診断の場合、〝高齢出産〟グループの設定がそれに該当します。既述のように、三十五歳以上の出産を〝高齢出産〟とする医科学的根拠はなにもなく、いうなればひとつの風潮にしかすぎません。しかし、佐藤のデータでみると虎の門病院産婦人科遺伝外来の受診者は三十五歳で三十四歳の五倍に急増しています。

第二の戦略、すなわち出生前診断をうけることが標準的な医療であることを教えることもまた、受診側の〝不安感〟や〝うしろめたさ・やましさ〟を軽減する機能をはたすだけではなく、「出生前診断はうけるのが普通、うけないのは異常」という風潮を医療側がつくりあげているという問題です。日本医学会が二〇一一年二月に公表した『医療における遺伝学的検査・診断に関するガイドライン』の冒頭部には、「日本医学会では、国民により良い医療を提供するためには、医師等が、医療の場において遺伝学的検査・診断を、遺伝情報の特性に十分留意し、配慮した上で、適切かつ効果的に実施することが必要であると考え、云々」との文言があり、出生前診断をもふくめた遺伝学的検査・診断の適切・効果的実施をうたっています。したがって、このガイドラインを参照する医療側は、当然のことに出生前診断を標準的な医療とする情報を患者側に提供・教唆するにちがいありません。標準的な検査であることの強調は、おそらく日本人に特有の〈世間の論理〉のなかに融合していくものでもあるとおもわれます。「みんながうけている（標準的な）検査なら、自分がうけても世間体はわるくない」という自己納得の作動です。

ちなみに上記日本医学会のガイドラインの作成には、日本人類遺伝学会、日本産科婦人科学会など関連一七学会が関与しましたが、そのうちのひとつ、日本遺伝カウンセリング学会を代表して作成委員になっていたのが黒木良和で、その名前をみた時に私はおおいにおどろきました。というのは、黒木の一九八一年の著書『図説染色体異常』（朝倉書店）のなかに次のような記載があったことを鮮明に想起したからです。「羊水穿刺の費用を2万円とし、ダウン症候群の平均余命を20年、1年間の養育費を100万円として計算する。たとえば、35歳以上のすべての妊娠に羊水穿刺をおこない、ダウン症候群ならすべて中絶するとすれば、ダウン症候群の発生は2割減り、社会は約60億円の経費節減を達成できる」――。いまから30年以上前の著作とはいえ、そこにはナチス医学を彷彿させる思想性が開陳されていたというほかなく、そうした剝き出しの優生思想の保有者が日本医学会の『医療における遺伝学的検査・診断に関するガイドライン』の作成委員にくわわっていることに一定の懸念をいだかないではいられませんでした。

閑話休題。

そして、第三の戦略（出生前診断や選択的人工妊娠中絶が〝賢い選択〟であると教えること）および第四の戦略（出生前診断や選択的人工妊娠中絶が倫理に反するものではないことを教えること）に医療の優生学的まなざしの根本がしめされているといえましょう。かりに〝問題ぶくみの子ども〟を出産した場合の、その後の家庭経済・国家経済の重荷をふくむ各種レベルの苦悩を予測すれば、出生前〝淘汰〟は合理的選択（賢い選択）であると〝ひとりぎめ〟できる範疇の選択にぞくするという次第です。また、出生前の胎児を中絶したとしても、胎児には人格がないのだから倫理的に問題はないと辻褄をあわせることが可能だという意味もそこにはふくまれています。いずれの戦略も安楽死・尊厳死の合法化運動や脳死・臓器移植の戦略にほぼ一致しています。胎児に人格がないという断定と、遷延性意識障害患者や脳死状態患者に人格がないという断定との間にはほとんど距離がないからです。この場合の「人格」という用語が、〝生きるに値する生命〟であるかどうかという別の価値判断と濃厚にリンクしていることには特段の注意が必要だと私はかんがえます。

　くりかえしますが、こうした出生前診断の慫慂が妊婦（家族）の自己決定をどのように変容ないし補強するのか、また、そのように変容ないし補強された自己決定を言葉の正確な意味での自己決定といえるのか等々は非常に重要な問題であります。にもかかわらず、これらの課題に説得的にアプローチした実証的な研究はほとんどありません。それは、優生思想や優生学といった体系が、単に医療政策や医療経済といった当事者の外側から提起されるものであるのみならず、当事者自体がいわば〝社会意識としての優生観念〟を日常的な生活世界において肌にしみこませている現実と無関係ではないとおもいます。

　最後に、インフォームド・コンセントやインフォームド・チョイスについて重要な問題をつけくわえたいとおもいます。本稿においては、それらの主体として親（家族）を想定しながら記述してきましたが、肝心要の〝これから生まれてくる子〟のインフォームド・コンセントやインフォームド・チョイス、それらにもとづく〈自己決定〉をとることは絶対に不可能だという点です。インフォームド・コンセントやインフォームド・チョイスが保障されない遺伝子介入は純然たる人体実験以外のなにものでもないので、この問題点は解消不能な絶対矛盾として最後までのこることになるはずです。

(4)扉をひらく「遺伝的淘汰」の時代

優生学（Eugenics）という用語はギリシャ語の eugenes に由来しています。eugenes は英語でいえば、good in birth または noble in heredity という雰囲気になるでしょうか。出生前診断にふくまれる優生思想についてすでに議論してきたように、優生学は、いわば〝熟考〟的な選択にもとづいて人類の〝質〟の改良をめざす一連の思想と実践を意味するものと一応はいえます。その点では、進化論的生物学（適者生存）を社会的世界に適用した社会ダーウィン主義とは若干様相を異にしており、優生学は遺伝的にフィットするために〝熟考〟された選択についてのノウハウであり、さらにそれに符号する行動上のある種のポリシーであるといえるかもしれません。もっとも社会ダーウィン主義と優生学との差異は相対的であって、絶対的なものではないと私などはかんがえていますが。

優生学は一般に次のような二種類の戦略に依拠しているとされています。すなわち、第一は遺伝的に優秀、あるいは遺伝的に適合的な人びとをつくりだすためになされる遺伝や出産についての種々の実践（積極的優生学）、第二は〝遺伝的に劣等〟とみなされる人びとの根絶（消極的優生学）です。第一の積極的優生学には、出産は増加させるが、弱者を放置し自然に淘汰されるのをまつという戦略がふくまれますし、第二の消極的優生学には、障害者や遺伝病患者に出産制限（人工妊娠中絶）、隔離、不妊手術（断種）を実施する具体的な戦略がふくまれます。しかし、みてのとおり、この二種類の優生学は一枚のコインの裏表であって、〝増プラス〟と〝減マイナス〟とは方向性が逆にみえて、思想的に結果するところは完全に同一であるとみなすべきであります。

積極的優生学と消極的優生学とは、いずれにしても結局のところ、〝選択〟と〝絶滅〟に直結する絶望的な実践であって、そのもっとも大規模でもっともラディカルな実践が現実化したのは、周知のとおり、ドイツ・ナチズムでした。一方で〝アーリアン〟の増殖をもくろんだ積極的優生学を実行にうつし（多数の子をもうけたアーリアンの女性を報償する、SS＝ナチス親衛隊の将校に〝人種的に純潔な〟単身女性を妊娠させるプロジェクト、〝アーリアン〟女性の中絶禁止等々）、他方ではマイノリティ・グループにぞくする人びと（スウィンティ・ロマ、障害者、同性愛者等々）を〝生きるに価値なき生命〟とみなして安楽死ないし慈悲殺を強行したのでした。ナチの人種衛生学は完全に優生学と合致していたのです。

たしかにドイツ・ナチズムの優生実践は極端にすぎるものであったことは否定できませんが、しかし、冷静に歴史的にみれば、やはり優生学は一貫してひとつの抑圧的・差別的なイデオロギーでありつづけたのであり、それはいわば〝社会益〟によって擁護され、しばしば国家によって遂行されてきたものでもありました。これこそが優生学のひとつの本質であるというべきでしょう。ただし、一九八〇年代以降、いわばリフォーム優生学なるものが登場し、マイノリティ蔑視の差別的バイアスから自由な健康的で科学的な〝人間の顔をした優生学〟なるものが主張されはじめました。つまり、かつての社会的強制による社会的利益の確保ではなく、個人の権利と利益に基礎づけられた優生学ならば、抑圧的でも差別的でもないではないかという発想法です。選択基準をきめるのは国家ではなく個人であるという形で国家の中立性さえ担保されれば、オールド優生学から区別されるニュー優生学ないしリベラル優生学が可能だとする考え方の登場です。

そうしたリフォーム優生学の議論が展開されはじめた背景には、たぶん、人類遺伝学ないし人間発生学と遺伝子工学との分野における技術的な進展がありました。従来、積極的優生学（増プラスの優生学）についてはこれといった技術がなかったのですが、人類遺伝学と遺伝子工学の結合がそれをあらたにうみだしたといっても過言ではありません。人類遺伝学（人間発生学）の主要な適用が出生前診断であって、これは既述のようにまだ生まれていない生命の遺伝的ステータスをアイデンティファイするものでありました。そして、出生前診断の追加的なテクノロジーが着床前遺伝診断です。いわばin vitro（試験管内）の胚胎にたいして実施され、もし〝欠陥〟があれば、その胚胎はその後の体外受精の手続きに移行しないまま廃棄・処分されるのですから、着床前遺伝診断はただ単に治療学的理由のみならず優生学的理由のゆえに胚胎の〝選択〟を許容することになります。このような状況を天笠啓祐は「遺伝的淘汰の時代」とよび、「もはや病気や障害を持つことは、生きてはいけないことになりつつある」と警告しています（天笠啓祐「生命観変貌の社会史」、山口研一郎編著『生命――人体リサイクル時代を迎えて』緑風出版、二〇一〇年、一八〇頁）。その延長線上に再生遺伝学が出現し、遺伝子操作による〝デザイナー・ベイビー〟、いやそれどころか遺伝子の組み換え、新たな遺伝子の付加などへの道がひらかれることになるのです。

遺伝子工学の進展が生物学と医学とを結合させ、そのような生物医学が生命のデザインをさえ視野にいれはじめたという次第です。その端緒が精子・卵子銀行にみられます。たとえば精巣癌の治療をはじめようとしている男性が、放射線や化学療法をうける前に自分の精子を銀行にあずけて、みずからの生殖のオプションをオープンにしておくということは、すくなくともその男性にとっては有意味的な行動といえるかもしれません、そこにふくまれる優生思想を無視するとすれば。また、女性の場合も、強力な放射線治療をうけなければならない場合、女性の卵子を事前に保存し、妊娠チャンスを事後にのこせるようにしたり、あるいは若年の時に自分の卵子を保存して将来の出産にそなえるという意味もあるかもしれません。しかし、問題はそれだけではなさそうです。

たとえば、精子銀行としては老舗でしられる米国カリフォルニア精子銀行のホームページをみると、精子提供資格があるのは十八歳から四十歳までの身長五フィート七インチ以上、学歴は少なくとも高校の卒業者等々となっています。最低週に一度精子を提供するプログラムはおおむね一年間つづきます。一回の射精について一〇〇ドルが支払われることになっているので、このプログラムに参加する精子提供者は一年間におおむね五〇〇〇ドルをかせぐことになり、精子提供を終えて六ヶ月後の出口血液検査をクリアするとさらに五〇〇ドルを支払われるそうです。また、精子提供者を紹介した場合、その被紹介者が六ヶ月間にわたってこのプログラムに参加しつづければ、紹介者には七五〇ドルの謝礼が支払われることになっています（http://www.thespermbankofca.org/）。

自分の精子・卵子を自分のために保存するのではなく（むろん、そこにふくまれる優生思想はおおいに問題ですが）、売買のために保存するのがこの種の銀行（とくに精子銀行）の特色になっているわけです。金銭が介在する以上、精子の値段が気になるところですが、前出の天笠啓祐は「精子の冷凍保存技術が進んだ結果、より付加価値の高い精子が高く売られるようになった。アメリカでは、白人で、ブルーの眼、金髪、背が高く、高学歴、しかもスポーツマンといった男性の精子が高額で販売されている」としるしています（前掲書、一九四頁）。

一九七〇年代以降、遺伝子工学は急速に不妊治療や胚胎時検査（再生遺伝学）とリンクさせられるようになってきました。出生前診断のためのさまざまな技術をふくむ再生技術や人工受精、さらには試験管受精などはその時点からおおいに進展し、今日ではほとんどルーティン化しているともいえます。つまり、日常の医療現場で着床前遺伝子診断といった遺伝子工学がもちいられつつあるわけです。この遺伝子工学は一般生物学や農学や薬学でももちいられますが、ことにヒト遺伝学にかんしては社会的な不平等や差別の問題に直結する問題をつきだしています。遺伝情報をふくむ生物学的な情報が障害者や病者をふくむ個人・社会集団を、外国の場合はエスニック集団を、スティグマ化するのにもちいられるという問題です。遺伝情報は他の医学データとはことなり、それが永久的で不変であり、したがって未来予測能力をもつという生物学的決定論、それがことに問題になるでしょう。

現段階の遺伝子治療は、遺伝子をいわばクスリとして利用する治療法であって、まだ遺伝子そのものを治療する局面にはありません。しかし、遺伝子治療の理念はどこまでも〝正常〟な遺伝子によって〝欠陥〟遺伝子を浄化・治療することにあるはずです。つまり、ナチの〝民族浄化〟運動の遺伝子レベルでの実践というほかない取り組みですが、ナチの遺伝学を批判する人でも遺伝子治療をおなじレベルで批判することはあまりありません。やはり、治療と優生の区別がついていない人が研究者のなかにもかなりいるようにおもわれるのです。それどころか、もし両親が自分の子孫の遺伝子特性を強化したいと希望するならば、卵子や精子の選択をもみとめるべきだと主張する研究者もいます。遺伝子のよりよい変更と教育のよりよい変更による、子どもへのよりよい未来のプレゼントは質的におなじであって、教育変更は可だが遺伝子変更は不可というのは筋がとおらないというのがその主張点であるようにおもわれます。

しかし、親による、あるいは社会による教育変更は、もしかすると子どもによって自発的に拒否される可能性を内包しています（もっとも、子どもが幼少であればあるほど困難ですが）。ところが、遺伝子変更は子どもの自発的選択をはるかにこえた境遇を子どもにもたらすことになります。遺伝子変更は子どもの意志とはかけはなれた実践だといわざるをえません。ただし、実のところ、生まれること自体にしても、性別も名前も国籍も、どれひとつとして子どもの意志的な選択によるものではないのであって、このレベルで遺伝子選択・変更を批判しても無意味にちかい。なぜ子どもの意志的な選択が不可能であることが子どもにとって不幸であるのか、議論はその線上で煮つめられる必要があります。

この点について杉原徹は、「子どもという他者を大人（親）が自分の認識・理解・予測・推測・構想の範囲内で〈良い方向〉に導こうとすること、これが子どもの〈他者〉性を否定するような態度であり、優生思想との接点である」としるしています（杉原徹「新優生学と教育」、東大大学院教育学研究科教育学研究室『研究室紀要』第32号、二〇〇六年、三三頁）。親や社会による遺伝子選択・変更によって子どもは高知能になったり、身長がのびたり、駆けっこがはやくなったりするかもしれないが、肝心要の子どもは自分の出生時または出生前の本来的な属性を肯定しなおすことができない、この同一性確保の不可能性の根本問題にたちかえって遺伝子選択・変更を批判しなければならないとする杉原の思考方向を私としては支持したいとおもいます。実際、遺伝子操作、遺伝子補強、クローン人間はまさに人間性そのものへの反逆とみなさなければなりますまい。それらの操作によって、優秀な音楽タレントや体育タレントがうまれるようなことがあるにしても、それは子どもが子ども自身の生活をえらびとる権利を侵害し、それゆえ子どもの自律性への脅威をつくりあげるものであることについては多言を要しないとおもいます。

ただし、杉原は言及していませんでしたが、〝よりよい遺伝子選択・変更〟論は功利主義的な生命（倫理）学者によって、優生学を安楽死・尊厳死につなげる策略の根拠としてもちいられる可能性もなくはない点、これも重要です。人間の条件を改善するという方法論は、論理必然的に改善不能の人間の抹殺・淘汰にリンクしないではすまないからです。すでに指摘したところですが、功利主義者の主張は、〝欠陥〟ある新生児は〈自己認識〉といった人間性の本来的な〝質〟が欠落しているとみなしてもさしつかえないとし、このような子を死なせることは両親や社会の幸福を最大化するという絶望的な展望に収斂していくのです。まさしくそこに新たな意味での〈社会意識としての優生観念〉が受け皿として機能する余地もしょうじてくるというものです。

〝よりよい遺伝子選択・変更〟論は一般に遺伝学的エンハンスメント論とよばれ、旧来の〈弱者抹殺〉論とはレベルを異にするという主張もなされますが、すでに指摘したように、積極的優生学と消極的優生学は一枚のコインの裏表であることをわすれてはならないとおもいます。遺伝学的エンハンスメント論が善意の仮面をかぶって主張するような文脈における〝能力〟が積極的に主張される社会的な意味をとらえかえし、同時に特定の能力の向上をもとめる社会組織のありようを変革していくことも教育学的にはもちろんのこと社会学的にも非常に重要な課題になると私などはかんがえます。また、それはこれからの市民運動の重要な課題になるはずです。

社会学者G・アベルズは、社会と科学との関連における変化をとらえる時に、〝サイエンス・ガバナンス〟をキーワードにすべきだと主張しています（Abels, G., Genetic Engineering as a Social Problems., in Ritzer, G.ed.2007, Encyclopedia of Sociology, Blackwell, pp.1906-1909）。〝サイエンス・ガバナンス〟の概念は〈科学の公共的理解〉という古典的なアプローチを不十分であると批判するのですが、それはこの古典的アプローチが公衆の無知をテクノロジーにかかわる葛藤の主因とみなし、テクノロジーの評価はエキスパートによってなされるべきだとする考えに立脚しているからです。〝サイエンス・ガバナンス〟の観点によれば、技術評価のあたらしい評価はさまざまな社会運動家の参加をえて推進されるべきだということになります。あたらしい形態の市民参加による専門性の民主化、それが〝サイエンス・ガバナンス〟の中心課題になります。私個人としては、科学とテクノロジーの社会学的な研究をつうじて生命倫理学的な論争を人びとの日常生活場面にひきずりおろすこと、そしてそのような日常生活場面における〝社会意識としての優生観念〟をひとつひとつ点検しなおしていくこと、これこそが〝サイエンス・ガバナンス〟の私自身の私的領域における実践になるのではないかとかんがえています。

(5)おわりに

ヒトゲノム解析計画は一九八〇年代中頃にはじまり、はやくも二〇〇〇年には米クリントン大統領が記者会見でヒトゲノムの解析作業はほとんど完了したと発表しました。遺伝子の解明が可能になったことにより、さまざまな事態の出来《しゅったい》が予想されるようになりましたが、その中でも最大の問題点は、人間は生まれながらにして、否、生まれる前から平等ではない事実が〝科学的〟に語られうる状況をつくりだしたことでしょう。遺伝子を解明すること自体が最終目的であるはずはないのですから、解明をつうじて社会は何をしようとしているのかを問題にしなければなりません。

遺伝子治療は現段階においてはなお人体実験の域をでてはいませんが、しかし、とおくない将来、それはかならず病気や障害の治療に全面的に適用されるにちがいありません。「治療しなければならない」との診断が、病者や障害者は存在してはならないという優生学的差別思想の拡大につながりかねないことをおおいに強調しておかねばならないとおもいます。私たちは私たちの身体がバイオテクノロジーのフロンティアにされてしまう事態にどのようなスタンスでたちむかうべきなのか、それもまた重要な課題になります。その場合、遺伝子治療による病気や障害の予防・排除は一般的な病気の治療と何がどのようにことなるのかについても熟慮する必要がありましょう。

私はすでに個人の〝選択〟と〝自己決定〟が宿命的にはまりこむ一種の陥穽についてふれました。〝選択〟と〝自己決定〟の主体たる個人なるものがはたして存在しうるのかという問題もありますし、〝選択〟と〝自己決定〟そのものがあらかじめ操作されている可能性をふくむという問題もあります。〝世間体〟との関係でいえば、そもそも私たちはマジョリティの意向とことなる選択を非常にしにくい文化的な背景をせおっていることにも留意する必要があるとおもいます。胎児の病気判明後の選択的中絶が激増している事実（日本産婦人科医会調査）は、個人の〝選択〟がマジョリティの〝選択〟になりつつあるという、そのような文化変動を予感させるものでした。そうした文化的意向にしたがい、あるいは操作された自己決定にしたがって何事かを決意したとして、それは個人の選択をこえた社会の選択でしかない場合がおおいであろうことにも想像力をはたらかせるべきでしょう。

ところで、「海外での卵子提供準備　医師半数〈対応〉」というわかりづらい見出しの記事（『毎日新聞』二〇一一年九月六日付）がありました。要するに、海外で卵子の提供をうける生殖補助医療について、患者から問い合わせをうけたことがある不妊症治療専門医が半数以上いることが内閣府の研究班の調査でわかったという記事です。そして、海外での卵子提供にむけた準備的な治療についても、依頼があれば対応するとこたえた医師が半数をこえたということです。私は、裕福な西洋女性が第三世界に卵子をもとめてでかける「生殖旅行」についてはしっていましたが、この国においてもおなじことがおこなわれつつあることにいささか衝撃をうけました。こうした事態の進展は優生学の個人化から、さらに優生学のフリーマーケット化への道筋をしめしているようにもおもわれます。旧来のオールド優生学がいわば〝ニュー消費主義〟に薄気味わるく遭遇・合致している状況といってもいえなくもありません。ただし、東京・愛育病院の調査によると、第三者から卵子の提供をうける不妊治療で妊娠した場合、妊娠高血圧症候群（いわゆる妊娠中毒症）になる割合が、自分の卵子をもちいる通常の体外受精にくらべて約六倍にたっすることがわかったそうです（『毎日新聞』二〇一一年九月二十七日付）。原因はよくわからないようですが、私の考えでは、妊娠初期の胎盤が作られる時期に、いわば移植免疫反応のような一種のアレルギー状態が出現し、それに母体が順応できず、結果的に後期になってから症状として出現するのではないかとおもわれるのですが、むろん、専門的には別の機序が作用しているのかもしれません。ともかく普遍化しつつある体外受精にも、こんな落し穴があることにこれまでほとんど言及されていないこと自体、私には不思議におもえてなりません。

ＤＮＡを操作することによって、たぶん人間性そのものを操作することさえ不可能ではない、そんな想像未来がちかづきつつあるようにもかんじられます。多様な生命操作のテクニックにはほとんど歯止めがかかっていないのではないか、ある種の規範的な生命倫理学の確立がいまこそ必要なのではないか、私はいささか保守的にそのようなことまでかんがえざるをえません。しかし、現実には既成の生命倫理学や法的規制では、さながら空気をすうようにして個々人に内面化されている「内なる優生思想」になかなか太刀打ちできそうもありません。やはり、すでにふれた〝サイエンス・ガバナンス〟に望みをかけて、素人が市民運動として明確に「反優生学」の立場を堅持しつつ、その運動をとおして自らの旧来の意識や思想を点検していく、そのような地道な取り組み以外にないのではないかとかんがえます。

コラム 4

遺伝的淘汰の意識状況

私が日本社会臨床学会のシンポジウムで出生前診断や安楽死・尊厳死問題を反差別の視点からとらえる発言をした翌日（二〇一三年五月二十日）のメディアは、北海道函館市の産婦人科医院で二〇一一年、胎児の染色体異常の有無を調べる羊水検査でダウン症と判明したケースについて院長が妊婦への説明の際、誤って「異常なし」と伝えていたというニュースを伝えました。

ここでは『毎日新聞』を引用します。生まれたのは男児で、ダウン症の合併症のため三ヶ月半で亡くなったということです。両親は「妊娠を継続するか人工妊娠中絶をするか選択の機会を奪われた」とし、院長らに慰謝料一〇〇〇万円の損害賠償を求めて函館地裁に提訴したそうです。院長は取材に対して「（検査報告書が）分かりづらい表現で読み間違えた」とミスを認めているようです。昨年三月、超音波検査で胎児に障害がある可能性が指摘され、確定診断のため四月中旬に羊水検査を受けたが、「染色体異常が認められた」とする検査会社の報告書を読み違えた院長から「陰性」と告げられたという次第。男児は呼吸機能が不十分で、ＮＩＣＵ（新生児集中治療室）に入ったが、肝不全や敗血症などで死亡したということです。

まずはお粗末な医師に驚かねばなりませんが、それよりも私などは、母親が受診した際に医師はどのような説明をしたのかが非常に気になります。母親の年齢が現在四十三歳であることから、高齢妊娠のリスクを強調したことは想像にかたくありません。おそらくは、障害児を生む確率が高いという不安感を抱かせ、羊水穿刺が標準的な医療であること、それを受けることは賢明な選択であり、倫理に反するものでもないこと等を説いてきかせたものとおもわれます。この分野におけるインフォームド・コンセントは、おおむねこのようなレベルでなされているのが現状です。

記事はこの母親の談話を次のように伝えていました。「（提訴について）中絶を選択する機会を失ったと主張することが、あの子の存在を否定することになるのではと今も悩んでいる」と。いささか表現は曖昧であり（記者の書き方が曖昧なのかも）、母親の真意を正確にとらえにくいのですが、中絶しなかったことが子どもの存在を否定することになるといっているのか、それとも中絶することが子どもの存在を否定することになるといっているのか。ただ提訴に踏み切った理由として、採血による簡便な新出生前診断が今春から一部医療機関でとりいれられたが確定診断にはやはり羊水検査を必要とする状況をあげていましたから、羊水検査の厳格な実施と読解をもとめていることは確かなようです。

英国では一九七六年、先天性障害防止法が制定され、そこには医師が出生前診断などをおこなわないという〝義務不履行〟によって生まれた子どもが障害児である場合、両親（家族）が医師を相手どって訴訟を提起できるなどという条項もふくまれていました。実際に欧米では、医師が出生前検査を推奨しておけば法廷によびだされることはないが、それをしておかねばうったえられかねない状況が現出しています。おそらく、この国でもそのような空気が徐々に醸成されつつあるのではないか。今回の函館のケースは上記したところとは違いますが、思想の質、つまり優生思想の質としては共通するものがあるのではないか。

しかし、この種の訴訟が提起された時、裁判の過程それ自体もかなり問題含みの展開になるとおもわれます。なぜなら、障害児を生んだ親が医師に勝訴するには、障害をもって生まれた子どもの人生における「多大の損害」を証明しなければならないからです。「障害は人生の損害である」ことの証明に努力する姿勢は、その度合いがつよければつよいほど障害者差別を助長するものにならざるをえない、このことは確実です。

出生前診断とは要するに、まだ生まれていないものの遺伝的ステータスを確認する手技であってそれ以上でも以下でもありません。遺伝的ステータスの確認は遺伝的淘汰の前提作業の位置を占めるわけで、病気や障害をもって生きてはならないという社会意識としての優生思想と直結します。胎児の病気判明後の選択的中絶が激増していますが、それは個人の選択が社会の選択になりつつある、そのような文化変動を感じさせるものでもあります。障害や病気をもつことが不幸なのではなく、そのことへの優生主義的な社会的反応が不幸をもたらすのですから、撃つべき対象を見誤ってはだめです。
（『試行社通信』二〇一三年六月号）

コラム 5

優生学的〝選択的中絶〟が激増

優生学的な〝選択的中絶〟が激増している事実については、本通信においてもすでに指摘したとおりです。〝選択的中絶〟とは、羊水診断、超音波画像診断等々による出生前診断の結果によって実施される人工妊娠中絶で、一般の中絶と区別します。この〝選択的中絶〟は、一九八五年からの五年間では八三六件の実施数でしたが、二〇〇五年からの五年間では七倍余の六〇〇〇件に増加していました。一般的中絶は漸減傾向にありますが、優生的な理由による〝選択的中絶〟は大幅増です。

雰囲気的には、かつての優生保護法時代の再来を感じさせる状況です。優生保護法の主要な目的は「不良な子孫の出生を防止する」ところにありましたが、一九九六年に制定された母体保護法ではそれを削除し、「優生手術」を「不妊手術」に改めてその適用を制限するなど、優生主義的色彩を薄めたのですが、この母体保護法のもとで、「不良な子孫の出生を防止する」ための優生学的な〝選択的中絶〟が堂々と行われ、しかもその数が激増しているのです。

いわゆる〝障害児殺し〟事件がおきた場合、一般に世間の同情はわが子を殺害した親に集中し、肝心要の殺された障害児は一顧だにされないことが多く、実際に裁判になっても、この世間的動向を反映してのことでしょうが、〝障害児殺し〟では量刑がほぼ一定していて、まず例外なく「懲役三年執行猶予五年」で落着します。健常児を殺した親の場合、よほどのことがなければ実刑判決となるわけで、この非対称は露骨な差別性を具現しているというべきです。

〝障害児殺し〟では、上記のような寛大判決になるのですが、むろん、無罪になることはありません。私は基本的に〝障害児殺し〟を〝優生主義的殺人〟として認識していますが、世間の同情や裁判における温情判決は〝優生主義〟への同調反応に由来し、しかし、無罪にならないのは〝殺人〟への秩序的反応に起因するものであろうと判断しています。

現在激増中の優生学的な〝選択的中絶〟をただちに〝事前的障害児殺し〟と等価においてとらえることに、私自身も少々の躊躇するところなきにしもあらずなのですが、しかしことの本質はかなり類似しているのではないかとかんがえます。

「産む産まないは女の自由」との言説は、この場合、関係ありません。一般的な「産む産まない」自由と障害児（またはそうである確率が高い）を「産む産まない」自由とはまったく位相の異なるテーマです。「産む産まない」の自己決定権が誰にでもあることは重々承知の上で、しかし、その自己決定の内容が何によって影響されているか、どうしてもその観点が問題になるとおもうのです。

ところで、減胎手術においても優生思想がゆきわたっていることを私は最近になって知りました。減胎手術というのは、出産で母体の危険性が高まるとされている多胎妊娠に際して胎児数を減らす手術のことで、私がそれを最初に知ったのは、私がまだ毎日新聞大阪学芸部で医学記者をしていた一九八六年、長野県諏訪市の根津八紘医師（現在は諏訪マタニティークリニック院長）が四胎妊娠に対し二胎を挟みだすというやり方で減胎したことを日本産科婦人科学会で発表したとの新聞報道に接したときでした。私自身が取材をしたわけではなく、その時は、四胎を二胎に減数すれば母体は安全なのかとか、減胎する二胎はどのように選択するのかとかの疑問をもっただけでした。

この八月五日、新聞各紙が一斉に報道したところによると、やはり同じ諏訪市の根津医師が、減胎手術をする際に、障害などの〝異常〟が見つかった胎児を選んで減数していたということで、これまでに三六件に達しているとのことでした。減数する胎児を病気や障害の有無で選別するのは、いうまでもなく明白な優生実践です。

ところで、先に記した根津医師の最初の減胎手術報告（一九八六年）に対し、日本母性保護婦人科医会（現日本産婦人科医会）は一九八八年、当時まだ生きていた優生保護法の「人工妊娠中絶手術」の定義に該当せず、堕胎罪の適応を受ける可能性があるとして、減胎手術をしてはいけないと会員に伝達しました。しかし、実際にはそれ以前もそれ以後も減胎手術は潜行的に実施されていました。

この問題を受けて、厚労省生殖補助医療部会は二〇〇三年の報告書で母子の生命保護の観点から減胎手術の実施を容認する一方、遺伝子診断や性別診断によって減数する胎児の選別を行ってはならないと条件をつけました。さらに日本受精着床学会倫理委員会は二〇〇四年、次のような見解を公表しました。①減数（胎）手術を母体保護法の下に合法化する②母体保護法における人工妊娠中絶の定義の中に「母体内において胎児を消滅させる場合」を加える③減数手術の適応は人工妊娠中絶の適応と同じく、「妊娠の継続又は分娩が母体の健康を著しく害するおそれのあるもの」とする④減数手術に伴う母体並びに胎児に対する危険などの副作用を説明し、同意を得ておくものとする⑤減数手術の実施に際し、性別などによる減数児の選別を行ってはならない――。

厚労省生殖補助医療部会も日本受精着床学会も一応、減胎手術の対象胎児の選別については差別的にならないよう注文をつけてはいましたが、今回、根津医師によってものの見事に裏切られているわけです。

実際、諏訪マタニティークリニックのホームページに記されたガイドラインをみると、実施対象を妊娠二二週未満で、かつ次のどれかに該当するものとして、①原則として多胎の妊娠・出産が母子双方に危険を及ぼす可能性がある場合②すでに子どもがいて、多胎の養育が母体に悪影響を与える場合、基本的には胎児の選別はしません。ただし、胎児診断の結果を踏まえた親の意を無視できない場合は、そのかぎりではありません――をあげています。基本的に胎児の選別はしないけれども、胎児診断の結果、胎児に〝異常〟があり、親がその胎児の減胎を要求すれば実施すると明記しているのです。

そして、現行法に対する解釈として、減胎手術は「人工妊娠中絶手術」の一方法とみなすとしています。現行母体保護法の人工妊娠中絶手術の定義は、妊娠二二週未満までに「胎児を体外に排出すること」となっていて、それに該当するとし、ただし、塩化カリウム液で心停止した胎児は、残された生児が誕生した際（減胎手術から約三〇週後）に卵膜とともに体外に排出されるので、「30週間ほどかけて人工妊娠中絶手術をしたもの」と解釈するとしています。

また、ホームページのガイドラインには「先天異常（奇形も含む）、染色体異常について」という項目があり、次のように記されています。「これらの問題と減胎手術とは一切関係がありません。先日、生まれた赤ちゃんに先天異常があったのは減胎手術の所為と考え、ご連絡を下さった方がおられました。しかし、このような胎児の先天異常や染色体異常は減胎手術とは全く無関係の問題であるため、もし減胎手術によって残され生まれたお子さんに何か問題があったとしても、一般の出産における頻度と同様に起こりうるということをご承知ください」。

素人ながら、私などは単なるエクスキューズとして以上にかなりの違和感をもつ文面です。おおむね先天異常・染色体異常をおそれて減胎手術をおこなっており、当然のことに、それ以前に、ホームページにもあるように胎児診断なども実施しているわけですから、仮に〝異常〟のある子が生まれれば、百歩譲ったとしても優生学的に問題がある（という言い方をするのは辛いのですが）ということになるのではないか。また、減胎対象胎児に塩化カリウム液を注入して心停止にいたらせ、心停止した胎児は母体に吸収され、吸収されずに残った胎児部分は後の生児誕生の際に卵膜とともに体外に排出されるというのですから、この塩化カリウムが母体ばかりか残された胎児に何か影響を及ぼさないのかどうか、おおいに気になります（周知のように、塩化カリウムはアメリカでの薬物による死刑執行に用いられるものです)。ましてホームページには「減胎された胎児の何万分の幾つかは、残された胎児の一部になるでしょう」ともしるしているのですから、塩化カリウム注入のみならず、減胎手術それ自体がのこされた胎児に影響を与えないとは考えにくいわけです。

この部分のホームページの記述は非常に薄気味悪いものです。「減胎された胎児は母体に吸収されて、またお母さんの体に戻ります。また、その何万分の幾つかは、残された胎児の一部になるでしょう。何人かで走ってきた命のリレーが、一人か二、三人にまとめられて、そして新しい命のバトンタッチがなされると思ってください」。

誰もが連想すると思いますが、〝命のリレー〟という言葉は臓器移植推進のキャッチコピーでもありました。心ならずも脳死状態に陥ったものの臓器が、他者の脳死をひたすら待ちわびるレシピエントに移しかえられることが〝命のリレー〟という用語によって美化される、あの手口です。減胎された胎児はただただ優生主義的に抹殺された生命であって、母体はもちろん残された生児にとっても無関係な他者でしかありません。

優生学的な〝選択的中絶〟もこの減胎手術も、やはり、もう一度立ち止まって、それらが医療行為として正当性をもつのか、妥当性のあるものなのか、をかんがえる必要がありますし、仮に医療行為として成立するにしても、それらは徹頭徹尾、差別選別の医療実践ですし、より明確にいえば〝事前的障害児殺し〟の意味をもつものなのです。生命という課題を、ともに生きあうという観点から考えなおしたいとおもいます。

(『試行社通信』二〇一三年九月号)

コラム 6

出生排除・生命否定のパーソン論

いまさら説明するまでもないことですが、優生思想というのは端的にいって、不良な遺伝子を持つ者を排除し、優良な国民のみを残して繁栄させるという発想であって、「生きるに値する生命」と「生きるに値しない生命」とを弁別し、後者の合法的（非合法的）抹殺を推進する差別思想であります。あるいは、障害の有無やエスニシティの如何等々をベースに人間の優劣を決定し、優越な人間にのみ存在価値を付与するイデオロギーであるとも定義することができます。優生思想にはさまざまなパターンとその変奏曲とがありますが、ここで取りあげるのは、功利主義的なバイオエシックス（生命倫理）のなかで多少とも影響力をもちはじめているといってもよい〝パーソン論〟です。パーソン論については、本通信でも一、二度とりあげましたが、やはり重要な問題なので再度議論します。

ここでは、H・T・エンゲルハートほか著『バイオエシックスの基礎――欧米の〈生命倫理〉論』（加藤尚武・飯田亘之編、東海大学出版会、一九八八年）をテキストにして概観してみます。

まず、エンゲルハートは「医学における人格の概念」なる論文の中で、「すべての人間が等しい尊厳を有するわけではない」とし、「他の点では生きていても脳死状態に陥っている人間には、正常な成人の持つ尊厳はない」と言い切ります（一九頁）。そして、「脳に定位した死の概念は、より直接的に人間の人格的生命に関わるものである」とし、これは次の三つの前提から導きだされるとしています。すなわち、①人格であるということは単なる植物的生命以上のものを意味する②単に植物的であるにすぎない生命は価値を持つことはありえても、権利はまったく持たない③脳が機能する可能性のない時は人格的生命の可能性はなく、人格は死んだことになる、というのです（一九〜二〇頁）。そのうえで、「人間の生命は、人間の人格的生命であるか、人間の生物学的生命であるかに従って区別されねばならない」とするのです（二〇頁）。この場合の「生物学的生命」とは、人間の精子、人間の卵子、培養中の人体細胞、胚子、胎児等を意味し、これらは価値を持つが「人格の威厳」は欠いているので、単に手段として実験に使っても社会的に是認されるといいます。

エンゲルハートはまた、「厳密な意味での人格」と「社会的な意味での人格」を区別します。前者は「自己意識を持つ理性的な行為者」で権利・義務の双方をもつものを意味し、後者は人格であるかのごとく社会的役割を担わされた「生物学的生命」の事例で義務を負うことのないものを意味し、最小限の社会的相互作用に加わる能力を欠いている存在（エンゲルハートは具体例として重度無脳症児や脳死状態をあげるのみならず、老衰者や知恵遅れの者、その他の重度精神障害者にも言及しています）と規定します（二七頁）。そして、「社会的な意味での人格」は「自己決定的な存在者ではない以上、周囲の人は彼らのために行為してやらねばならない」とも記しています（三一頁）。さらに、「非常に幼い子どもの実験的使用が許される場合に、彼らが〝厳密な意味での人格〟ではないために誰かがその子どもたちに成り代わって承諾を与えることができる」

とも記しています（三二頁）。

同じテキストにはパーソン論の代表的論者といえるM・トゥーリーの論考「嬰児は人格を持つか」がふくまれています。論文の前書きでトゥーリーは、「ある有機体が生存する重大な権利を持つために満たさねばならない条件を規定する基本的な道徳原理を明示し擁護するつもりである。人間の胎児と幼児はこの条件を満たさないので生存する権利を持たないということが明らかになるであろう。したがって、中絶と嬰児殺しは道徳的に承認可能な行為であると結論せざるをえない」と挑発的に記しています（九四頁）。トゥーリーは、「人格」（パーソン）という表現と、「人間」（ヒューマン・ビーイング）という表現とを互いに交換可能なものとして使用してはならないとし、「人格」になるということは「生存する重大な権利をもつ」ことの謂であるとのべたうえで、「ある有機体は、死の経験とその他の心的状態の持続的主体としての自己の概念を持ち、自分自身がそのような持続的存在者であると信じているときに限り生存する重大な権利を持つ」と規定します（一〇二頁）。つまり、トゥーリーにおける「人格」規程のキーワードは〝自己意識要件〟であり、「したがって、心的状態の持続的主体としての自己意識を欠いた実体は、生存する権利を持っていないのである」と結論されるのです（一〇七頁）。

要するに、トゥーリーは「人間＝ヒューマン・ビーイング」概念と「パーソン」概念とを峻別したうえにたって、「人間」には「パーソン」に値するものと値しないものがあるとし、「人間」を「パーソン」概念によって差別化するわけです。「パーソン」とは何かについて、トゥーリーは「生存する重大な権利」をもった存在、すなわち生存権をもつ存在者として定義し、そのものが「パーソン」であるための必要条件として「自己意識要件」をあげています。つまり「自己意識主体」でない「人間」はたんなる「人間」でしかなく「パーソン」ではないのだから「自己意識主体」のない「人間」たとえば胎児や新生児は「人間」ではあっても「パーソン」ではないことになり、それである以上、中絶や新生児殺しは道徳的に許容されるという結論がでてくるという次第です。

優生思想が生命倫理学（バイオ・エシックス）の装いをととのえると以上のような、なんともはや胸苦しく、胸糞の悪い議論形態になるわけです。しかし、もうお分かりのように、いわゆる安楽死・尊厳死問題にしても脳死・臓器移植問題にしても、このパーソン論を思想的なベースにしていることはきわめて明瞭だとおもいます。

優生学的な〝選択的中絶〟が激増している事実については、本通信においてもすでに指摘したとおりです。〝選択的中絶〟とは、羊水診断、超音波画像診断等々による出生前診断の結果によって実施される人工妊娠中絶で、一般の中絶と区別します。この〝選択的中絶〟は、一九八五年からの五年間では八三六件の実施数でしたが、二〇〇五年からの五年間では七倍余の六〇〇〇件に増加していました。一般的中絶は漸減傾向にありますが、優生的な理由による〝選択的中絶〟は大幅増です。

二〇一三年から実施された新出生前診断は血液検査だけの簡単なもので、高齢妊娠や過去に染色体異常の子を妊娠した女性を対象にダウン症など三つの有無を調べるというもので、これまでのところ、やはり予想どおり、確定した大部分（九三％）が中絶していました。「出生排除・生命否定」の現実が露呈したことになります。

昨年（二〇一四年）十一月下旬のことですが、今度は日本産科婦人科学会の倫理委員会が、体外受精卵を子宮にもどす前に幅広く染色体異常の有無を調べる新出生前診断（着床前スクリーニング・PGS）の臨床研究をみとめ、その後、同学会理事会もその実施を決めました。対象は、流産経験や体外受精不成功の人で、受精卵の全染色体を検査し受精卵に〝異状〟があれば廃棄するというものです。

そもそも従来の着床前診断も障害児出生を回避・防止するために実施されてきましたが、その時点では「重篤な遺伝性疾患」と原因を特定できる「習慣性流産」だけに限定されていました（むろんそれ自体も問題ですが）。しかし、今度の新型診断は従来型が対象としなかったダウン症やターナー症候群を含むすべての染色体異常が問題とされることになり、私の思考法からすれば、到底許容できるものではありません。この臨床研究の目的は、この着床前スクリーニングの実施によって、流産率が低下するかどうか、妊娠率や出産率が高まるかどうかを明らかにすることにあるというのですが、日本産科婦人科学会は、染色体にいかなる問題点があれば子宮に受精卵をもどさないのか、その基準さえ全然明らかにしていないのですから、厳密にいえば、これは臨床研究の名にさえ値しないと私はかんがえます。

『毎日新聞』（一月十五日付）は「クローズアップ2015」欄でこの問題を大きく取りあげ、科学環境部の下桐実雅子記者が署名入りで「不妊治療か命の選別か」と題しておおむね首肯しうる原稿を書いていました。多くの関係者の談話も集めていましたが、その中で私は日本ダウン症協会広島支部〝えんぜるふぃっしゅ〟役員・石黒敬子さんの談話におおいに賛同しました。石黒さんには、周囲に支えられながら仕事に就いている二十五歳のダウン症の次女がいるらしく、「ダウン症のおおくの人が普通の生活をしているのに、生まれる前に選別されないといけないのか。知的障害への偏見は根強く、さまざまな検査の拡大は、子どもたちの人生に土足で踏み込まれるようで腹立たしく感じる」と述べていました。さらに、石黒さんは命の選別が一般化していくことについて、「多様な生き方を認めない考え方は、標準から外れた人への想像力を育てず、高齢者にも優しくなくなる。良い社会につながるとは思えない」と問題の本質をするどく突いていました。

『毎日新聞』が最初にこの問題を報じた昨年十一月二十六日付の紙面では、この記事の真下に隣接して「障害者虐待2280件、昨年度福祉施設で増加」という厚労省の発表記事が掲載されていて、整理部記者のセンスに感心しました。この国の社会がどういう状況になっているのか、つまり、優生思想がどういう形態で浸透しているのかを読者をして考えさせようという意図がうかがわれたのです。地域においても施設においても、障害者がどのような境涯にあるのか、そしてそれは障害者のみならず、高齢者や病者の境涯がどのようなものであるのかを熟考させないではおかない記事でした。

ところで、英国では一九七六年に先天性障害防止法が制定され、そこには医師が出生前診断などを行なわないという〝義務不履行〟によって生まれた子どもが障害児である場合、両親（家族）が医師を相手どって訴訟を提起できるなどという条項がふくまれているということをご存知でしょうか。たぶん、日本産科婦人科学会のメンバーはそれを知っていて、同じような状況が今後この国においても現出すると考えているのではないかと私は推察します。優生思想はさまざまなレベルにおいて診療側のみならず受診側にも浸透しているのであって、その共犯関係の自明化が非常に怖いのです。

（『試行社通信』二〇一五年二月号）

第三章　医療化社会をどう生きるのか

――イヴァン・イリッチの示唆と反示唆

(1)はじめに――支配とは服従である

医療化という概念は、一般的な文脈においては、のぞましくない(とされる)行為を、医学的な干渉や介入が必要な〝病気〟であるととらえる傾向からはじまり、やがては政治的、社会的、道徳的な領域にまで医学的診断・治療を拡張していく動向を意味します。医療化概念は、専門家権力とイデオロギー的支配の問題を焦点化するものであるだけに、近年ますます意義のある概念とみなされています。

実際、前世紀初頭以降、病気治療、疼痛緩和、健康増進等々にかかわる医学的専門家の能力はおそろしく伸長し、それに見合うかたちで、それらの能力にたいする人びとの期待もいちじるしく膨張してきました。医学的専門家は、WHO(世界保健機関)の一九四六年の健康定義、すなわち

「健康とは完全な肉体的、精神的、社会的福祉の状態であり、単に疾病または病弱の存在しないことではない」という、ひどく曖昧な大風呂敷といわざるをえない定義によっておおいに鼓舞され、たとえば貧困などの〝社会病〟から多様な〝依存〟やライフスタイルの微細な〝偏向・逸脱〟にいたるまで、すべてを〝病気〟と定義できる権能をそなえるにいたりました。ある一定の状態や条件を〝病気〟として分類することは、それを治療しようとする医学的専門家の権威と権力を膨張させるのですが、この医療専門家の権威と権力は、実は〝病気〟と診断された人びとの治癒への期待によって裏打ちされているのであって、そこには治療側と患者側との間の抜き差しならない一種の共犯関係が成立していることになるわけです。

健康への期待は、病者側のものでもあれば、治療側のものでもあります。ただし、病気の説明モデルによって、健康への期待は右往左往せざるをえません。たとえば病気を統計学的な逸脱と把握する方法は今日なおも一般的ですし、この観点に依拠すれば、おおむね九五％の人びとが属するコーホートから検査値のはみだした人は、仮に元気で問題のない日常生活を送っていても、患者またはその予備軍に分類されます。むろん、検査の基準値を多少厳格化するだけで、患者またはその予備軍の数は飛躍的に増加します。また、別の説明モデルをもちいれば、病気（健康）概念を社会的な価値と文化的な価値とを結合するものと認識することも可能です。つまり、何が病気であるかということは、特定の文化が何を価値あるものと想定しているかに依存しているということでもあります。別言すれば、病気スティグマは、ある特定の状況をこのましくないと定義したい社会の意志の具現であるともいえるでしょう。

医療化社会はその進展に照応して実に数多くの病名を創作し（近年のメタボリック・シンドロームや喫煙病などはその最たるものです）、病気数の増加は必然的に〝病気〟と診断される患者数の増大をひきおこしてきました。以前ならすこしエキセントリックであるとか、いささか自己管理に問題があるのではないかととらえられるだけで放置されていた行動までもが、その行動を変更させる技術や治療法の網にかかることになったのです。日本人間ドック学会の『2012年人間ドックの現況』によると、全項目で異常のみとめられなかった受診者（同学会では〝スーパーノーマル〟と呼んでいます）は、一九八四年には二九・八％だったのが、二〇一二年にはわずか七・二％にまで減少したのだそうです。むろん、人びとが急速に不健康になってきたわけではなく、検査項目の増加と判定基準値の厳格化が〝異常〟者増加の主因です。たとえば、現在、日本高血圧学会がしめす正常血圧は上（最高血圧）が一三〇㎜Hg未満、下（最低血圧）が八五㎜Hg未満となっています。しかし、一九八七年の旧厚生省の基準では上が一八〇未満、下が一〇〇未満をいわゆる正常値とし、当時の高血圧症の患者数は一七〇万人でした。その後基準値がどんどん引きさげられ、二〇〇八年からスタートした現行の基準を上まわる日本人は約二七〇〇万人とされます（厚労省「人口動態統計」による推計）。二十年あまりで高血圧症およびその予備軍と診断される人が約一六倍に急増したことになります。私などは、こうした検査状況をみるにつけ、逆に、〝スーパーノーマル〟が七・二％も存在することと自体にかえって驚倒しないではいられません。

医療化社会は健康増進を夢みながら、実際のところは、病気数と患者数を際限なくふやすという矛盾をふくむタイプの社会変動です。この動向をどのようにとらえなおすべきなのか、すこし考えをすすめていきたいとおもいます。

（2）社会の不健康を隠蔽する権力作用

冒頭にのべたように、医療化とは医学の知識と技術が医療臨床の現場を超えて人びとの日常生活に浸透し、医療とは直接的には無関係な領域において、医学的専門家が非常に大きな権限を行使する事態を意味します。その点において、医療化は現代の権力作用のきわめて重要な正当化の装置になっているといえます。しかも、その権力作用は〝医療〟という用語をまといつけているために医科学的中立性を標榜しつつ、ときに社会統制の陰険な拡張として機能し、結果的に社会問題を個人化したり非政治化したりするイデオロギー作用を発揮することがおおくなるわけです。

かつて権力は人びとの生殺与奪の権能をゆうするものとして、すなわち人びとを死なせる権能として一般的に定義されてきました。しかし、ミシェル・フーコーは「生権力」なる概念をもちいて、近代以降の権力が、人々の生にむしろ積極的に介入しそれを管理し方向づけようとする点を解明しました（渡辺守章訳『性の歴史Ⅰ　知への意志』新潮社、一九七六年などを参照）。人間を死なせる権力というよりは、むしろ人間を生かす権力、さらには人間の生命を増進する権力、それが生権力です。近代が人間の自由の幅を一面でひろげた事情は否定できないにしても、実際には、それ以上に近代は個々人を巧妙に支配管理する権力技法を発展させてきたという主張です。

この国における比較的最近の出来事でいえば、二〇〇三年の健康増進法が想起されます。憲法は健康を人びとの権利として位置づけていますが、健康増進法において健康は人びとの義務におとしめられました。つまり、この法律は健康についての解釈枠組みを変更したのです。たとえば、喫煙するから喫煙病になるのではなく、喫煙病だから喫煙するのだという解釈への変更です。あらかじめ〝病名〟なるものを設定しておいて、その病名のなかに多数の人間をとじこめて治療対象にするやり方は、いわゆるメタボリック・シンドロームにおいて典型化しているというべきでしょう。なにしろメタボの診断基準（とくに腹囲）に着目すれば、人びとの半数が〝異常〟ないし〝異常予備軍〟にはいることになっているのですから。こうした〝病名〟を頂戴した人びとは、その瞬間からタルコット・パーソンズのいう〝病者役割〟を積極的ないし消極的に演じなければならないのです。つまり、病める個人が〝病者役割〟を引きうけねばならないのは、ただただ社会秩序を維持するために必要だからです（佐藤勉訳『社会体系論』青木書店、一九七四年など参照）。フーコーのいう生権力の一つの作動というべきでしょうし、別の言葉で言えば、医療化による医原病の創出という事態でもあるとおもいます。

ところで、医療化への関心がかなり一般化した背景に、イヴァン・イリッチの一連の作業があったことはいうまでもありません。本稿では、全体としてイリッチの医療化批判の議論をとりあつかうのですが、まずはその主張の全体像をみておきたいとおもいます。イヴァン・イリッチ『脱病院化社会・医療の限界』（金子嗣郎訳、晶文社、二刷、二〇〇一年、原著 Ivan Illich, 1976, Limits to Medicine: Medical Nemesis: The Expropriation of Health, Calder & Boyars Ltd. London）をここでの主たるテキストとしてもちいますが、必要におうじてイリッチの他の著作も引用します。

イリッチは序の書き出しにおいて、「医療機構そのものが健康に対する主要な脅威になりつつある」とのべ、同書の最終部分では、「医療の介入が最低限しか行なわれない世界が、健康が最もよい状態で広く行きわたっている世界である」と記しています（一一頁、二二〇頁）。これらの言表によって、同書が脱医療化を主張していることは明瞭です。訳者・金子嗣郎はイリッチの他の著書『脱学校の社会』を模して「脱病院化社会」としたのですが、イリッチのいう「医療機構」を病院および医学専門家におきかえれば、脱病院化が脱医療化の謂でもあることはおおむね了解できるところだとかんがえます。イリッチが「医療の介入が最低限しか行なわれない世界が、健康が最もよい状態で広く行きわたっている世界である」というとき、全面的な脱医療化を主張しているというよりは、原著の主題にあるように、「医療の限界」を主張していると受けとめざるをえませんが、それがイリッチの不徹底であるのか、それとも深遠な戦略であるのかという点についても同時にかんがえあわせる必要があるようにおもわれます。

イリッチは既述の序の書き出しの文章につづけて「専門家が医療をコントロールすることの破壊的影響は、いまや流行病の規模にまでいたっている。医原病（イアトロゲネシス）というのがこの新しい流行病の名である」と断言します（一一頁）。医学的専門家が医療機構において活動することによってつくりだす病気が医原病です。イリッチは「医師に基盤をおいた健康ケア制度は（略）潜在的な臨床的利益以上の臨床的損害を与えずにはおかないし、また社会を不健康にしている政治的状況を曖昧化するどころかそれを高め、さらに自らを癒し、自分の状況を自ら形成する個人の力を瞞着し、奪うのである」とのべています（一七頁）。

健康ケア制度が臨床上、利益よりも損害をあたえているとの指摘は、世の常識に反するかのごとき言表ですが、医療の現実をしずかに内省すれば、それが逆説ではなく、いわば真説であることが明白になります。すこしの自覚症状もなく平穏な日常生活をすごしていた人が、何気なく受けた健診で癌を発見され、ただちに強烈な放射線療法や抗癌剤をもちいた化学療法で治療されたあげく、それらの作用で血液像を決定的に破壊されて重篤な免疫不全におちいり、思いもよらず、わずか数カ月で死の転帰をとるといった事例は、二人に一人が癌に罹患し、三人に一人が癌死する現状において、おおくの人が身近なところで経験している事態です。こうした治療を受けなければ当該人物がどのような経過をたどったかは、まさに神のみぞ知るであって、誰にも判定することはできません。しかし、これらの強烈な治療による深刻な侵襲と癌の進行速度とを比較考量して判定することは絶対に不可能なことだとはいえないとおもいますし、おそらくはイリッチがいうように、損害が利益を上回っている確率の方が高いのではないでしょうか。

医師・近藤誠は、他臓器転移のあるものを「本物のがん」といい、他臓器転移のないものを「がんもどき」とよび、他臓器転移のある「本物のがん」は大腸癌における例外を除いて治すことができず、他臓器転移のない「がんもどき」は治療せずに放置しても後に他臓器に転移することはないとしています（近藤誠「なぜ、診断被ばくの危険性が見過ごされているのか」、井上芳保編著『健康不安と過剰医療の時代・医療化社会の正体を問う』長崎出版、二〇一二年、四四頁）。治療しても治癒しない癌（本物のがん）、治療しなくても死なない癌（がんもどき）があるならば、極言すれば、癌検診にも癌治療にも意義がないことになります。私自身は、この近藤説の正否を判断する立場にはありませんし、またその能力もありませんが、放射線療法や化学療法（場合によっては外科療法もふくめて）の猛烈な侵襲性をおもえば、それらをはたして治療法とよんでよいのかどうか、おおいに思いまどわざるをえません。

　またイリッチは、医師に基盤をおいた健康ケア制度が「社会を不健康にしている政治的状況を曖昧化するどころかそれを高め」ていると批判しています。「社会を不健康にしている政治的状況」とは、たぶん、政治的支配、経済的搾取、社会的抑圧等々の状況など、総じて階級社会の諸状況をさしているとおもわれます。この国において、まじめに働けば食べられる時代はすでに過去の遠景にしりぞき、現在を生きる人びとは「フツーのためのモーレツ」を強要され、あるいはみずから選びとって、心身をすりへらしています。大資本の内部留保は「失われた二十年」の間にも右肩あがりにふえつづけてきたのに反比例して、働く人びとの家計所得は右肩下がりに減少しつづけました。実際、年収二〇〇万円以下の労働者が一〇〇〇万人をこえ、非正規労働者の数も一四〇〇万人を突破しているのが現状です。また、職場のＩＴ化の進展など、労働環境や人間関係の変化などが人びとの精神状態を不安定にしていることも否定できません。このような状況的変動のなかで現在、社会問題となっているのが、たとえば鬱（鬱病、鬱状態、不安障害をふくむ）の激増です。

　この国の四大疾患はこれまで、癌、脳卒中、心臓病、糖尿病でしたが、最近では精神疾患をくわえて「五大疾患」とよばれるようになっています。この場合の精神疾患とは、高齢者以外では事実上、鬱を意味します。厚生労働省によると、鬱病と診断された人は一九九六年には四三万三〇〇〇人だったのが、二〇〇八年には一〇四万一〇〇〇人と二倍半ほどに急増しています。むろん、精神疾患の診断基準は曖昧であり、しかも医学的専門家の恣意が作動しやすい領域でもあって、それゆえ数字をそのまま鵜呑みにはできないにしても、増加していること自体は否定できないとおもいます。やはり、この間の人びとの生活環境の変化とそれにもとづく心身の疲弊が問題なのであって、イリッチの言葉でいえば「社会を不健康にしている政治的状況」、私の言葉でいえば、政治的支配、経済的搾取、社会的抑圧等々が作用していることはまちがいありません。また、この間、医学界、製薬業界、広告業界などによる「うつは心の風邪」キャンペーンが奏功し、早期受診者の増加が結果的に鬱病患者を増加させたという事情もみおとすわけにはいきません。さらにいえば、一九九九年に導入された抗鬱剤ＳＳＲＩ（選択的セロトニン再取り込み阻害薬）の存在も無視できません。本来、投薬不要の人びとにこれを投与し（現在、約一〇〇万人が使用しているといわれています）、それによって薬剤依存者（鬱病患者）を多産している可能性も否定できません。医学的専門家が鬱病を治療するのは職業的当為ですが、その医学的治療行為が鬱をうみだしている社会構造（社会を不健康にしている政治的状況）を曖昧化し隠蔽している局面をもつことには特段の注目が必要だとかんがえます。

さらに、イリッチは医療化が「自らを癒し、自分の状況を自ら形成する個人の力を瞞着し、奪うのである」とのべています。つまり、医療化が病める人を治癒の主体ではなく、治療の客体におとしめるという事態についての指摘です。この部分は、イリッチの思想を理解するうえで重要な独特の概念、「価値の制度化」「貧困の近代化」などと密接に関連するところです。項をあらためて議論しますが、要するに、医療化がすすみ、健康ケア産業が隆盛になると、人びとは病気・障害やそれにともなう苦痛とともに生活する能力をうしなってしまい、医学的専門家をふくむ医療機構にすべての不快を処理してもらおうと依存的になってしまうという問題です。イリッチは、「健康ケア産業の過度の拡張が累積した結果、人びとは身体内部や環境内部の変化に挑戦し、反応し、それと闘う力を歪められてしまったのである」と記しています（一七四〜五頁）。

私自身も過去に経験したことですが、病者がひとたび入院すると、そこで不可避的に体験させられるのが、自分の身体にたいする医学的専門家の管理であり、自分の生命にたいする医学的専門家による評価・鑑定というものです。自分の身体が自分ではなく医学的専門家に所属して管理され、予後の評価も自己評価をはなれ医学的専門家の判断にゆだねさせられるのです。これらは医学的専門家がもつある種の権力テクニックと名づけるべきですが、それはフーコーのいう〝生権力〟の作動であるにはちがいなく、生命を維持させ発展させるタイプの権力行使であるために、いいかえれば、病者にたいしても肯定的にはたらきかける形の権力であるために、病者（その段階ではすでに診断をへて〝患者さま〟になりはてているのですが）がそれを権力の作動と認識することは非常にむずかしいものです。この場合、医学的専門家はおおむね献身的に、ほとんど自己犠牲的ともいえる熱心さで患者にかかわります。患者としてはもはや救命されることが義務となり、救命されるにはなにがなんでも医学的専門家に依存し服従せざるをえなくなるわけです。

かくて〝患者さま〟は無残にも毛を刈りとられた羊に化してしまうのですが、それは病院という医学的専門家を頂点においた医療機構の装置性とも関連しています。患者が寛解や治癒をもとめることを義務化されるありさまは、さながらパノプチコン（一望監視装置）につつみこまれた囚人のありようをおもわせるものです。パノプチコンにあって囚人は目にみえぬ規律型権力に服従せざるをえないのですが、その規律は権力の強制によるものではなく、自分が自分の行為を律するタイプのものです。パノプチコンの構造についてフーコーは、「（看守に）見られてはいても、こちら（囚人）には見えないのであり、ある情報の客体ではあっても、ある情報伝達をおこなう主体にはけっしてなれないのだ」と記しています（田村俶訳『監獄の誕生』第二四刷、新潮社、一九九六年、二〇三頁）。

結局、この構造の効率性において囚人は、常にみられているという自覚をもとに自発的な服従の地平に到達することになるわけです。囚人が自発的に服従するのは、囚人みずからが看守の目で自分自身をとらえるようになったことの結果です。同様に、病者は知らず知らずのうちに自己を医学的専門家の目でみるようになるなかで患者になりはてるのであって、極論すれば、病者が医学的専門家それ自身になりかわる局面ともいえるでしょう。

（3）医原病――過度の治療的副作用と治癒の義務化

すでにのべたように、イリッチは医療化が医原病をうみだしているとして徹底的に批判しましたが、その際、その医原病を「臨床的医原病」「社会的医原病」「文化的医原病」に分類したのは周知のとおりです。本項では医原病のそれぞれについてのイリッチの見解を紹介しながら、それぞれについて検討をくわえたいとおもいます。

イリッチがまず指摘するのは、医療のいわば無効性です。「疾病構造の変化を研究すると、次のことが明らかになる。すなわち過去一世紀の間に医師たちは、古い時代に僧侶が与えた程度の影響しか流行病に影響を与えていない。流行病が起こり、終息する間、両者ともただ祈るのみで、影響を与えることはできなかった」と、まことにミもフタもなく論断します（一二二頁）。イリッチは、結核、コレラ、赤痢、チフスといった流行病が、医学的専門家のコントロールとは無関係に頂点にいたり、ついで勢いを減じてきたとし、その経過について、それらの疾病は、その病源が理解され、特定の療法が発見される以前に、その毒性を、ついで社会的影響のおおくを消失してしまっていたことをあげました。たとえば、「猩紅熱《しょうこう》、ジフテリア、百日咳、麻疹《ましん》の死亡率は、一八六〇年から一九六五年の間に、十五歳以下の小児にあって、ほぼ九〇％減じているが、それも抗生物質が使用され、ジフテリア予防接種が広範に行われる以前のことである」とのべています（一二三頁）。微生物の毒性の減弱、住宅事情の改善、さらに決定的には栄養状態の改善による抵抗力の増進が作用したのであり、医学的専門家の医療的介入の功績によるものではないと主張するわけです。

上記のイリッチの指摘について、現在の私は半信半疑の状態にありますが、他方で、今日的な問題状況からして、おおいに参考になる議論もあります。たとえば、「高血圧に対する薬物療法も、悪性の状態にある少数の人々には有効であるが、副作用の危険もある。それは重大な危険の可能性もかなり高く、証明されている利益より遙かに大きいのである。一〇〇〇～二〇〇〇万のアメリカ人が性急な血管修理工にごまかされているのだ」という指摘がそれです（一二七～八頁）。既述したように、現在、日本高血圧学会が示す正常血圧は上（最高血圧）が一三〇mmHg未満、下（最低血圧）が八五mmHg未満となっていますが、一九八七年の旧厚生省の基準では上が一八〇未満、下が一〇〇未満をいわゆる正常値とし、当時の高血圧症の患者数は一七〇万人でした。その後基準値がどんどん引きさげられ、二〇〇八年からスタートした現行の基準を上まわる日本人は約二七〇〇万人とされます（厚労省「人口動態統計」による推計）。二十年あまりで高血圧症と診断される人が約一六倍に急増したことになります。医学界、製薬業界がイリッチのいう〝血管修理工〟よろしく結託して、〝患者〟を大量生産している事実は、この間、社会問題にもなったノバルティスファーマ社の降圧剤バルサルタン（商品名ディオバン）に降圧効果のみならず脳卒中・狭心症予防効果があるか否かについての五大学の臨床試験において、解析データが捏造ないし操作されていた事件が雄弁に証言しています。

さて、「臨床的医原病」ですが、イリッチの論点を要約すれば、医療というものを歴史的にみれば、それは必ずしも人びとの健康を向上させてきたわけではなく、むしろ臨床医学においては副作用や医療事故などによってかえって健康を侵害している、ということになります。イリッチは「正しい、専門的に推しすすめられた治療が行われなかったら生じなかったであろう病気」を狭義の臨床的医原病としたうえで、さらに概念を拡張し、「治療法、医師、病院、すなわち〈病をひきおこす〉因子になっているすべての臨床的状態」を臨床的医原病とよぶべきだとします（二八頁）。つまり、臨床的医原病を過度の治療的副作用の構造総体として措定するわけです。

日常誰もが体験する事例でいえば、風邪。風邪をひけば、温かくして安静にするのがベストですが、発熱した人びとはしばしば受診して抗生物質などの投与をうけます。しかし、実のところ、発熱こそ治癒への重要なプロセスであって、安易な解熱剤投与は本来的に禁忌であるはずです。このことを百年以上まえのドイツの社会学者ゲオルグ・ジンメルは、「闘争とは対立するものの間の緊張の解消過程である」とのテーゼをわかりやすくする文章の中で次のように記しました。「病気のもっともはげしい症状さえ、実はしばしば疾患と障害からまぬがれようとする有機体の努力をあらわしている」と（居安正訳『社会学・社会化の諸形式についての研究』上巻、白水社、一九九四年、二六二頁）。発熱を異常現象とみるか正常な生理現象とみるかは、人間のもつ自然治癒力への想像力の有無にかかわる問題でもあります。実際、ジンメルと同時代のフランスの社会学者エミール・デュルケームも、「個人は苦痛を嫌う。にもかかわらず苦痛は正常生理学に属する。苦痛は単にあらゆる生物の構造そのものに必然的に基因するのみならず、生命において有益な役割を演じる。しかもこの役割は他によっては代行されえないものである」と類似の問題意識を吐露しています（佐々木交賢訳『社会学的方法の規準』学文社、一九七九年、一三九頁）。私自身は、こうした予定調和的な理論を一般化して使用することに懐疑的ですが、病態論としてはまちがっていないとかんじます。

発熱をふくむ苦痛は生命体にとって不可避的であり、不可避的であるばかりか有効でさえあるという前提にたてば、自然治癒過程に生物医療が介入することはそれ自体において医原病そのものであるというイリッチの構想は妥当なものということになります。風邪による発熱ではなく、しばしば致命的な病気とされる癌の場合はどうか。ことは同様であって、しばしば風邪をひくように、毎日三〇〇〇〜五〇〇〇個の癌細胞がうまれていますが、それはいわゆるＮＫ細胞によって破壊されているわけで、この場合、自然治癒力に匹敵するものというか、自然治癒力をひきだすものが免疫力であるといえます。

第二の社会的医原病は、人びとを治療的、予防的、環境的医学の消費者にすることで病的な社会を強化し、結果的に医療が病気の後押しをするような状況を意味します。イリッチは、「この医原病は、私が健康の収奪とよびたい社会的な過剰医療化現象という症状の中に表現される」とのべています（三二頁）。イリッチはこの言葉によって、日常生活のさまざまな局面（就職、入学、資格獲得、裁判、生死の判定等々）において、人びとが医学的専門家の診断をあおがねばならなくなっている状況をとらえるのです。

「病院、すなわち現代のカテドラルは、健康狂信者の神聖な環境の上に君臨する。（略）富者にとっても貧者にとっても、人生は検査と診療を通じて出発点までもどる巡礼になってしまった」とイリッチは嘆息するのです（六三頁）。健康ケアが基準化されると、基準外の人びとは「異常」のレッテルをはられることになります。しかし、健康に実体があるわけもなく、健康願望は空洞化しないではすみません。少々の基準外が「異常」とされると同時に、たとえば障害者が「不適格者」とされ、あるいはさまざまな新種の病名が準備されるような環境が進展すると、達成目標のない健康のために人びとは他者見合いの同調競争に血道をあげる〝健康狂信者〟になる以外に方途もありません。

この国で二〇〇八年からはじまったメタボ健診（特定健診・特定保健指導）は、予防を名目にした、それゆえ、なかなか異論をとなえにくい健康ケア制度でした。この国の医療は、健康増進法をベースに、メタボ健診の実施以降、予防を完全に市場化したことになりますし、人びとは健康の消費者として明確に位置づけられることになりました。まさにイリッチが指摘するように、「病的状態という概念は予後の危険率にまで拡大してきたのである。疾病ケアとともに健康ケアが商品になった。ということは、自らなすものではなく、購入するものになった」ということは事実です（七〇頁）。健康ケアを購入するということは、多くの場合、病人ではない人が結果的に病人にさせられるということと同義です。予後の危険率さえもが病的状態と判定されれば、その行き先はイリッチがいうように、「将来に対する個人の責任を、代理者による管理に変える傾向をもつ」ことになるにちがいありません（七一頁）。

「どんな社会でも安定しようとすれば証明書つきの異常を必要とする」というイリッチの言明（九〇頁）は、排除をベースにおく社会統合論の原則であって、医療社会学の概念でいえば、〝逸脱の医療化〟がこれに該当します。このような観点は、イリッチがいうところの第三の医原病、すなわち文化的医原病にリンクします。社会によってつくりあげられた病気に医学的専門家が名前をあたえ、官僚がそれに政策的に対応するという動向のなかで、「ちょっと変った子」「少し困った子」がいまや医学カテゴリーの餌食になって診断と治療の対象となり、こうした動向は当然のことに政治課題にも連動して、二〇〇四年の文科省のガイドラインでは「特別支援教育」は、いわゆる従来の障害児教育の対象者だけを対象にするのではなく、ＬＤ（学習障害）、ＡＤ／ＨＤ（注意欠陥／多動性障害）、高機能自閉症をもふくめて教育・指導すべきであるとしました。イリッチは、「（それらの名称は）親たちになぜ子どもが学ばないかを説明し、学校の不寛容・無能にたいするアリバイとして役立つ」と、この書物を書いた一九七六年時点において、すでに今日のこの国の状況を見抜いていたかのようです（一三三頁）。臨床的測定のもつ差別的な問題性への言及でもあると私は評価しています。

文化的医原病に言及する際、イリッチが注目するのは「痛み」です。ここでのイリッチの発言は、すでに紹介したデュルケームの主張となにほどか共通しています。「痛み」の体験は文化とパーソナリティの両方に依拠するとして、それは単なる「痛い」という体験とはちがって、「受苦」という独特な人間行動を意味するととらえます。「痛みとは、常に自分自身を見出し、それに対する自分の意識的反応によってたえず形作られる自己の身体についての主観的現実の欠くべからざる一部」とかんがえていた伝統社会の文化が、医療化によって、「痛みを技術の問題に変えてしまい、その際、受苦からその固有の個人的意味を奪い去ってしまう」とイリッチはいうのです（一〇四頁）。

イリッチは臨床的医原病、社会的医原病、文化的医原病をひとつずつ丁寧に槍玉にあげながら、治療することがもはや病める人間の主体的な任務ではなくされてきた状況をきびしく指弾しました。実際、現在のこの国も医療ケアと健康ケアのきわめて非人格的な制度がゆきわたり、過剰医療化社会になっているといわざるをえないのです。

（4）依存欲求とヘルシズム、そして「貧困の近代化」

イリッチはその著『脱学校の社会』（東洋・小澤周三訳、東京創元社、一九七七年初版、二〇〇〇年三一版、原著Ivan Illich, 1971, The Deschooling Society, Harper & Row）において、「人々が価値の制度化をおし進めていけば必ず、物質的な環境汚染、社会の分極化、および人々の心理的不能化をもたらす」と記しました（一四頁）。ここでの「価値の制度化」とは、訳者の解説にしたがえば、「共通の価値観が内面化される一方、価値を実現するための制度づくりがなされ、その制度に対する人々の期待がたかめられていくこと」を意味します（五四頁）。

イリッチのいう「共通の価値観」を本稿の文脈にうつしかえていえば、ヘルシズム（健康イデオロギー＝健康幻想）がそれにあたり、ヘルシズムを実現・実体化するものとして医療化社会の諸制度がつくりあげられ、そうした諸制度への人びとの期待がさらなるヘルシズムの高次化に連動していくという、そのような螺旋的な循環が問題になるわけです。もちろん、イデオロギーとしてのヘルシズムと医療化社会の諸制度とは相補的であって、イデオロギーが制度の基因であるとはかぎりません。しかし、イリッチが意識していたか否かはわかりませんが、イリッチの発想法は確実に社会学における構築主義的な接近法とかさなっているようにおもわれます（ちなみに私が部落問題などの差別問題にアプローチする方法は、たいていの場合、社会問題の構築主義の観点にたちます）。ことに〝逸脱の医療化〟の局面をかんがえれば、そのことは明らかになりますが、この点についてはここでは深入りしません。

共通の価値観としてのヘルシズムの制度化（医療化社会の制度化）は、否応なく人びとの健康希求を昂進させ、その健康願望が医療化の諸制度に人びとを依存させることになるわけです。このことの悲劇的なプロセスをイリッチは「貧困の近代化」または「近代化された貧困」という概念でしめしました。いわく、「貧困者はいつの時代にも社会的に無力だったのであるが、制度的な世話に依存する度合いが次第に高まってくると、彼らの無力さに新しい要素が加わった。それは、心理的な不能とか、独力でなんとかやりぬく能力を欠くということである。（略）近代化された貧困とは、状況に影響を与える力の欠如と、個人としての潜在的能力の喪失とを結合したものである」（一七頁）。要するに、「貧困の近代化」とは、制度に依存することにより、みずからなしとげるための能力を失わされた状態を意味するのです。

また、イリッチは、その著『生きる思想・反＝教育／技術／生命』新版（桜井直文監訳、藤原書店、二〇〇三年、新版三刷）のなかの「現代的な意味での貧困」（初出Ivan Illich, 1977, Introduction to Toward a History of Needs., Pantheon.）で、「市場に依存する度合いがある閾を超えると、現代的な意味での貧困があらわれます。この場合の貧困とは、主観的にいえば産業生産による豊かさにあまりにも依存しすぎることによっていわば手足をもがれた人々が、豊かであるにもかかわらず、満たされない気持ちを味わうようになるということです。ひとことでいえば、そうした貧困は、そうした貧困に苦しんでいる人々から、自力で行動し、創造的に生きる自由と力を奪うということです」とのべています（五五頁）。

ここでいわれている「現代的な貧困」は上記「近代化された貧困」とほぼ同趣旨の概念ですが、初出論文のタイトルにふくまれる〝needs〟というタームと関連します。〝needs〟は〝欲求〟を意味しますが、それが〝necessity〟（必要）を凌駕するときに「現代的な貧困」がうまれ、そのもとにおいて、人間は不足や欠乏を測定する単なるモノサシに堕してしまう、つまり、〝needs〟とは依存への欲求である、とみなすところにイリッチの存念があるのではないかと私は推測します。このディスクールは、マルクスのいう「人間疎外」概念とも関連するところです。

それでは、「苦しんでいる人々から、自力で行動し、創造的に生きる自由と力を奪う現代的な貧困」（貧困の近代化）から私たちはどうすれば立ち直ることができるのか。本稿の文脈でいえば、どうすれば私たちは言葉の本来の意味で「健康をとりもどす」ことができるのかという問題です。

イリッチの前掲書のなかにある「身体の歴史への懇願」（一九八六年十一月、東京での「イリッチ・セミナー」二日目の報告）で、「十年前わたしは『脱病院化社会』を書きました。その本は、〈医療制度こそが健康をおびやかしている〉という文で始まっていました。こんなことを今日だれかが言うとしたら、〈それでどうなんだ〉とわたしは言うでしょう。今日まさに病気を作りだしているのは、むしろ、健康な身体の追求ということなのではないでしょうか」とイリッチは発言、さらに「今日、病気をつくりだすような〈健康の追求〉に、医療が現実に寄与している分は比較的小さいのではないかとわたしは思っています」ともいいました（二五五頁）。

まるで『脱病院化社会』の言説構造をひっくりかえすかのような発言で、私などは少々へどもどしそうですが、どぎまぎしているのはむしろイリッチの方であって、しかし、どぎまぎはしていても、むろん、イリッチは転向したわけではないとおもいます。「健康な身体の追求」がまさに医原的なのであって、それが健康幻想（ヘルシズム）を媒介にして価値の制度化をうみだし、人びとを健康という〝needs〟のもとに依存的にさせるところに問題があるのではないでしょうか。依存欲求の対象としての資源である医療が「健康な身体の追求」と相対的に関係がうすいなどということはありえません。ただ、イリッチは「健康な身体の追求」という場合の「身体それ自体の医原的なつくりかえに盲目だった」と反省しています（二五九頁）。病気、障害、痛み、死の知覚にくわえて、身体の知覚それ自体が医原的であるという指摘です。イリッチがいうように、身体の知覚それ自体が医原的であるならば、当然、医療は病気をつくりだすような〈健康の追求〉におおいに寄与しているといわなければなりません。

イリッチは前掲書におさめられた「生活の質の一部分としての健康」（一九八二年五月十日、ベルリン工科大学における病院シンポジウムでの講演）において、「いわゆる医療的な世話と、医者が〈苦しんでいる者〉のかたわらに立つ（支えとなる）ということとは、きわめて対照的です。医療的な世話は、苦しむことをよけいなものと考え、苦しむ技術（苦しみを耐えるすべ）を博物館いきの時代遅れの対象とみなし、気分がいいとか悪いといった主観的な指標を病気という客観的な指標で置き換えようとします」といい、さらに「医療的な世話は〈治療する〉という動詞の文法的な機能まで変化させます。もはやわたしが〈治癒する〉のではありません。私は患者になるのです。文字どおり、医者の〈世話をこうむる者としての〉患者に、です。医者の医療的な世話をこうむり、私は〈治癒される〉のです」と発言しています（二四九～五一頁）。この発言が、「身体の知覚それ自体が医原的である」ことの意味を説明しているとおもいます。身体知覚の主観性を医学的客観性で置き換え、治癒する主体を治癒される客体におきかえる医療への告発、それをイリッチは『脱病院化社会』においても展開していました。〝治癒される者〟としては、価値の制度化（健康の医療的保障）に依存せざるをえなくなるはずです。

さて、イリッチは『脱病院化社会』の最後の「健康の回復」の項で、「人間は試練に忍耐心をもって耐え、それを理解することで学ぶことが可能な動物である。人間は、自分の限界に気づいた時に諦めることができるし、そうしなければならぬ唯一の存在なのである。痛覚、負傷、究極の死に対する意識的反応は、人間の闘争能力の一部である。反抗、忍耐、受苦、諦観という能力は、人間の生命と健康の統合された部分なのである」と記しています（二〇六頁）。人びとがどうにかして逃亡をはたしたいと願う対象である痛覚、負傷、死であっても、それらは人間の生命と健康の統合された闘争能力であると肯定的にとらえられています。この闘争能力は病気からのがれたり、健康を追求したりすることによって発揮されるものではなく、人間が人間であるための能力なのであって、決して医学的専門家に我が身をあずける依存からひきだしうる能力などではないと主張しているとおもいます。

『脱病院化社会』での議論を相対化するような発言をした前述「生活の質の一部としての健康」（『生きる思想』所収）においても、イリッチは次のように発言しています。「なぜ苦しむのか、また苦しまなければならないのかということについても、その理由はあるところではカルマ（業）と名付けられ、他のところでは摂理、またべつのところでは運命とか罪と名付けられています。こうしておのおのの文化に固有な生活の技術によって、苦しむことが責任ある行為となっているのです。こうした行為を前にした医者は、痛みを〈取り去る〉とか、病気を〈除去する〉とか、死と戦うなどとはいわず、そうした苦しみのなかに一緒に立とう（苦しむ人の支えとなろう）とするのです」（二四九頁）。

痛覚、負傷、死を体験して苦しむことが「責任ある行為」であるという発想法はいささかデスペレートでマゾヒスティックなロマン主義を感じさせますが、しかし、現実に医学的専門家が病気を除去することも、ましてや死と戦うことも、その力量のおよばざる現実からすれば（実際、現代の医療は、たとえば、深刻な進行癌、近藤誠のいう他臓器転移のある〝本物の癌〟におおむねお手上げではありませんか)、病む人は苦しむことを責任ある行為とうけとめることによってしか医療への依存から脱出できませんし、他方、痛苦を除去しえない医学的専門家は、病む人の痛苦のなかに一緒に立つことしかできないはずであって、それがかえってもっとも誠実な医療であることになるはずです。

医学的専門家を頂点におく医療機構への依存を拒否し、あるいは少なくとも相対化することが〝脱医療化〟の具体的な内容になるとおもいますが、しかし、〝脱医療化〟の現実的な内実を描き出すことは相当に困難です。私が本稿で展開した議論は、せいぜいのところ、〝脱医療化〟を〝医療化〟の残余概念としてとらえる方法論のようなものでしかありませんでした。だが、実をいえば、イリッチは『脱病院化社会』において、具体的な〝脱医療化〟の可能性について言及していたのです。たとえば、「婦人解放運動は自分の身体に対する管理が健康ケアにおいて果たす重要な役割を高めた。二、三のスラム地域のコミュニティは基本的健康ケアに対する責任を引き受け、その成員を部外者への依存から解き放った」といった記述がそれにあたります(一七八〜九頁)。たしかに、そのようなフェミニズムの動きもありました。いわゆるエコ・フェミの一部がそうであって、思想的にはどのように評価されるべきかはともかくとして、この国の一九七〇年代ウーマン・リブ運動は、イリッチの〝貧困の近代化〟論と通底するような形で近代産業社会批判を展開し、その文脈のなかで、身体をみずからの手に取り戻すといった「からだの自己管理」を実践していた事実があります。あるいは、かつて貧困な、辺鄙な土地に住む女性がもっていた自宅で自力で出産する能力を医学的専門家の医療によって収奪・処理された後に、あらためて「自然なお産運動」が意識的にとりくまれるようになった事実もあります。

「からだの自己管理」とは、イリッチの『脱病院化社会』によれば、「いかなる治療も本人の意志に反して加えられてはならない。つまり、何人も同意なくして健康の名のもとに、とらわれ、収監され、入院させられ、治療され、あるいは他の方法によって妨害されることがあってはならない」ような局面を意味します（一九二頁）。それはそのとおりだと私もかんがえますが、この「からだの自己管理」が、現今において注目されている代替医療やホリスティック・メディスンをふくめて、はたして医療化社会に風穴をあけるものであるのか、それとも別意の医療化行動として医療化社会を補完するものであるのか、もう少しおちついた議論が必要であるともおもいます。「本人の意思」や「本人の同意」という場合、それらが他者によって強制されたものであるか否か、本人の錯覚であるか否かには相当に複雑な問題がふくまれているのであって、この点は安楽死・尊厳死や脳死・臓器移植などの問題においては決定的に重要な要素となるものです。

（5）おわりに——擬制の終焉をもとめて

イリッチは『生きる思想』におさめられた「生活の質の一部としての健康」のなかで、医療関係者がもとめる権力の独占が三重構造になっていると指摘しました。「病気とはなにかを定義する権力、だれが病気として診断されるべきかを決定する権力、そして、すべての公的な治療手続きに対する権力」と（二三七頁）。みてのとおり、この権力構造のなかには、当然のことながら、病める人の姿はありません。しかし、医療はそもそも病める人に奉仕するための一つの手段でしかなかったはずです。にもかかわらず、医学的専門家がもとめる三重構造の権力は人間を従属させる形で機能することになるのであって、その結果、すでにふれたマルクスの人間疎外がまるで絵に描いたように現出してくるわけで、この冷徹な事実を覆い隠し合理化するものがヘルシズムという医療化社会のイデオロギーであるというほかありません。

ここまで進展してきた医療化社会を否定・拒否して、脱医療化社会を展望するのがきわめて困難であることは自明です。しかし、すでにのべたように、脱医療化が医療化の残余であるとの視点にたちきることによって、つまり、医療化の問題点をひとつずつ洗い出して点検し、そしてなるべく詳細に批判するなかで、おぼろげながら脱医療化の方向性をとらえることはまんざら不可能でもないとおもわれます。

医療化は、人びとの期待する健康という名の価値（ヘルシズム）を制度化すべく、おおむね法律化されることで実現していきます。喫煙病を創出した健康増進法がそうですし、メタボをうみだす特定健診・特定保健指導の強制もそうです。すでに制定されている臓器移植法はもちろんのこと、この間すすめられてきた安楽死・尊厳死の法制化策動も同様に純然たる医療化の具現というべきです。安楽死・尊厳死についていえば、安楽で尊厳にみちた死は万人の欲するところのものですが、それが法制化されるということは、安楽な死への主観的願望をこえて、結果的に、すべての死への例外なき強制の準備を万人が受けいれさせられることを意味するのです。安楽で尊厳にみちた死をむかえたいために、人びとの医学専門家への依存欲求がうまれ、その依存欲求が人びとの権利として制度化（法制化）され、その結果、人びとの生きる力が減退させられる、そのようなな

「貧困の近代化」は本来、本質的に擬制とよぶべきです。私たちが医療化社会に異義を申し立てるためには、まずは健康と病気に関する法律によって構成される擬制というものに無原則に迎合しないこと、そして、そのための思想性と想像力とが必要だとおもいます。

コラム 7

命を愚弄する医薬界

「最高血圧一二〇以下を目指せ米研究所の研究報告」と題する共同通信（二〇一五年九月十三日付、電子版）の記事は以下のようなものでした。

「米国立心肺血液研究所は十二日までに、心臓病のリスクを減らすには、最高血圧（収縮期血圧）を〝一二〇以下〟とすることを目指すべきだとの研究報告を発表した。報告は二〇一七年公表を目指していたが、一般の人の健康を維持する上で〝重大な結論〟として前倒しで周知することを決めた。日本や世界の多くの高血圧診療指針では〝一四〇以上〟を高血圧としているが、米メディアによると米国では〝科学的根拠がない〟と不満の声が上がっていたという。今後、各国の高血圧の診断に影響を与える可能性もある」。

これを見ての私の感想は、へぇー、やっぱりな、というものでした。というのは、アメリカでは二〇一三年、まったく逆の報告が出されており、製薬業界を中心にテンヤワンヤの大騒ぎになっていたからです。医療基準などを研究・策定するアメリカ共同国内委員会が高血圧の基準値を緩和する新指針を発表し、従来の指針での血圧は、六十歳以上なら「上（収縮期血圧）が一四〇、下（拡張期血圧）が九〇」を超えれば降圧剤などの治療が必要とされていましたが、しかし、この報告では「上が一五〇」にまで一気に引き上げられたわけです（下は九〇のまま）。これじゃ、製薬業界とそこに群がる医者たちが黙っているわけがないと観測していたら、案の定、強烈なカウンター・パンチでもって打って出てきたようなのです。

同じニュースを報じた『日経』によれば、「研究は10～13年、50歳以上で血圧が高い男女約9千人を2つのグループに分け、それぞれ血圧を一二〇以下と一四〇以下に抑える治療をして、その後の経過を比較した。より低く抑えたグループでは、心臓麻痺や心不全などの割合が3分の1減り、死亡のリスクは約25％減った」というのです（十一月十日付・電子版）。

現在の高血圧治療ガイドラインでは一四〇未満が目標とされていますが、仮に一二〇未満まで引き下げられると、いかなる現象が生じるでしょうか。厚労省の『国民健康・栄養調査報告』（二〇一三年）をみると、この国の成人男性の平均血圧は一三五・三、女性は一二九・五ということになっていて、男女ともすでに一二〇をオーバーしていることがわかります。つまり、一二〇未満に引き下げられると、男性の四割強、女性の四割弱、もしくはそれ以上が高血圧症ないしその予備軍と診断されることになるわけで、突然患者にさせられる側にとってはまさに青天の霹靂、医薬側にとっては労せずして「濡れ手に粟」の大儲けという現象が生じます。

一九八七年、厚生省（当時）は「上（収縮期血圧）が一八〇未満、下（拡張期血圧）が一〇〇未満」と血圧の正常値の範囲を定めましたが、二〇〇〇年には日本高血圧学会が、六十歳の場合「上が一四〇未満、下が九〇未満」というガイドラインを策定、その後、二〇〇八年からの特定健診では「上が一三〇未満、下が八五未満」が正常範囲として定められました。一九八七年基準で高血圧症と診断された人は約一七〇万人でしたが、二〇〇八年基準では約二七〇〇万人に達し、人口構成の若干の変化を無視して言えば、この国の高血圧症患者数は二十年ほどの間に実に約一六倍に増加したことになるわけで、実に魔術というほかありません。そして、一九八七年時点の降圧剤市場は約七五〇〇億円だったのが、株式会社富士経済のレポート『二〇一〇年医療用医薬品市場調査』によると、二〇一〇年には約九一四四億円に達したということです。もしも、一二〇未満の基準値が適用されれば、患者数はさらに増え、降圧剤市場もあと一兆円ちかく増加するのではないかと想定されます。

今回、アメリカから出てきた血圧一二〇未満説について、今のところ、日本高血圧学会も平常心をよそおって静観しているようですが、遅かれ早かれ、アメリカ発新基準に〝悪のり〟するであろうことは目に見えています。昨年四月に日本人間ドック学会が公表した新基準に対して、日本高血圧学会や日本動脈硬化学会が猛烈に反撥した、あの一事をみても私の予測は的はずれではないはずです。

人間ドック学会の新基準では、血圧の場合、すでに記したように現在は上（収縮期血圧）が一三〇以上、下（拡張期血圧）が八五以上で「血圧が高い」と診断されてきたのですが、それが大幅に緩和され、上は一四七まで、下は九四までは正常値であるとされたのです。また、いわゆる「悪玉コレステロール」と毛嫌いされてきたＬＤＬコレステロールについてみると、現基準では一二〇未満が正常とされていますが、新基準では男性の上限が一七八、高齢女性では一九〇まで緩和されました。日本動脈硬化学会ではＬＤＬコレステロール値が高いと心筋梗塞を起こしやすいとしていますが、日本脂質栄養学会ではこのコレステロール値が高い人の方が長生きするとするなど、この本質的な論争はいまだに決着がついていません。さらに、たとえば血圧でみると、人間ドック学会の基準を採用すれば「高血圧、またはその恐れのある人」はたちまち二〇〇〇万人以上減ることになるので、医薬側にとっては大ショック、ゆえに医学的にではなく経済学的に猛反発したというのが真相でしょう。

日本人間ドック学会の新基準は同学会と健康保険組合連合会による共同研究事業で、一五〇万人に達する人間ドック検診受診者のデータを使っての研究であり、このメガスタディの信頼度は相当に高いものと私は捉えています。そもそも、高血圧学会や動脈硬化学会が一律に基準を設定していること自体に全然根拠はなく、まったく科学的でもありません。その点人間ドック学会の場合は、膨大なサンプル数が奏功して、男女別、年齢別の基準策定もできていて緻密です。

検査値などというものは、性差や年齢差、それに生活環境の違い等々はもちろんのこと、個体差をうんと重視して、綿密に継続的に評価すべきものです。たとえば、私は年に数回、定期的に血液検査を受けますが、大腸癌の前科者である以上当然のことに、検査項目の中に消化器系の腫瘍マーカーであるCEAと、年齢を考慮して前立腺の腫瘍マーカーであるPSAを入れてもらっています。PSAは全然問題ないもののCEA（基準値五以下）の数値はこの二十五年以上、ずっと一〇前後、つまり異常値を記録しつづけています。愚かな医者なら、こりゃ大変、と精密検査の受検を命じ、患者を痛い目にあわせて平気の平左でしょうが、喫煙者の場合はCEAが高めになること、しかし、その数値にさほどの変動がなければ全然問題ないこと、仮に消化器系に異常があれば、その数値は一〇〇、五〇〇と飛躍的に高まること等々の基礎的な知識さえあれば、何もあくせくすることはないのです。要は、個体にあわせて数値を読みとれるか否かという医療側の能力が問題なのです。

以上、縷々述べたように、基準値などというものには、一定の目安以上の意味はありません。いや一定の目安どころか、血圧なら日本高血圧学会、コレステロールなら日本動脈硬化学会のそれぞれ単なる恣意の所産であるとさえいえるかもしれません。世にある基準値のなかでも恣意の最たるものが二〇〇八年度から始まった特定健診（メタボ健診）における腹囲。男性八五㎝、女性九〇㎝という基準値には何の根拠もありません。腹囲が基準値以上で、血圧、血糖値、血中脂質の検査値のうち二つ以上が基準値を超えるとメタボリック・シンドローム（内臓脂肪症候群）と診断されるのですが、その診断の根拠は内臓脂肪が心血管疾患の引き金になるという発想法にあるものの、厚労省の研究班が二〇一〇年二月に発表した最終報告は、腹囲と心血管疾患との間には相関性がないと結論づけていました。それどころか、肥満の人の方が痩身の人よりも長寿であるとする研究成果も次々に報告されています（詳細は、拙著『優生思想と健康幻想』批評社、二〇一一年七月を参照して下さい)。そもそも男性八五㎝、女性九〇㎝というのは日本人の腹囲の平均値であって、これを基準値とするのは暴挙としかいえません。なぜなら、日本人の半分が自動的にメタボないしその予備軍になってしまうからです。

『朝日』(二〇一五年九月五日付、電子版)によると、二八億円もかけて構築したメタボ健診システムが不備で、そのためデータの八割が活用されないままになっているということです。このシステムは、メタボ健診で保健指導を受けた人とそうでない人との間で医療費に差が出るかを調べるため、二〇〇九年四月に導入されたもので、①メタボ健診を受けた人の健診データを医療機関が入力②病気で受診した際のレセプト(診療報酬明細書)を医療機関が入力③両データを厚労省が突き合わせて関連を分析、という流れで作業することになっていたらしいのですが、入力時の書式がマチマチだったために、データの突き合わせができないというまことにお粗末なことに。メタボ健診はメタボを減らし、医療費抑制につなげる狙いではじまりましたが、ナンセンスな健診はむろんタダではないうえに、二〇一四年度までに一二五七億円の補助金が注ぎ込まれているので、明確に医療費抑制とは逆方向。その意味からすれば、厚労省は、健診システムの不具合にほくそ笑んでいるのではあるまいか、とさえおもわれます。なにせメタボ健診自体がデタラメなものですから、保健指導を受けた人と受けない人との医療費上の差がでるはずもなく、むしろ逆に受けなかった人の医療費が低いという結果さえ予想されるわけです。

ところで、私がいま非常に危惧しているのはＴＰＰによる医療破壊です。大手メディアなどは「TPP大筋合意」と安倍政権をもちあげていますが、何が大筋で何が小筋なのか、完全な秘密交渉なので私たちには何がなんだかサッパリわかりません。しかし、わかることもある。この国の国民皆保険や薬価決定のプロセスが、自由な市場競争を阻害しているとアメリカは非難し続けており、このあたりからまず崩壊しそうです。医療費抑制しか頭にない政府・厚労省は高額医療や高度医療について、アメリカが求めるままに混合診療を解禁し、患者に自己負担を強いる可能性が高くなります。そうなれば人びとは不安解消のために民間医療保険に加入し、そこでまたテレビCMを激発しているアフラックのような外資系が大儲けするという構図が成立します。医療の局面においても対米隷属の度合いが深まるに違いありません。（『試行社通信』二〇一五年十二月号、日本社会臨床学会編『社会臨床雑誌』第23巻第3号二〇一六年二月に転載）

コラム 8

特定健診のナンセンスと漢方差別

今年もまた、実にバカらしい特定健診を受けてきました。大腸癌の前科もちサバイバーである私は私学共済にいわれるまでもなく、主治医と相談のうえ、だいたいは一年に一度は大腸および胃の内視鏡検査をおこない、それ以外に三～四カ月に一度の割合で、CEAやPSA

などの腫瘍マーカーを含む血液像の徹底的検査および超音波検査を受けています。これは私が自分自身の現況を知るために必要な作業であり（早い話が、結果オーライならば、その先一年間は嬉しく酒と煙草を享受出来る）、私学共済など本質的に私の健康に責任をもつことがない外部機関に報告するためではありません。

特定健診で必須項目とされているのは、身体計測（身長・体重・BMI・腹囲）、血圧、血中脂質（LDL・HDL・中性脂肪）、肝機能（GOT・GPT・γGPT）、血糖、尿検査であって、私にいわせれば、肝機能や血糖を除けば、どれも〝必須〟のものではありません。血圧や血中脂質は高めの方が明らかに健康で長生きするという疫学調査の結果が示されています。ことに悪玉コレステロールといわれてきたLDLなど、低い方が明確に死亡率が高いのです。そもそも〝悪玉〟なる名称自体がイデオロギー的にすぎるのであって、LDLはHDLとともに免疫に不可欠の物質です。

腹囲などというのも噴飯ものであり、基準値（男八五cm・女九〇cm）など何の根拠もありません。この基準値はこの国の人々の平均値であって、それゆえ受検者の半数はメタボまたはその予備軍にならざるをえない仕掛けです。自治医大の十年間にわたる疫学研究では、メタボの人とそうではない人との死亡率に全然差がなかった、このことはすでによく知られた事実です。そうした事柄をよく承知しているわが主治医は特定健診が始まった二〇〇八年当初、腹囲を測定することがなかったのですが、私学共済からヤイノヤイノとクレームがつくので、最近ではイヤイヤ測定実施。実際に測定するのは看護師さんですが、ドクターの意をくんで「測りますよ、さあ、オナカひっこめて」。笑うとひっこめたオナカが膨らむのですが、笑えますよ。オナカをひっこませて、腹囲八五cm以下にした診断書に対して、私学共済は後日、ご親切にも「あなたはメタボリック・シンドロームではありません」と通告してくるのですから、またまた笑わないではいられません。ついでに言っておきますと、免疫学の泰斗・奥村康順天堂大教授によると、「日本人の平均寿命は、平均体重の増加に比例してのびてきた」のだそうです（『「まじめ」は寿命を縮める　不良長寿のすすめ』宝島社新書、一九七頁）。つまり、肥満は短命ではなく長寿に親和的であるということになります。

特定健診は生活習慣病（病を自己責任に帰すイデオロギー的名称です。以前の成人病のほうがまだ中立的な呼び名でした）を予防ないし早期発見して、医療費を節約する取組みというのが公式の理由づけですが、そのようなことは厚労省も医学界も製薬会社もだれも信じてはいません。逆に、医学界と製薬会社とが癒着結託して検査の基準値をどんどん切り下げ、患者ないし患者予備軍を大量に生産してクスリの売り上げをのばしているのが実態であって、それを厚労省が追認しているわけです。ノバルティスファーマ社や武田薬品の例が端的に示すように医者と薬屋の関心事は、健康ではなく金銭であって、特定健診などというほとんど無意味な健康産業は医療費を減らすどころか、増大させるだけのことなのです。メタボ基準の策定に関わった研究者の多くが製薬企業から寄付金を受けている状況からして、診断基準自体を信用することなどできない相談です。

私学共済だけではなく、たぶん他の健保組合も同様でしょうが、あまりの西洋医学中心主義には正直、アタマにきます。私の場合、西洋医学の整形外科では治癒どころか、現状維持もおぼつかなく、整骨院・接骨院の診療によってなんとか現状維持をはかっているのですが、私学共済はこれに難癖をつけてくるのです。ここでいう難癖とは、整骨院・接骨院での治療についての照会を意味します。この照会がくるたびに、私は、私学共済があたかも私の保険悪用を指弾しているように感得しないではいられないのです。さらにいえば整骨院・接骨院が保険診療の枠組みを逸脱・悪用しているかのごとき、あるいは漢方を含む東洋医学を医学と認めない差別的な雰囲気をただよわせています。だいたいにおいて、西洋医学における診療はすべて原則的に認めているにもかかわらず、整骨院・接骨院をふくむ東洋医学に対しては保険適用となる施術を限定していること自体、完全に道理に反します（私学共済が運営している東京臨海病院の診療科目を調べてみたらば、案の定、漢方をふくむ東洋医学の診療科はありませんでした）。

私と同じような感覚をもつ人もいるようで、私学共済の加入者向け広報誌『レター』（二〇一四年七月号）のQ&Aに「たびたび照会があり疑われているようで迷惑です。煩雑なので（照会に）回答しなくてもよいですか」との投書がありました。それに対して私学共済は「この照会は不正受診を疑うものではありません。あくまでも適用外の申請がないかを確認し、保険給付としての療養費支給を適正化するためのものです。回答は任意ですが、できる限りご協力をお願いします」と回答していました。問うに語らず語るにおちた感じです。「適用外の申請」と「不正受診」との間にどんな違いがあるというのでしょうか。花園大が私学共済に異議を申し立てるよう進言しようかなと思っています。

（『試行社通信』二〇一四年八月号）

第四章　「脱医療化」の模索

(1)はじめに

「脱医療化」は実践的に試行されうるものなのか、それとも少々浪漫的な志向にとどまるものなのか、実のところ、本稿を書きだしつつある私のなかにも曖昧さが多分に残っています。そもそも「脱・医療」とは具体的に何を意味するのか、それは医療側と病者側に対していかなる行動を要請するものなのか、また、それが医療側・病者側などのミクロの関係にとどまるものではないにしても、どのようにしてマクロな社会変動とクロスしていく問題領域なのか、等々についても私には明確な見通しがたちません。

拙著『健康幻想の社会学・社会の医療化と生命権』(二〇〇八年、批評社)および『優生思想と健康幻想・薬あればとて、毒をこのむべからず』(二〇一一年、同)において、思想的には明確に「脱医療化」の方向を提示しましたが、二十四年前に大腸癌罹患の前歴をもつ私の日常性がいまもなおある程度まで医療の管理下にあり、一定の医療の介入を抜きにはなりたたぬ状況下にあるのも現実です。二十四年前に、ステージ2ないし3の私の癌を開腹手術で除去しなければ「死の転帰」をとったのか否か、そして、いまも医療の管理下になければ「生の維持」が不可能なのか否か、それらへの回答は「無記」あるいは「不知」というほかありません。元患者の私は、比較的良心的なホームドクター（二十四年前の執刀医）と常に相談しながら、「医療の中にあって医療を相対化する」方向を模索しつつ、この四半世紀を生き延びてきたというのが実感です。

しかし、「脱医療化」が実践的試行の目標であれ、浪漫的な志向のそれであれ、一方の「医療化」がきわめて具体的な社会問題として構成されていることに疑問を差し挟む余地はありません。序文を「医療機構そのものが健康に対する主要な脅威になりつつある」という文章で書きだしたI・イリッチは、その著書の最後近くで「医療の介入が最低限しか行われない世界が、健康が最もよい状態で広く行きわたっている世界である」と記しました（金子嗣郎訳『脱病院化社会』二刷、晶文社、二〇〇一年、一一頁、二二〇頁）。医療を健康の脅威ととらえつつ、しかし、必ずしも無医療（完全脱医療）を最高目標とするのではなく、射程を「医療の介入が最低限しか行われない世界」と設定するのは、イリッチの不徹底なのか、それとも戦略なのか。原題が「Limits to Medicine」であることからも分かるように、イリッチは医療に限界を設けることを提起したわけです。問題は何が医療に必要な限界なのかという点です。

医療化／脱医療化論の先端をいく医療社会学者P・コンラッドは、脱医療化を定義して次のように記述しました。「ある問題が医学用語によってはもはや定義されず、かつ医学的治療がもはや問題解決のための直接的手段と考えられなくなって初めて生起する」（進藤雄三監訳『逸脱と医療化・悪から病へ』（ミネルヴァ書房、二〇〇三年、四九二頁）。医療化は一般に医療がその対象領域を拡大していく動向を意味しますが、その中には、社会から〝逸脱〟した状態もしくは個人・集団が医療化されるステップも含まれます。私は本稿においても、こうした状況が脱医療化されるべき医療化の根本にあるという視点をたもちたいとおもいます。

既述の拙著において私は、健康を病気・障害・加齢等々の残余概念としてとらえ、また人権を人権侵害の残余概念としてとらえました。健康も人権も実体のない抽象概念である一方、しかし、他方で病気・障害・加齢等々や人権侵害はそれぞれ具体的であり個別的です。やや乱暴な物言いになりますが、脱医療化も実は医療化の残余概念といえるかもしれません。なにしろ医療化がなければ脱医療化もなく、脱医療化に先立って医療化が現実化していたのですから。したがって、消極的ないし間接的ではあっても、医療化の現実を批判的に検討することが脱医療化の方途の模索に適合的な方法とも言えるかもしれません。

（2）『隠喩としての病い』の視程

批評家スーザン・ソンタグ（一九三三〜二〇〇四）は一九七〇年代初めに癌に罹患し、その後三十年余にわたって癌と闘い続け、最終的には二〇〇四年、急性骨髄性白血病で死去しました。よく知られた『隠喩としての病い（原題 Illness as Metaphor）』は、彼女自身の癌体験を踏まえて記述された作品で、直接的には、癌にまとわりついて、不必要なまでの恐怖心をあおりたてる隠喩を解体することをめざしたものです。彼女の言葉をそのまま引用すれば、「病気に対処するには……最も健康に病気になるには……隠喩がらみの病気観念を一掃すること、なるたけそれに抵抗することが最も正しい方法である」となります（富山太佳夫訳、みすず書房、一九八二年、六頁）。何故、このような方法が正当とみなされるかというと、病の実体と本質が不明であるとき（癌はソンタグの時代はもちろん、現時点においてもその本態が完全に解明されているとはいえません）、しばしば人々はそれを隠喩や象徴によって理解しようとする傾向があり、そのような場合、病はその実体と本質から分離していって、隠喩や象徴がもっているイメージによってイメージされることになり、それが病者差別の共同幻想を構成する可能性があるからです。その点では、「心臓病の患者に病気のことを隠そうと思う者はいない。心臓発作には恥ずべきところなどないのである。癌患者に嘘をつくのは、この病気が死刑宣告である（あるいは、そうみなされる）からではなく、そこに何かおぞましいものが——不吉なもの、感覚的におぞましく、吐き気のするようなものが考えられるからだ」という彼女の説は正しいとおもいます（一二頁）。

「今日、ノックもせずに入り込んでくる病気といえば癌であって、ひそかに侵入する非情の病気ということになっている」とスーザン・ソンタグがいうように（七〜八頁）、癌はほとんど自覚症状のないままに進行し、たいていの場合、気づいたときには手遅れになっているという非情性をもっています。私の癌体験もまったく同様であって、何の自覚症状もないままに、ある時、突然、ステージ2ないし3を宣告され、しかし、致命的ではなかったというだけのことです。あるいは、他臓器転移のあるものを「本物のがん」とよび、転移のないものを「がんもどき」とよんで、「がんもどき」は治療せず放置しておいても「本物のがん」にはならないという医師・近藤誠の説（たとえば「なぜ、検診被ばくの危険性が見過ごされているか」、井上芳保編著『健康不安と過剰医療の時代・医療化社会の正体を問う』長崎出版、二〇一二年、四四頁）に接したとき、ならば若干とはいえ出血を現認した私は何をすべきであり、何をすべきではなかったというのでしょうか。近藤説にしたがえば、私の場合は「がんもどき」でしかなかったのかもしれません。治療しても治癒しない「本物のがん」と治療しなくても問題のない「がんもどき」とを区別する意味はなく、したがって検診は無意味だとする近藤の説は、しかし、癌にまつわる隠喩効果を現時点において減弱させているわけではありません。早い話が、私は二十四年前の大腸癌経験以降、胃・大腸内視鏡検査や腫瘍マーカーをふくむ血液検査などを比較的定期的にうけているのですから。癌経験者のみならず、大部分の癌未経験者も類似の行動様式を採用しているように見受けられます。

その意味で、医療社会学者・上杉正幸がいうように、癌は「まさに現代の不安な状況の隠喩になる」わけです（『健康不安の社会学』世界思想社、二〇〇〇年、六六頁）。スーザン・ソンタグが「病気が病気としてではなく、悪として、無敵の略奪者として扱われる限り、大抵の人は癌にかかったと知れば、元気をなくすだろう」というのは（九頁）、癌の隠喩の神話作用の大きさに反応してのものです。つまり、癌という言葉には特別な意味の拡がりがあって、それが人間の思考や行動に影響をあたえてしまうという次第です。

このように、癌が現代の不安状況の隠喩になるにしても、そして、スーザン・ソンタグの考えのように隠喩がらみの病気観念の徹底的解体が必要であるにしても、隠喩の発生根拠が社会と人々のたえざる〝健康願望〟と、その裏返しとしての〝健康不安〟にあることを見届けることは重要です。スーザン・ソンタグはその著書の最後の部分に、「この病気の正体がついに判り、治癒率が今よりずっと高くなれば、その言葉（隠喩の言葉）も決定的に変るに違いない。新しい治療法の開拓に歩調をあわせて、それはすでに変りつつある」と記しています（一二九頁）。しかしながら、スーザン・ソンタグの託宣ないし予測はあたっていません。癌の隠喩は現在もさほど変化していないとおもいます。また、癌を宣告された人々と、その周囲の人々の、それこそ隠喩どおりの行動様式も決定的には変化していないのです。

ところで、哲学者・小泉義之はスーザン・ソンタグを批判して、次のように述べています。「ソンタグからするなら、病の隠喩性はよろしくないのであって、それは病そのものを客観的に認知して冷静かつ合理的に対処する姿勢が阻害されてしまっていると論じていました。というわけで、ソンタグ自身も、癌に対する医療的措置を次々と、それこそ合理的にセカンド・オピニオンも聞きながら自己決定を繰り返し、特段の疑問も発することなく積極的に受け続けたのです。しかし、病の客観的な認知とはどういうことでしょうか。それはソンタグの思うほど明確なものでしょうか。（略）ソンタグは、科学信仰が強すぎたせいでしょうが、医療化・病理化・病院化に対してあまりに無防備であったと言わざるを得ません」（『生と病の哲学・生存のポリティカルエコノミー』青土社、二〇一二年、三五〇頁）。

私が読んだ『隠喩としての病い』に、スーザン・ソンタグ自身の言葉として「病の隠喩性が病の客観的認知とそれへの合理的対処を阻害する」とする意味を含む文面はなかったとおもいますが、むろん、そのような読み方も不可能ではありません。また、ソンタグが死ぬまで医療的措置を受け続けたのは事実のようですが、しかし、ソンタグの科学信仰が医療化・病理化・病院化に対して無防備にさせたという批判はあたっていないようにおもわれます。むしろ、彼女は病気の心理学的な説明こそが病気の現実性を骨抜きにするとする言説によって、ある意味での医療化を批判さえしていたのです。

現代文化における死の否定が病の範囲を飛躍的に拡張したととらえたうえで、彼女はその拡張をたすけた二つの仮説を指摘したのですが、一つはいわゆる逸脱の医療化の仮説（I・イリッチのいう「社会的医原病」に相当するものですが、これについての説明は不要でしょう）、もう一つは、すべての病気は心理学的に考察できるとする仮説です。「病気は心理学的な現象と解するのが基本線となり、人間は（無意識的に）病気になりたいと思うから病気になるのであって、医師の操作によって回復できる、死なないでいることができると信ずるように仕向けられる。（略）心理学的な病気説というのは、病める者を悪人にしたてるところの大なる方便でしかない。患者にしてみれば、知らないうちに病気の原因を作っていたのだと言われた上に、それは自業自得という気持ちにさせられてしまうのである」（八五～六頁）。

ことに二〇〇三年の健康増進法以降、現今のこの国におけるメタボリック・シンドロームを含む生活習慣病という名の医原病をつくりあげ、犠牲者非難を強化する医療化状況を、スーザン・

ソンタグが先取りさえして問題化しているともいえるのであって、彼女が医療化に対して無防備だったとは必ずしもいえないとおもいます。小泉義之はソンタグを批判して、「病の隠喩性を拒絶するや、病についての貧しい客観性を鵜呑みにするだけになるという何とも侘しい二択になっている」というのですが（三五一頁）、ソンタグの視程は隠喩としての癌の構造の考察であり、その隠喩が市民大衆のいわば〝社会意識としてのヘルシズム〟を組織することのおぞましさについての批判でもあるのであって、単に隠喩の策略を暴露すれば医学の客観的科学性を獲得できるなどという次元の問題意識に収斂するものではなかったとおもいます。

スーザン・ソンタグの論点は、隠喩がらみの病気観を一掃することと同時に社会現象に病気の隠喩を持ち込むことをやめることですが、ここでいわれている病気の隠喩化と、脱医療化論が問題にしている社会の病院化（社会の医療化）は、おそらく同根の問題であるとおもいますし、もっといえば、私は、病気の隠喩化こそが社会の病院化の原器でさえあるのではないかとかんがえます。病気の隠喩が病気への違和感、不安、恐怖を組織し、医療化を主観的にも客観的にも促進するのであって、その点において、病気の隠喩化は阻止・解体されねばならないのですが、しかし、病気の隠喩が解体されたからといって医療の客観的合理性が担保されるわけもなく（その必要もなく）、両者はまったく異なるレベルの問題であるというほかありません。

病気を単なる症状の主観的経験ととらえるだけでは不十分であり、社会的に構成されたさまざまな要因（隠喩も含まれる）が症状に付加されて、病気として病人に意識されるのです。だからこそ、病気は個人的経験であると同時に社会的な構成物でもあることになるのです。

(3)医療化のベースは〝定義〟

この国の臨床医学研究がかかえる本質的な問題性がまたしても大々的な社会問題になりました。ノバルティスファーマ社(以下・ノ社)の降圧剤バルサルタン(商品名ディオバン)に降圧効果のみならず脳卒中・狭心症予防効果があるか否かについての五大学の臨床試験において、解析データが捏造ないし操作されていたことを京都府立医大は二〇一三年七月十一日、東京慈恵会医大は七月三十日、それぞれ発表し謝罪しました。各マス・メディアの報道によると、いずれの場合にもノ社社員が大学のデータ解析などにかかわりながら、ノ社所属を明らかにしなかったということです。しかし、ノ社側は恣意的な操作の実行を確認できないとし、大学側も意図的なデータ操作はしていないと発表、本稿執筆時点では、実際に誰がデータの捏造ないし操作を指示し、誰がそれを実施したのかわかりません。京都府立医大の場合、データとカルテとを照合した結果、他の薬剤を服用した患者に脳卒中が発生していたなどという大胆な虚偽記載をしてまでバルサルタンの効能を強調するなどの事実が判明、また、東京慈恵会医大の場合は、臨床試験の結論を導く前提としての血圧値が操作されていたことも分かり、いずれの場合も、ノ社の元社員だけの犯行とはいささか考えにくいようです。ノ社の当該社員も京都府立医大と東京慈恵会医大の主任研究者(教授)もすでに退職しており、そのこと自体が責任の所在を暗示しているかもしれません。

同年八月九日に開催されたこの問題をめぐる厚労省検討委員会で、ノ社はバルサルタンの臨床試験をおこなった五大学の主任研究者の研究室に総額一一億三二九〇万円の奨学寄付金を提供したことを報告、いつものことながら、臨床研究を実施する大学などの研究機関と製薬会社との抜き差しならない金銭的結託状況が明らかになりました。論文に、ノ社からの資金提供について明記していたのは名古屋大（二億五二〇〇万円）と東京慈恵会医大（一億八七七〇万円）だけで、しかし金額は記載しておらず、もっとも多額の三億八一七〇万円の提供をうけていた京都府立医大などは資金提供の事実をさえ記していなかったということです。また、この厚労省検討委員会の構成メンバーに、ノ社が十年以上にわたってバルサルタンの宣伝記事や広告を出稿していた医療雑誌『日経メディカル』の特命編集委員が含まれていることも判明、委員を選任した厚労省自体の問題性も同時に浮上しました。

東京慈恵会医大の場合、二〇〇七年に英国医学誌『ランセット』に、バルサルタンは他の降圧剤に比較して脳卒中を四〇％、狭心症を六五％それぞれ減少させる効能があったと結論づける論文を発表しました。こうした〝業績〟がノ社の広告宣伝にも利用されることにより、バルサルタンは他の降圧剤よりも高価であるにもかかわらず爆発的な売れ行きをしめし、年間一〇〇〇億円を売り上げるベストセラーになりました。二〇〇九年には累計八九七七億円と一兆円市場に拡大しましたが、その背景に国の生活習慣病予防策による患者掘り起こしや、治療ガイドラインの変更などがあったことはいうまでもありません。

現在、日本高血圧学会が示す正常血圧は上（最高血圧）が一三〇mmHg未満、下（最低血圧）が八五mmHg未満となっていますが、一九八七年の旧厚生省の基準では上が一八〇未満、下が一〇〇未満をいわゆる正常値とし、当時の高血圧症の患者数は約一七〇〇万人でした。その後基準値がどんどん引き下げられ、二〇〇八年からスタートした現行の基準を上まわる日本人は約二七〇〇〇万人とされます（厚労省「人口動態統計」による推計）。二十年あまりで高血圧症と診断される人が約一六倍に急増したことになります。そのうえ、日本高血圧学会による『高血圧治療ガイドライン２００９年度版』では慢性腎臓病（ＣＫＤ）、メタボリック・シンドロームがリスク因子に追加され、両疾患を合併する場合は正常高血圧でも原則的に直ちに降圧剤療法を開始すべきとして早期の降圧剤投与を推奨しているのです。この意味不明というべき〝正常高血圧〟を含めると、患者および患者予備軍は約五四九〇万人、実に成人の半分ほどにも達するというのですから驚きです。

ついでにいえば、〝メタボ〟診断基準の腹囲は男性八五cm以上、女性九〇cm以上となっていますが、この数値は日本人成人の平均値であり、したがって日本人成人の半数がメタボないしその予備軍に編入される仕組みになっています。また、別のテーマですが、日本脂質栄養学会による『長寿のためのコレステロールガイドライン』（二〇一〇年版）では、これまで日本動脈硬化学会などが示したガイドライン（たとえば悪玉といわれるＬＤＬコレステロール一四〇mg／dℓ以下、総コレステロール二二〇mg／dℓ以下）にはなにも根拠がなく、むしろＬＤＬも総コレステロールも高い方が総死亡率を下げる、つまり長寿であることを立証していました。コレステロールを低下させるスタチン類はこの国で年間二五〇〇億円を売り上げ、関連医療費はその三倍になっていますが、このスタチン類はなるほどＬＤＬコレステロール値を下げる効果はあるものの、肝心要の心疾患予防には効果がないということも製薬会社と利害関係をもたない研究者によって明らかにされてきました。

上記したところは、検査の基準値を下方に修正すれば患者がふえて医薬ともに潤うというわかりやすい事実をしめす具体例ですが、精神科領域では同様の事態が、しかし、容易には可視化できないままに進行しているようです。とくに〝うつ〟。この問題については井上芳保「精神医療の権力性とどう向き合うべきか」（井上編著『健康不安と過剰医療の時代・医療化社会の正体を問う』長崎出版、二〇一二年）や、雑誌『週刊金曜日』九五四号（二〇一三年八月二日）の山岡淳一郎責任編集による特集「抗うつ薬の〝白い闇〟と若者の自死リスク」を是非参照していただきたいのですが、それらの論考から垣間見えてくるのは、〝うつ〟が増加したから抗うつ薬がふえたのではなく、抗うつ薬が大々的に使用されるようになってから〝うつ〟がふえたという事実であり、また、自死の増加は〝うつ〟によるものというよりは抗うつ薬により多くの原因があるらしいという点でした。ことに高価な新規抗うつ薬ＳＳＲＩ（選択的セロトニン再取り込み阻害薬）が許可された一九九九年以降、一方で「うつは心の風邪」というキャッチコピーで人々の不安を掻きたて、しかし、一方で不安をかきたて、他方では治るという希望をもたせ、しかる後に早期受診・早期治療の行動をうながすというタイプのキャンペーン（啓発活動）が展開され、たとえばＳＳＲＩのパキシルを売り出したグラクソ・スミスクライン社はいまや年間五〇〇億円以上の売り上げを達成しています。高血圧、コレステロール、メタボなどは検査基準値の操作によって、患者をふやし、薬剤を大量投与することで医薬に巨富の利が確保できますが、精神科領域にあっては基準値などは原則的に存在しないので、おおむね医師の主観がすべてを決定します（むろん、良心的な精神科医がいないわけではありませんが）。

以上にみたように、医療化のベースには常に〝定義〟という問題が横たわっていることがわかります。たとえば、高血圧の場合、すでに述べたように、現在、日本高血圧学会が示す正常血圧は上（最高血圧）が一三〇㎜Hg未満、下（最低血圧）が八五㎜Hg未満となっていますが、一九八七年の旧厚生省の基準では上が一八〇未満、下が一〇〇未満でいわゆる正常値とされていました。血圧は低い方がよいとの考え方には実は何の根拠もありませんし（高い血圧が原因となる強い自覚症状がある場合は別ですが）、現に、基準を切り下げて早期から降圧剤を投与しても、それによって死亡率をさげたことを示すエビデンスもありません。

コレステロールにいたっては、低値よりも高値の方が長寿である事実が実証されました（肥満の方が痩身よりも長寿であるという事実もあります）。

先にあげたバルサルタン疑惑は、学界、製薬業界、それに厚労行政の非行的結託による〝定義〟のやり直しと、それを利用した利益の分配のあり方を露骨にしめした典型的な事例であるといえるでしょう。高血圧は事後的に何らかの問題につながる可能性をもつリスク要因とまではいえるにしても、リスク要因をそれ自体として〝病気〟にすりかえるのはまさしく〝定義〟の問題に帰着します。つまり、それ自体は〝病気〟と見なされないがゆえに、〝病気〟と見なすための〝定義〟が必要になるわけです。このレベルで医療化を考えれば、不美人・加齢・肥満などへの医学的介入をはたす美容外科（形成外科の一領域ということになっています）と上記した諸問題との間にさほどの懸隔もないのではないかと思われます。前出の医療社会学者P・コンラッドは別の辞書的な記述の中で、医療化について「問題の医学的枠組みをつくることを擁護する道徳的勧進元をもとめる集合的にして政治的な実践である」と説明していました（P. Conrad, 2007, Medicalization of Deviance., G. Ritzer ed.

Encyclopedia of Sociology, vol. IV, Blackwell Pub., p.1111）。非医学的な問題を変調とか病気とかの医学的用語においてとらえるようになるプロセスが医療化の内実ですが、結局、それは社会統制・権力・権威と市民大衆との関係に収斂するものでもあるのです。

（4）暗中模索の脱医療化

医療社会学者P・コンラッドは比較的最近の著書で、現代社会において医療化の進展が押しとどめられたり、減衰していくことはもはや想定することもできないとしていました（P.Conrad, 2007, The Medicalization of Society, Johns Hopkins Univ. Press, p.164）。医療化においては、T・パーソンズのいう古典的な sick-roll（病人役割）が拡張的に適用される結果、個々人の多様な差異が「病理」と解釈され、「正常」と「異常」を決定することがもっぱら医学的方針にゆだねられ、それに連動して医学・医療のまなざしがそのまま社会統制として作動する結果、パノプチコン的な医療的監視が社会問題を個人化ないし非政治化してしまうのですが、P・コンラッドの描き出すアメリカの状況はいざしらず、この国における医療化状況をみるにつけ、たしかに私もまた何ほどか絶望的な気分にならないではいられません。まして脱医療化を明確に展望することは相当に困難なのではないかといわざるをえません。

医療化においては、すでに述べたように、つねに〝定義〟が先行します。たとえば〝メタボ〟、あるいは〝喫煙〟などが典型的な事例です。メタボの三徴候（腹囲、血糖、コレステロール）が何かの病気のリスク要因になる可能性はいたって低いものの皆無ではありませんが、医療化社会ではそれどころではなく、リスク要因がただちに病気と判定されますし、喫煙にたいしてもいまや禁煙外来が設けられ、禁煙治療もおおむね保険適用になるなど、喫煙それ自体が治療されるべき病気としてカウントされています。病気に直結しようがしまいが、その可能性のある事柄や行動を逸脱として定義しさえすれば、あとは医学的規定がそれを〝科学的〟に追認するだけのことです。これが逸脱の医療化の出発点であって、その後は〝定義〟にしたがって、医療の内外の利害関係者によって立法化などの要求運動が組織され、要求された事柄が政治的に正当化されるという仕組みです。医療化は医学的であるよりは政治的・経済的な問題によってひきおこされる事態であるというべきですが、問題は、市民大衆の病気へのオソレ（スーザン・ソンタグのいう〝隠喩〟の暴力性への屈服）がこの医療化の推進エンジンとしても作用するところにあります。本質的には利益追求型の資本主義的な社会統制でしかない事態が、したがって本質的には市民大衆にとって桎梏でしかない事態が、歓迎すべき〝善政〟として受容されるところに抜き差しならぬ問題があるというべきです。

医療化は、診断される人々の激増と、診断カテゴリーの激増を必然的にともなうものですが、それのみならず既成の診断カテゴリーを拡張することもあります。たとえば、精神医学カテゴリー、とくに機能障害はこのようなカテゴリーの拡張をうけいれやすい領域といえます。いわゆる〝ひきこもり〟もいまや診断され、治療されるべき対象と化しています。たとえば、『ひきこもりの評価・支援に関するガイドライン』を作成した厚労省科学研究費補助金研究事業「思春期のひきこもりをもたらす精神科疾患の実態把握と精神医学的治療・援助システムの構築に関する研究」（研究代表・齋藤万比古、二〇〇七年）の文中には「ひきこもりの平均開始年齢は二二・三歳で、生涯有病率（生涯に一度はひきこもり経験がある人の割合）は一・二％」などといった記述があり（八頁）、〝ひきこもり〟を病気として明確に位置づけています。そして、「ひきこもりと精神障害」の項目では、〝ひきこもり〟と関連の深い精神障害として、広汎性発達障害、強迫性障害を含む不安障害、身体表現性障害、適応障害、パーソナリティ障害、統合失調症をあげ、「ひきこもりの大半の事例には多彩な精神障害が関与しており、中でも発達障害の関与は決して稀ではない」としていました（一〇頁）。

一昔も前なら、「ちょっと変った子」「少し困った子」ですませた存在が、いまや医学カテゴリーの餌食になって診断と治療の対象となり、こうした動向は当然のことに政治課題にも連動して、二〇〇四年の文科省のガイドラインでは、「特別支援教育」は、いわゆる従来の障害児教育の対象者だけを対象にするのではなく、LD（学習障害）、AD／HD（注意欠陥／多動性障害）、高機能自閉症をも含めて教育・指導すべきであるとしました。医療社会学者P・コンラッドは先に引用した辞書的な文章のなかで、おとなへのAD／HD概念の適用拡張について指摘していました（一一三頁）。つまり、AD／HDの「多動」だけではなく、「注意欠陥（不注意）」に着目することで、年齢基準の引き上げをしているという指摘です。検査基準値を引き下げることによって患者を大量生産するのと似た手口がここでも採用されていることがわかります。

現在、この国でAD／HD治療の効能・効果が承認されている薬はメチルフェニデート塩酸塩徐放錠（コンサータ）とアトモキセチン塩酸塩（ストラテラ）があります。なお、コンサータが発売されるまで適応外で使われていたメチルフェニデート塩酸塩製剤（リタリン）は二〇〇七年、その不適切処方とそれによる依存や乱用が問題になりました。それにしても、自閉症スペクトラム（広汎性発達障害を連続的にとらえた概念のようですが、私にはその内実がよくわかりません）にたいして、中枢神経刺激薬、抗精神病薬、非定型抗精神病薬、抗うつ薬（SSRIなど）、抗てんかん薬、抗ヒスタミン薬、循環器用薬、コリンエステラーゼ阻害薬等々、おそるべき多種多様な薬剤が用いられています。日本小児神経学会はそのホームページに「抗精神病薬、循環器用薬などによる治療は、このような行動上の問題を抑制、緩和するのみならず、子どもたちの精神的ストレスを減らしこころの安定をもたらします。さらに治療教育への導入を容易にします」などと記し、薬剤治療と治療教育の連結を打ちだしています（http://child-neuro-jp.org/visitor/qa2/a32.html）。

アメリカではAD／HDの出現率を八〜一〇％とみなしているようですが、この国では、たとえば内山有子らによると、小学校の養護教諭がAD／HDと考えている児童は一〇〇〇人当たり三・七人で、そのうち医療機関で確定診断されているものは一・二人とかなり少ないようです（内山有子・田中哲郎「ADHDの実態と診療体制について」、『保健医療科学』54－2、国立保健医療科学院、二〇〇五年、九四頁）。しかし、それでも「発達障害」の一つとして問題視された結果、全国公立小中学校四万一五七九人を対象とした初の全国実態調査で、担当教師の判定によるAD／HDは二・五％、LD（学習障害）を含めると六・五％（文科省、二〇〇二年）ということになり、これを受けて二〇〇五年四月、「発達障害者支援法」が施行されることになりました。二〇〇二年時点で約六〇〇〇人が治療を受けていましたが、いまやその数はさらに膨れ上がっているものと思われます。すでに記したように、ここでもAD／HDが治療に値する病気であろうがなかろうが、その可能性のある事柄や行動を逸脱として定義しさえすれば、あとは医学的規定がそれを〝科学的〟に追認し、この〝定義〟にしたがって、医療の内外の利害関係者によって立法化などの要求運動が組織され、要求された事柄が政治的に正当化されるという、そういう流れが露骨に示されているとおもいます。AD／HDだけでもアメリカなみの八～九％の出現率を確保するならば、関連業界（精神神経科医、製薬業界、文科・厚労行政）の繁盛ぶりは目にあまるものになるにちがいありません。

以上、本稿をつうじて縷々述べてきたように、医療化の手口は相当程度まで可視化できるようになっています。しかし、その対抗概念としての脱医療化の方途はなお明確にはなっていません。しかし、まったく見込みがないともいえません。最後にこの点について考えてみます。

アメリカでは、アメリカ精神医学会の『精神障害の診断統計マニュアル』第三版（一九七三年）以降、同性愛が精神障害の名簿からはずされ、とにもかくにも同性愛は脱医療化をかちとりました。なおも精神科医の少数派は同性愛の医療化を主張していますし、市民大衆の一部も同性愛を病気とまでは決めつけないまでも、やはり逸脱と見なしているにしても、少数者の闘いが歴史の底上げをある程度実現した結果、市民大衆の大部分が同性愛を〝風変わりではあるが、セクシュアリティの一つのあり方〟と認識するようになって、同性愛は医療化のリストから除外されたのです。脱医療化は、むろん公式的な医学的枠組みが取り払われることが決定的に重要ですが、そのためには医療化の対象とされてきた人々を中心にした異議申し立て運動が不可欠であって、社会学的な構築主義の観点からいえば、この異議申し立て運動が同性愛を差別問題として構築し、それによって同性愛の脱医療化がなりたったとかんがえられます。ただし、同性愛がふたたび医療化の俎上にのせられないという保証もないのですが。

医療社会学者P・コンラッドが注目するのが障害者の権利回復運動です。「脱医療化に成功した例として、障害者の権利回復運動がある。（略）その到達点の一つが、障害が第一義的に医学的な問題ではなく社会的な問題であると定義の変更をかちとったことである」と述べており、私もこの指摘に賛同します（P. Conrad, 2007, The Medicalization of Society, p.157）。賛同はしますが、その賛同は全面的ではありません。確かに医療化は障害者からすれば、地域に生き、地域の学校へ行くというごくありふれた望みを断ち切る役割を果たしてきました。しかし、私には、以前に読んだ精神科医・石川憲彦のつぎのような文章が頭に残っているのです。「〈〝障害〟は病気ではない。だから治す対象として〝障害〟をとらえることが誤っている〉という障害者からの指摘は正しいと思う。しかし、病気と〝障害〟との差異を強調することだけでは不充分である。それはたちまち〝障害〟だけを孤立させることになる」（石川憲彦『治療という幻想・障害の医療からみえること』現代書館、一九八八年、三五〜六頁）。このような形での〝孤立〟は、人間総体が障害の有無にかかわらず集団や社会のなかで活動するうえで不可欠なものを獲得できる所以にはならないとおもわれるからです。

周知のように、障害概念はimpairment、disability、handicapの三側面からとらえられることがおおく、impairmentは医学が、disabilityはリハビリが、handicapは社会福祉が担当するものと理解されています。ここで、やはり石川憲彦を引用しますが、「医学的治療の対象としての障害者が、社会的自立を求め解放された人間へと変化してゆく過程が、常に身体的損失impairmentと能力不全disabilityによって障害されるという今日の障害者のありようが、この分類（三側面）を拒むのである」

（前掲書、三〇頁）という事実こそが重いのだとおもいます。つまり、障害の脱医療化は、仮にそれが全面的に実現したとしても、それ自体だけでは障害者の解放を担保するものではありえないという次第です。むしろ、精神科医の故・小澤勲（私事ですが、小澤は私の亡兄の中学時代以来の親友でした）がいうように、「肝臓障害者とか胃腸障害者などという日本語はないわけで、精神障害者が精神障害者とよばれるのは、彼らに押しつけられた社会的役割なのである。つまり、彼らは精神障害者として存在させられているというべきである」ということ、そのことが重大だとおもいます（小澤勲編著『呪縛と陥穽・精神科医の現認報告』田畑書店、一九七五年、一九九〜二〇〇頁）。ここでの役割とは、T・パーソンズ流の予定調和的なsick-rollではなく、権力的強制による役割の強烈な付与でしかないことはいうまでもありませんが。

同性愛者の反差別運動や障害者解放運動が脱医療化の方向性をある程度までしめしたことは事実ですが、それらの運動的局面においても、さまざまな問題が介在することは以上にみたとおりです。精神障害者が精神障害であるのは、彼らが精神障害者としての役割を担わされて精神障害者として存在させられているからであるとすれば、精神障害者の脱医療化が不可欠であることは当然としても、彼らに精神障害者としての役割を担わせている社会そのものの脱医療化がまず第一義的に重要になるわけです。残念ながら、私の現時点での思想的・理論的水準においては、社会の脱医療化のイメージはなおも朧げで頼りないものであるにすぎず、〝模索〟とはいうものの、まさに〝暗中模索〟にとどまっています。

（5）おわりに

脱医療化を単純な意味での脱病院化と把握する方向もないとはいえませんが、単純な意味での脱病院化ならば、現時点においても異様な形で進行しているといえます。早い話が、この国の政財界は社会的入院の削減による病院病床のカット、在宅ホスピスの慫慂などに象徴される在宅医療の推進など、要するに、医療費削減の要請にもとづく権力的な脱病院化を進行させているのであって（この文脈でいえば、安楽死・尊厳死の合法化策動も権力的な脱医療化の範疇におさまるものといえます）、I・イリッチが問題化した脱病院化とは縁もゆかりもないものです。

私は、本稿を書きはじめる段階で、脱医療化を模索するうえでは、いわゆるホリスティック・メディスン（全人的医療）や代替補完医療も検討材料になるのではないか、もしかするとそれらが脱医療化をある程度まで展望させてくれるのではないかという思いをもっていました。また、俗にいう「主体的お産運動」（アメリカではnatural childbirth movement＝自然なお産運動とよばれています）も、不要で過剰なお産への医療介入を阻止する脱医療化の動向として検討にあたいする課題であるとも考えていました。しかし、現在の私には、それらを考察する時間的余裕がなく、なによりも紙数が尽きてしまいました。これらの課題についての現在の私の感覚は、それらホリスティック・メディスンも代替補完医療も、さらには主体的お産運動も、脱医療化をめざすものにみえて、その実のところは、医療化の別の形での再編なのではないかという方向に流れ込みそうなのですが、まだ断言はできません。他日を期して、必ず見通しをつけたいとかんがえています。

コラム 9

隠喩としての〝癌〟

『毎日新聞』（二〇一四年三月十七日）の医療・健康面（この面は、かつて私が毎日新聞東京本社学芸部にいた頃、一人で担当していたページです。今はかなり様変わりしていますが）に、「三十七年で四つのがん　その都度多くのことを教わった」と題して、前衆院議員・与謝野馨さんが登場、興味深い話題を提供していました（筆者は医療ライター・伊波達也さん）。

与謝野さんは周知のとおり、与謝野晶子・鉄幹の孫。三十九歳で政治家の道を歩みだした直後、悪性リンパ腫に罹患。病院で読んだ本には余命二年とあって衝撃を受けたが、「もし悪い結果になっても、あいつは立派だったと言われるように生きようと思いました」と。それから十年後、腸間膜への転移が見つかったが、なんとか克服。そして、自社さの村山内閣で文相として初入閣。二〇〇〇年に落選した直後、今度は直腸癌。その翌年に前立腺癌。そして、二〇〇六年には下咽頭癌。この時は、手術で除去した組織を自分の皮膚で再建する大がかりな術式だったといいます。この頃、『全身がん政治家』（文藝春秋）という本を出版したそうですが、私は読んでいません。そして、二〇一二年には声を失う手術を余儀なくされ、そこで政界を引退。実にすさまじい癌との付き合いを続けつつ、長く政治の一線にありつづけたのですから、その思想とは別に、私は無条件に尊敬してしまいます。

与謝野さんは癌の転移を経験しているので、近藤誠『患者よ、がんと闘うな』（文藝春秋）に依拠していえば、それは「本物のがん」だったことになります。近藤医師によれば、転移のあるものを「本物のがん」と呼び、それはいかにしても治癒に導くことができず、他方、転移のないものはいわば「がんもどき」であって、放置しておいても死の転帰をとらないことになります。つまり、近藤説によれば、癌に対する一切の治療は無意味であって、癌検診自体もナンセンスだということになります。「がんと闘うな」と主張する近藤医師は慶応大・放射線科の講師をながくつづけてこられました（たしかこの春に定年退職されたはずです）。放射線科医師の主要な仕事の一つは癌への放射線治療ですが、近藤医師は患者に「がんと闘うな、無意味だ」と言い、あるいは「ほんもの」もしくは「もどき」への放射線治療の施療を拒否してこられたのかどうか、それを私は知りません。

「本物のがん」患者である与謝野さんは、四つ目の下咽頭癌の手術を受けて、すでに八年が経過しています。与謝野さんの癌が全治しているのかどうかはわかりませんが、少なくとも八年が経過している事実は重要だと思います。癌の予後は五年をみるのが常識ですから、与謝野さんはかぎりなくサバイバーの領域に達しているのではないかとかんがえられます。してみると、近藤説はこの与謝野さんのケースをも「がんもどき」と評価することになるのかもしれませんが、どうもリアリティに欠けます。

私自身は今から二十五年ほどまえに大腸癌に罹患、外科的に除去し、とりあえず現在まで転移も再発もなく経過してきました。近藤説にしたがえば、たぶん私の場合は「がんもどき」であり、治療の必要がなかったケースに該当するものと解釈すべきなのかもしれません。だが、しかし、私は自分の異常を排便時の出血で現認したのです。痔もちではなく、とくに消化器に異常のなかった状態での出血を現認したあの時（むろん、その時点では近藤説など存在しませんでしたが）、長い医学記者の経験から、それが何を意味するのかをおおむね察知したのですが、その時、私は何をすべきで何をすべきでなかったのか、いまなおその解を見出せていません。

外科療法も放射線療法も化学療法も対癌治療として決定的なものでないことは事実ですし、否、それどころか、それらの療法の逆機能によって死にもいたる症状悪化が惹起されることさえ少なくありません。しかし、逆に、それらの療法によって生還が実現する与謝野さんのような実例があることも事実なのです。

私は、スーザン・ソンタグ流の「隠喩としての病い」の想念にとらわれすぎているのかもしれません。しかし、ここが複雑なところですが、私自身はスーザン・ソンタグのような科学信仰におちいっているわけでもありません。つまり、隠喩の暴圧は科学の進展によって克服ないし払拭できるとは私も単純にはかんがえないのです。いっそのこと、ひと思いに近藤説に没入すれば、気分は一挙的に明朗になるのかもしれません。もちろん、近藤説は単なる思いつきの羅列ではなく、それなりの科学的な手続きを経ての知見です。とすると、近藤説による気分の明朗化もまた、ひとつの科学信仰の具現ということになるかもしれません。

この国の人々の二人に一人が癌に罹患し、三人に一人が癌死するという現実はやはり重要です。癌罹患の要因はさまざまに取り沙汰されていますが、私の考えでは、この国の人々の生命の延長＝長寿化が最大の要因です。長寿を喜びながら癌を忌避するのは矛盾以外のなにものでもありません。この矛盾が、かつてスーザン・ソンタグが描出した癌にまつわる隠喩をまったく別の内容をもつ隠喩によって塗り替えてしまう可能性もおおいにあるように私には思われてなりません。

癌と上手に付き合いつづけてきた与謝野さんは、さすがに癌への見極めができているようで、私としても同感するところがかなりありました。たとえば、「〝患者に夢中にならないこと〟も大切」という発言。癌患者のレッテルを張られると、そのレッテルが要求する役割演技に夢中になるのが通例ですが（私自身も、癌と診断された直後、〝患者に夢中になった〟時期があります）、癌になったからといって反省したり生活を改めたりする必要があるのかどうか。「僕はだめですね、酒も煙草もやめられません」と与謝野さん。自分の価値観や人生観を堅持しながら癌と付き合うこと、他の病気と同様に、癌においてもそのようにありたいという与謝野さんに全面的に賛同します。

与謝野さんはまた、「患者としての自分と、その自分を客観視できるとするもう一人の自分をもつこと」とも言っていました。私もそうあるべく、入院中はかなり綿密な日記をつけていました（日記の抜粋は、退院直後の本通信において再現しました）。科学信仰におちいらず、隠喩としての癌にのみこまれない、そのような生き方を私もまた一応は続けてきました。今後もこのスタイルを持続したい。

（『試行社通信』二〇一四年四月号）

コラム10 二十歳までに死ねば、〝癌死〟はゼロ

肺癌の原因を煙草に求め、煙草攻撃を進めてきた人たちが、最近はかなり戦略を改めたようで、あまり煙草肺癌原因説を強調しないようになっています。しかし、これは可笑しいのであって、肺の扁平上皮癌はやはり喫煙由来のものが多いのですから、煙草説を取り下げるのは拙いのではないか、などと私はまったく余計な忠告をしたい気分になります。

ただし、この国で激増している肺癌は煙草と相対的に関係の薄い肺の腺癌なのです。この三十年間でこの国の喫煙者は三〇％減少しましたが、肺癌は三倍に増加しました。喫煙者が減ったのに肺癌がふえているのは、大部分この腺癌によるものです。だから、煙草攻撃家はやむをえず路線転換し、肺癌ではなく心筋梗塞を強調するにいたったと断言できます。

素人ながら私はこれまで肺癌増加の原因を自動車の排気ガスを含む大気汚染、それにアスベストに求める立場に立ってきました。この推測はおおむねあたっていると確信しますが、それらと同程度に気になっているのは、というか最近になって気になってきたのは原発由来の放射性物質です。周知のように、原発は事故を起こさず普通に稼働しているときでも放射性物質を排出します。この国の原発は稼働後四十年ほど経過したものが多く、肺癌の増加カーブとおおむね照応しているのです。近い将来において、意欲ある疫学研究者が排気ガス、

アスベスト、原発等々との関連性を実証してくれるのではないかと、私は期待します。

ここで私が何を言いたいのかというと、あらゆる疾病について単独の原因にこだわることは、かえって医学的でも科学的でもないのではないか、という点です。その意味で、最近話題になっている米女優アンジェリーナ・ジョリーさんが受けた乳癌予防のための乳房切除術は大きな問題を含んでいるのではないかと、これも素人ながら私はかんがえます。この国でもすでに聖路加国際病院がこの治療法について病院内の倫理委員会の承認をえたらしく、また同じ東京のがん研有明病院でも倫理委員会に申請するということです。

ジョリーさんは、『ニューヨークタイムズ』に掲載され注目を集めたエッセイで、検査でBRCA1遺伝子の変異が見つかり、今年初めに両乳房の切除手術を受けたことを明らかにしたそうで、彼女の母親が約十年間におよぶがんの闘病生活の末、五十六歳で亡くなったことが遺伝子検査を受けたきっかけだったということです。

『ウォール・ストリート・ジャーナル』（五月十五日付、日本語電子版）によると、米国では毎年、約二三万二〇〇〇人の女性が乳癌の診断を受けるらしい。米国立がん研究所（NCI）は、BRCA1とBRCA2という二つの遺伝子の変異は乳癌全体の一〇%に満たないと説明しているといいます。しかしNCIによると、二つの遺伝子のどちらか一方、あるいは両方に変異のある女性が一生のうちに乳がんを発症するリスクは約六〇%、こうした変異のない女性の場合、リスクは一二%だということです。

この予防切除を報道したメディアのトーンからは「乳癌に関与している遺伝子の変異があ

る」ということを「乳癌である」ということとほとんど同一視したムードが感じられます。また、遺伝子変異があれば必ず乳癌になるというニュアンスも感じとれましたが、そんなことはありえない、完全なイデオロギーです。『ウォール・ストリート・ジャーナル』がいうように、遺伝子変異による乳癌は乳癌全体の一〇%にもみたないことにもっと注目すべきだともいます。癌細胞の性状の違い（遺伝子変異・組織型・細胞異型度・ホルモン受容体・がん抑制遺伝子等）のなかの一要因でしかないのではないか。

この国の人の三人に一人が癌死する時代です。長寿化というプラスが含み込む不可避のマイナスです。乳房切除による乳癌予防というストーリーは、人間二十歳になるまでに死ねば、癌死はゼロになるという話とどこかでつながる気がします。癌は特定の臓器・組織の病気でもなければ、感染症でもなく、遺伝子に異常が起きてできた癌細胞が分裂・増殖を繰り返して、周囲の臓器・組織を破壊する病気です。様々な理由で遺伝子に異常が生じることは避けられず、したがって課題は、できた癌細胞の増殖・分裂を抑制することであって（そのためにはNK細胞を活性化させる、つまり免疫力を高めることです）、遺伝子の異常を抑制することではないはずです（そもそも、そんなことは不可能なのですから）。

乳癌の予後は他の癌に比較してかなり良い方の部類に属します。ステージ1なら子宮ガンのステージ1と同様、一〇〇%の完治が期待できます。ゆえに乳癌は初期の「非浸潤性乳管癌」の状態で治療を行えるようにすれば、ほとんど問題はないはずです。乳癌が発見されてからしかるべき治療を受けても決して手遅れにはならず、予後もさほど悪くないのですから、乳癌が気になる人はやはり定期的にマンモグラフィなどの検査を受けて早期発見につとめ、発見されてもホルモン療法などをすれば、別に乳房切除という予防？手術を受けなくてもよいのではないかとかんがえられます。

この問題を報じるメディアを見ていて感じたのは、いつものことながら、医療の商業性でした。つまり、医師と臨床検査会社（この国の場合は、ファルコバイオシステムズが圧倒的に多い）との癒着というか結託というか。現時点での遺伝子検査費用は二五〜三〇万円といわれていて、まさにドル箱です。この点にも注意したい。

（『試行社通信』二〇一三年六月号）

コラム 11

煙草が放射能の隠れ蓑？

俳優で芸能研究者の小沢昭一さんは普通のヘビースモーカーを超える愛煙家です。この小沢さんが㈶たばこ総合研究センターの機関誌『Tasc Monthly』（二〇一一年九月号）に「小沢昭一的たばこ愛好の弁」を特別寄稿していて、きわめて独善的・独断的議論の展開をおもしろく読めました。

私は二年ほど前、たばこ総合研究センターで医療社会学領域の講演をしたことがあって、それ以来ずっとこの機関誌を無料でおくってもらっています。ひろい意味での煙草文化論がガチガチの学術論文やら軟弱なエッセーやらをとおして考察されていて結構よくできた雑誌だとおもいます。

二年ほど前の講演の時には主催者から「煙草をすいながら講演してくださって結構です、そのかわり聴講者も喫煙しながら拝聴しますので」と。東京・虎ノ門のＪＴ本社は当然といえば当然ながら治外法権というか、愛煙家のオアシスというか。さすが換気装置は充実していて、部屋中煙だらけにはなりませんでしたが、それにしても聴講者の半分ほどが喫煙し、私も時々。左手に煙草や珈琲茶碗、右手でパワーポイントを操作するという実に優雅な講演風景とはなりました。

小沢さんの文章は「私、常日頃から、たばこほどからだにいいものはないと力説して歩いている男なのです」との書き出しではじまります。私は一日二〇本程度の愛煙家ですが、煙草が体にいいなどとは思ったこともありません。しかし、八十二歳になる小沢さんが「今日まで元気に仕事をしてこられたのも、大いにたばこのおかげだと思っております」というと、なんとなくそんな気分にならないこともない。また、「元気な年寄りがたばこを吸っているのをみれば、どこかからだにいいところもあるんじゃないかとしかおもえない。何がいいって、やっぱり心にいいんじゃございませんか？」の〝心にいい〟の部分は、確実にただしい主張です。ただ、「周りを見ておりましても、どうも年寄りで元気なのはみなたばこを吸っておりますね」というのは、むろん根拠のない独断です。煙草を吸っているから長寿なのではなく、煙草を吸っていても長寿の人がいるというのが本当のところです。

小沢さんの主張に心から賛同できる部分もあります。たとえば、「たばこが悪いというのは、アメリカのマネじゃございませんか」という論点などもろてをあげて賛成します。「悪いといわれるようになったのも、ハンバーガーからコンビニから何でもかんでも日本の生活文化がアメリカナイズされてからでございますからねぇ」という指摘など、そのとおりだ、イヨッ大頭領！と掛け声のひとつもかけたくなります。「私はどうもアメリカが好きではないんでございまして、たばこのこともアメリカ流れの風潮ではなかろうかと思えて仕方がないんでございます」との物言いも、私のアメリカ嫌いの方向性と内容に一致はしていないものの、おおむね同感。

「世の中全体がそっちのほうへ流れていくと、それに反発するに如《し》くはないという考え方が、からだの中に入って出てこないのであります」というのは、いかにも小沢さんらしい発想法で、これにも賛同します。敗戦によって裏切られた軍国少年・小沢昭一としては「世の中全体が是としていることは、まず眉にたっぷり唾をつけて疑ったほうがいいぞという習性、教訓が身についてしまったんでございます」といわざるをえないのでしょうね。

小沢さんの特別寄稿の文章をよんで、その直前の雑誌『世界』（二〇一一年九月号）に掲載された一本のインタビュー記事をすぐにおもいだしました。話し手は肥田舜太郎医師、聞き手はフリーライターの守田敏也さん。一九一七年生まれの肥田医師は広島の爆心地から六kmで被爆し、その直後から被爆者救援・診療にあたってこられた医師で、低レベル放射線研究の第一人者であるアーネスト・J・スターングラス博士から直接の指導をうけた経験ももっています。インタビューのなかで肥田医師は、統計学者ジェイ・M・グールドの著『内部の敵』を引用しながら、アメリカでの出来事を次のように説明していました。

この本の中でアメリカ国内の被曝について、米政府の発表では、一九五〇年から一九八九年までの間に乳癌死亡率が二倍にふえ、最高にふえた郡では四・八倍にもなっていたと記されていたらしい。癌の発生率が上がった一三〇〇以上の郡に共通する発癌因子を一つずつコンピューターに入力していったところ、全部に関係する因子が一つだけあって、核施設から一〇〇マイル以内の郡に癌がふえていることがわかったそうです。グールドは放射線被曝の影響で乳幼児死亡率や低体重児出生率が増えたこと、免疫不全が拡大したことなども明らかにしているということです。肥田さんは「アメリカには原発だけではなく、核兵器の材料のプルトニウムを生産するためのウラン採掘鉱山や濃縮工場などがたくさんあります。ここで放射能漏れが繰り返し起こっていたのですが、軍事機密として隠されてきました。しかも核施設は農場地帯に多く、放射能汚染されたミルクがニューヨークなどの大都市に運び込まれていました。(略)その上、通常の原発の運転でも、許容量と称して放射性物質が出ており、それも深刻な被曝を起こしています」と発言していたものでした。

小沢昭一さんのヘンテコリンな文章と、肥田医師の発言とをつなげてかんがえてみると、一つのイメージ的な仮説がうかびあがってきます。そのイメージ的仮説をおそろしく単純化していえば、放射能の害を煙草の害におしつけるアメリカン・タクティクスがうかびあがるのではないか、ということになります。アメリカではこの国よりも十年以上早い段階で嫌煙運動がはじまりましたが、肺癌の発生率も死亡率もさほど変化していません。この国の事情をみると、この三十年間で喫煙者は約三割減少したのに肺癌死は三倍にふえています。しかも、この三十年間で煙草のタールもニコチンも非常にライトなものになってきました。肺癌の増加分の大部分が腺癌の増加によるものとされています（全肺癌の六〇％が腺癌です）。元来煙草との因果関係が問題視されてきたのは扁平上皮癌および小細胞癌であって、腺癌は喫煙とは相対的に無関係であるとかんがえられてきました。

㈶放射線影響研究所が二〇〇七年に発表した「喫煙と放射線被曝が肺癌の各組織型に及ぼす影響――日米共同調査による新しい知見」には以下のような記載がありました。「肺癌は三つの主な細胞型、すなわち扁平上皮癌、小細胞癌、腺癌に分類される。喫煙はこれら三種類の癌すべてに関係することが示されているが、腺癌よりも扁平上皮癌および小細胞癌との関係が強い。原爆被爆者においても、放射線被曝により肺癌の主な三種類のリスクがすべて増加していることが認められるが、小細胞癌のリスクは他の二種類よりも大きいように思われる」と。

要するに、喫煙も放射線被曝も肺癌のすべての細胞型にとってのリスク要因になるが、喫煙は扁平上皮癌および小細胞癌と関係が深く、放射線被曝は小細胞癌との関係が深いというわけです。ここでは喫煙も放射線被曝も同罪扱いされていますが、放射線被曝と腺癌との関係に言及していないところに大きなトリックがあるように思うのは私だけでしょうか。

もうひとつ、文科省が㈶放射線影響協会に委託した「原子力発電施設等放射線業務従事者に係る疫学的調査」をみることにします。これは二〇〇七年までの十六年間、約二一万人を対象にした調査です。結論だけみると、放射線業務従事者では肺癌による死亡率が他の癌や他の疾病による死亡率よりも顕著に高かったということです。報告書では「喫煙の影響を排除できないので」と曖昧というかエキスキューズのような文言を書き入れていますが、やはり、どうかんがえても、喫煙だけでは説明できない肺癌の増加が放射線業務従事者にみられたのです。

原子炉というものはいわゆる事故をおこさないでも常に放射性物質を排出しており、被曝という観点からすれば、平常運転そのものが事故とみなされるべきなのだとおもいます。教科書によると、原子炉運転中に放出される放射性物質の大半は放射性希ガス（おもにキセノン133）としるされています。これを吸うことで呼吸器としての肺がもっとも被曝の影響をうけることは素人にもよくわかることです。

〈3・11〉の四日後の三月十五日頃、各地で観測されていた放射線の鋭い強いピークが何に由来するのかが謎とされていましたが、㈶日本分析センターは四月一日、それが放射性物質キセノン133であることをつきとめたと発表しました。前にしるしたように原子炉の平常運転中にも希ガスは放出されているのですが、この時はいつもは原子炉の中でしかおきない核分裂生成物としての希ガスが外部に飛散していたわけで、その時点で実はメルトダウンが想定されてもよかったはずです（東電がしぶしぶメルトダウンをみとめたのは五月十二日になってからでした）。このような言い方は不穏当かもしれませんが、放射線業務従事者のまさかのリスクがあの時には全国民化したのではあるまいか。

以前の私は、喫煙由来ではない腺癌の増加をアスベスト等にもとめる立場でしたが、どうやら放射線被曝がかなりおおきく作用しているのではないかとかんがえるにいたりました。むろん、私は肺癌と喫煙との無関係性を主張するつもりはありませんし、小沢昭一さんのように煙草は健康によいといいたいわけでもありません。ただこの間の事態の推移を冷静にふりかえると、放射線被害を過少にとらえるために極端に煙草をスケープゴートにしてきたのではないかという印象は率直にいってもたないではいられません。このような戦略を考案したのがアメリカであることはまちがいなく、その意味では小沢さんの〈アメリカ嫌い〉を断固として支持します。最近の私は、喫煙席ありの喫茶店やレストランをみつけると、無性にうれしい。喫煙者はいま卑屈なまでの自己規制をしいられていますが、喫煙者と非喫煙者の対話はとざされたままです。喫煙文化を議論したいなぁと思うのに。（『試行社通信』二〇一一年十月号）

第五章　延命治療は〝無意味〟なのか？
――安楽死・尊厳死法制化策動を批判する

（1）はじめに

近年ますます「延命治療」がマイナス・イメージのもとに言表される機会がふえてきました。多くの場合、「延命」には〝単なる〟や〝いたずらな〟、さらには〝無意味な〟などの修飾語が付加され、それがために、それは今日的な生と死の回収の表現として猛威をふるいつつあるといわねばならぬほどです。その実体がきわめて曖昧な「終末期」という概念（死までの数時間から数日間を「終末期」と定義する医師もいれば、一年間という長期の「終末期」を想定するおそるべき医師もいます）を特定の身体の形態と状態にあてはめることに付着した価値意識は、現今の消費文化のなかで、身体についての一定の不確実性を強める方向に奉仕していると見做《な》すこともできます。

この国でいえば、日本尊厳死協会の前身である日本安楽死協会を創設した故・太田典礼の著書

『安楽死のすすめ』（三一書房、一九七三年）での次のような叙述が、「延命治療」の無意義を説く初期の言説であったようにおもわれます。

「回復の見込みのあるものは医学的治療をうける権利があるわけだが、見込みのない場合は単なる延命である」（一一二頁）。

産婦人科医の医学的言説にみえて、しかし、その内実はおそろしくイデオロギー的であるというほかありません。というのは、「延命治療」の実質的な内容は栄養補給と呼吸補助であって、これらは「延命治療」以外のおおくの治療にも不可欠であり、実際、これらの治療によって絶望的な「終末期」ととらえられた状態から寛解ないし治癒をかちとる事例が多数存在するからです。たとえば、日本尊厳死協会が「不治かつ末期」ととらえて尊厳死対象の疾患カテゴリーにくわえようとしている遷延性意識障害（差別的には〝植物人間〟〝植物状態〟などと表現される）にしても、必ずしも回復不可能・絶望的な状態ではありません。大阪大学医学部付属病院救命救急センターの塩崎忠彦による と、頭部外傷で同センターに搬送され一カ月間意識がなかった三五人の六割が一年後には意識回復をはたしていたほか、二年後に意識回復をはたして、その後コンピュータ・プログラマーとして働いている例もあるとのことでした（『朝日新聞』二〇〇八年三月十三日付）。なぜ意識回復をかちとることができたのか、それはいうまでもなく「延命治療」がおこなわれていたからです。にもかかわらず、日本尊厳死協会の元理事長・井形昭弘（医師・神経内科）は「植物状態で一年以上を経過した患者さんが回復する確率はほとんどゼロにちかい」と断言し、遷延性意識障害を法制化されるべき尊厳死の対象にふくめるのが妥当だと主張しました（厚労省「終末期医療のあり方に関する懇談会」での参考人発言、二〇〇八年十二月十五日)。三十年以上まえの太田典礼は回復見込みのない場合を「単なる延命である」としましたが、現在の井形昭弘は回復見込みのある場合をも「無駄な延命」ととらえているようであります。

以上に見たように、「延命治療」への否定的評価が安楽死・尊厳死の正当化言説として蔓延しつつあるわけですが、それは単に言説空間内での遣り取りだけではなく、安楽死・尊厳死の違法性(嘱託殺人罪ないし自殺幇助罪)を阻却するための法制化の策動として展開されているところにもっとも現実的な問題があるのです。本稿では、安楽死・尊厳死の法制化そのものがもつ問題性、そしてその外延部分に位置するいくつかの問題点に焦点をあわせながら、「延命治療」批判とそれに関連する安楽死・尊厳死の法制化策動が内包する優生思想を俎上にのせて検討する考えです。

(2)イデオロギーとしての安楽死・尊厳死

いくつかの欧米諸国では、新法の制定によって医師の積極的安楽死を一定の要件の下で許容する動きがあります。米国オレゴン州「尊厳死法」(一九九四年)、オランダ「嘱託に基づく生命の終焉と自殺幇助の審査法」(二〇〇一年)、ベルギー「安楽死に関する法律」(二〇〇二年)などがそれです。このうちオランダでは〝とりあえず〟HIVの患者が標的化されたことは周知の事実ですが、それはきわめて差別的に象徴的な事態だったというべきです。というのは、積極的安楽死の突破口的対象としてHIVが炙りだされた理由に、社会的同意の喚起性がふくまれていたからです。つまり、ＨＩＶにかかわる「治療法なし」言説および「社会的非難」世論によって、ある種の社会防衛論の正当化がはかられたともいえる事態です。ＨＩＶは議論の余地なく病気であるにもかかわらず、その患者を〝普通の性からの逸脱者〟とレイベリングすることで〝異端〟として創出し、そのうえで〝自業自得〟の自己責任論を楯に排除する、別言すれば、ＨＩＶ患者を〝家族内の密室的な性〟という体制内秩序の破壊者としてスケープゴートに設定する、そういった解釈ないし信念がこめられていたことはほとんどまちがいありません。

上記オランダの法律は、積極的安楽死の積極的〝合法化〟というよりは、消極的〝不可罰〟の規定とみるべきだと私はかんがえますが、それにしてもいささか極端な差別性を具現していることはまちがいありません。しかし、人々に同調的適応をせまる支配的な文化や価値観の総体をイデオロギー（虚偽意識）として一般化することができるならば、オランダの事例は安楽死・尊厳死にまつわる主要なイデオロギーである〝優生思想〟をまことに端的に表現したものであるというほかありません。

優生思想の原初形態は、いわゆるsocial-Darwinism（社会ダーウィン主義）にみてとることができます。ダーウィンの進化論を人間社会に適用した社会有機体論者Ｈ・スペンサーの主張はその後、一八七〇年代の米国で広汎に流布し、無制限競争の正当化と競争脱落者（非適応者）の排除が国民経済進展のベースになるとの主張をうみ、やがて世紀末には帝国主義的侵略を合理化するイデオロギーとしても利用されました。自然淘汰・適者生存論的進化論が社会現象に適用されるについては、Ｔ・Ｒ・マルサスの『人口論』（一七九八年）が触媒的な役割をはたしたことも周知の事実です。

それは、社会的優者（支配階級）の繁栄と健康、社会的劣者（被支配階級）の貧窮と病弱を人為的には如何ともしがたい自然法則であるとして説明する議論であったのですから。

問題は、このsocial-Darwinismがほぼすべてのファシストのエリート組織論の根拠とされた点にあります。たとえば、アドルフ・ヒトラーはその著『わが闘争』に次のようにしるしていました。「欠陥のある人間が、他の同じように欠陥のある子孫を生殖することを不可能にしてしまおうという要求は、もっとも明晰な理性の要求であり、その要求が計画的に遂行されるなら、それこそ、人類のもっとも人間的な行為を意味する」（平野一郎他訳、角川文庫上巻、三六三頁）。ナチス医学はこのヒトラーの言説を具現する形で組織化され、絶望的に展開されました。

ヒトラーもどきのイデオロギーは、現代のこの国においても、たえず見ることのできるものです。たとえば、渡部昇一（上智大教授・当時）は、作家・大西巨人の子息・赤人が血友病であることを明示したうえで、「劣等遺伝子をもつものが自らの意思で断種を選択することは高い道徳的価値がある」と記し（『週刊文春』一九八〇年十月二日号）、また、作家・野坂昭如は雑誌『諸君！』（一九八六年十一月号）に、「おなかの子がダウン症であったら、中絶することだ。（略）あえて断定しておくが、彼らが生まれて、どういう喜びがあるというのか」と記しました。これらの主張は、日本安楽死協会の創立者・太田典礼の次のような文章と思想的にはほぼ同質であるとみなしてよろしい。「障害者が公害等不良環境からふえつつあることは事実であり、その対策こそ急務であるが、劣等遺伝子による障害児の出生を防止することも怠ってはならない。いま世界の人口過密が大問題になっており、量より質が重要視され、健康人間、健全社会をめざしているのである」（太田、前掲書、一五八頁)。安楽死・尊厳死を積極的に肯定し、その法制化をもとめる人々の思想傾向をどのように読みとるべきであるか、その答はもう判然としているというべきです。

本稿の冒頭で、「延命治療」を「無意味な生」とつなげて、その打ち切りを主張する声が拡大している状況にふれましたが、実をいえば、人々が「延命治療」の中止・非開始を云々する時に、「無意味な生」にどのような意味付与をしているか、していないか、そこが重要なのです。現在、安楽死・尊厳死の法制化をもとめている人々は、さすがにヒトラーや太田典礼のようにファッショ・イデオロギーを露骨にうちだすことはありません。より柔軟で垢抜けした言説形態をとるのが普通です。これらの人々が「延命治療」の打ち切り、すなわち安楽死・尊厳死の実施をもとめる場合の論点にはいくつかのステージないし類型があるようです。それらのステージは、「無意味な生」認識の類型性に符合しているようです。

かつて宮川俊行は、安楽死・尊厳死を、「無意味な生」と人が考える観点によって、「尊厳死」「厭苦死」「放棄死」の三種類に類型化しました(『安楽死の論理と倫理』東大出版会、一九七九年、一〇頁)。私はこれをある種の理念型としてみるならば基本的にこの類型化の方法に賛同します。「尊厳死」とは、意識や精神活動のない人間は〝人格〟をもたない、すなわち存在の意味をうしなっている存在だとみなす観点(一般に「パーソン論」とよばれますが、これについては後にふれます)を意味します。次に、「厭苦死」は、激甚な苦痛に見舞われ、しかも鎮静の可能性のない苦痛におそわれている生命のあり方を無意味な生とみなす見地をさします。さらに、「放棄死」とは、家族や共同体にとって特定の生命のあり方が大きな負担や犠牲をしいるものとして、その生命の存在を無意味とする観点にたつものです。

「延命治療」の中止・非開始によって「無意味な生」の打ち切りを主張する人々は、おおむね「厭苦死」の観点を正面にすえます。なぜなら、大衆的な支持をうけやすいからです。私をふくめて大部分の人は、七転八倒の苦痛をともなう死ではなく、やすらかで尊厳にみちた死をもとめるはずです。「厭苦死」の論点はそのような大衆的な気分にマッチするばかりか、その気分を生理的に組織もするわけです。さらに、「延命治療」の中止・非開始によって「無意味な生」を打ち切ろうとする動向に反対する人にたいして、「厭苦死」論者はいわば〝裏ナチズム〟のレッテルさえ貼ることがあります。たとえば、R・ジャカールとM・テヴォスは次のように述べています。

「ヒューマニズムを自称するナチズムの陰画（ネガ）は、ナチズムそのものと兄弟のように似ている。ユーバーメンシュ（超人）礼賛をウンターメンシュ（劣人）礼賛に代えることによって、また、未来人のモデルとしてのアーリア人よりも障害者の側に立つことによって、そして、破廉恥な排斥の代わりに品位をけがす長生きを押し付けることによって、〈最終的解決〉に代わって出産奨励主義のイデオロギーを採用することによって、驚くほどよく似た結果がもたらされる。いやおうなく生きることを宿命付けられた先天性障害者の地獄、延命治療と瀕死の病人の苦悩、第三世界の人口過剰。（略）このように、ナチズムへの屈伏に対抗するものと見られている、いわゆるヒューマニズムは、倒錯した、恥ずべき、邪悪な全体主義にほかならない」（菊地昌美訳『安らかな死のための宣言』新評論、一九九三年、八二〜三頁）。

「延命治療」の中止・非開始に反対し、「無意味な生」なる生命観に異義をもうしたてる思想と実践について、これを〝ヒューマニズムを装ったハーケン・クロイツ〟だと指弾しているのです。しかし、現実には緩和医療が相当進歩し、肉体的生理的な死苦は大部分克服されつつあります。結局、「厭苦死」論は大衆意識に迎合しながら、大衆を組織し、結果的に「無意味な生」の早期終結を主張するものであって、〝衣の下の鎧〟がかなり露骨に見え隠れしているといわねばなりません。〝ヒューマニズムを装ったハーケン・クロイツ〟なる表現は、「厭苦死」論にこそ妥当するのです。

先に記した〝衣の下の鎧〟の〝鎧〟に相当するものが、他の類型、すなわち「尊厳死」と「放棄死」です。大衆受けしやすい「厭苦死」論は、おおくの場合、「尊厳死」論と「放棄死」論とを内包した露骨な「無意味な生」論（すなわち「尊厳死」および「放棄死」）を隠蔽するのが常套手段です。

すでに記したように「尊厳死」論は、一般に「パーソン論」とよばれるものに近似していて、意識・精神活動のない人間は〝人格〟をもたないので存在の意味を失っているととらえます。現に日本尊厳死協会は遷延性意識障害を回復不能の絶望的末期ととらえて尊厳死実施の対象にくわえていますが、すでに記したように遷延性意識障害から寛解ないし治癒をかちとった事例は数多く実在します。また、それ以前の問題として、意識の有無の判断さえ現代の医学水準をもってしてもさほど容易ではないという点を指摘しなければなりません。たとえば、医師に遷延性意識障害と診断され、安楽死の実施を推奨されたベルギー人男性が意識回復したばかりか、遷延性意識障害と診断されていた段階でも、ベッドサイドでの医師や家族の会話を全部聞き取っていたという驚くべき事例もあります（『サンデー毎日』二〇〇九年十二月十三日号）。このように意識の有無・精神活動の有無にのみ着目して、「生きるに値する生命」と「生きるに値しない生命」とに弁別するならば、滅却しても差支えないとされる生命は、重度・重複障害児（者）や高齢者（とくに認知症）等々にまで拡張される可能性があります。

「放棄死」論は、すでに見たように、家族・共同体にとって特定の生命のあり方が大きな負担・犠牲を強いるとして、その存在を無意味とみなす見地を特徴とします。家族への気兼ね・遠慮といった経済外的強制と、医療費圧力などの経済的強制の両面がふくまれます。作家・深沢七郎の小説『楢山節考』は〝口減らし〟という経済的強制と家族への気兼ね・遠慮という経済外的強制の両側面をもっていましたが、現今の医療費削減の動向もまた人々をして「無意味な生」を放棄させようとする、そのような強制力をもっています。超高齢化社会の進行のなかで、今後、ますます強化されるであろうイデオロギーです。

以上にみたように、「延命治療」の中止・非開始による「無意味な生」の淘汰は、表面的には「厭苦死」を強調する形式をとりながら、そこには必ず「尊厳死」（〝生きるに値しない生命〟の滅却）と「放棄死」（社会防衛のための弱者抹殺）が内包されることになります。否、むしろ、「尊厳死」や「放棄死」を主目的にしながら人道的にみえる「厭苦死」をタテマエ的に強調する、そこに安楽死・尊厳死法制化策動のイデオロギー性が凝縮しているとみるべきでしょう。

(3) 安楽死・尊厳死裁判の経過（国内）

安楽死には積極的安楽死（安楽な死のための積極的殺害）、消極的安楽死（安楽な死のための延命手段の中止・非開始）、間接的安楽死（不治の病の患者の苦痛除去の手段が結果的に死期を早める）などがふくまれます。現在、この国において法制化の対象に設定されているのは消極的安楽死であり、この消極的安楽死を一般に尊厳死とよびならわしています。積極的安楽死は殺人または嘱託殺人であり、場合によっては自殺幇助でもあって、いずれも刑法上の犯罪に該当します。一方、間接的安楽死は緩和医療それ自体によって惹起されることもあり、また現実の臨床現場において、むろん、おおっぴらにではないが、ある程度まで日常的に実施されているものです（たとえば、モルヒネの過剰投与による死の早期招来など）。問題は、消極的安楽死≒尊厳死が仮に法制化された場合、比較的容易に積極的安楽死の合法化が射程内にはいる可能性が高いという点です。このことは、すでにみた欧米諸国の動向からしてほとんど明らかだとおもわれます。

この国における過去の裁判には安楽死が問題とされたものがいくつかありますが、その中で積極的安楽死が許容される要件（違法性阻却事由）をしめした判決が二件ありました。第一は、名古屋高裁判決（一九六二年）で、これは脳出血の容体悪化にともなう激痛に苦しむ父親に、有機燐剤系殺虫剤を混入した牛乳をのませて殺害した息子への有罪判決です。そこでは、積極的安楽死の違法性阻却事由として次の六点をあげていました。①現代医学の水準からみて不治の病におかされ死が目前に迫っていること。②苦痛が誰でも見るに忍びないほどにひどいこと。③もっぱら病人の苦しみの緩和が目的であること。④病人の意識が明らかで意思の表明ができる場合には本人の真摯な嘱託・承諾があること。⑤医師の手によること、それが不可能な場合には、頷ける十分な理由があること。⑥死なせる方法が倫理的であること。

第二は、横浜地裁判決（一九九五年）で、これは東海大学病院に入院していた多発性骨髄腫の患者に塩化カリウムを投与して殺害した担当医に対する判決です。この場合、患者は昏睡状態に陥っていて苦痛はなく、しかも患者の意思表明もないままの安楽死実施であり、嘱託殺人ではなく殺人罪が適用されました。しかし、家族からの要望があった情状が酌量され、懲役二年執行猶予二年の寛大判決でした。判決において、医師による積極的安楽死が許容されるための四要件が次のように提示されました。①耐えがたい激しい肉体的苦痛に苦しんでいること。②患者は死が避けられず、その死期が迫っていること。③肉体的苦痛を除去・緩和するために方法を尽くし、ほかに代替手段がないこと。④生命の短縮を承諾する患者の明示の意思表示があること。

上記二判決は積極的安楽死を条件付きで認めるものでしたが、私には到底うけいれられるものではありません。一般に、生命は法秩序の上で最高の位置をしめる法益として位置づけられます。それは、財産といった個人的な法益とはレベルが異なり、仮に法益主体がそれを放棄する意思を表明している場合でも法益性を失わないとみるのが一般的です。ゆえに、たとえ法益主体自身がその主観的価値を否定する生命であるとしても、他の生命と同等の客観的価値が認められねばならないのであって、これは国際法上の「人間の尊厳」の原理からもとりだしうる根本的なことがらです。すべての生命倫理が立脚すべき原則中の原則というべきでしょう。

また、判決は苦痛にまみれた「不治かつ末期」の生命についてのみ積極的安楽死を認めたのですが、この発想は「不治かつ末期」の苦痛にまみれた生命と、それ以外の生命とを区別したうえで、その価値を否定するものにほかならず、どうかんがえても法の基本原則に違反するものではないかともおもわれます。さらに、これらの判決は、いわゆる「死ぬ権利」を明快に否定しながらも、〝緊急避難〟の法理を援用して、事実上それを肯定しました。〝緊急避難〟は刑法三七条に「自己又ハ他人ノ生命、身体、自由若シクハ財産ニ対スル現在ノ危難ヲ避クル為メ已ムコトヲ得サルニ出テタル行為ハ其行為ヨリ生シタル害其避ケントシタル害ノ程度ヲ超エサル場合ニ限リテ之ヲ罰セス」と規定されているものです。積極的安楽死において、自己の生命の守護ではなく滅却のためにする行為が何かの優越的な利益と結合しているわけでもない以上、〝緊急避難〟の理屈で合法化することは不可能ではないかとおもわれます。私は法律の素人ではあるが、常識的にみて、そのようにかんがえざるをえません。

もう一つの事例として、川崎協同病院事件（一九九八年十一月）をとりあげます。気管支喘息重積発作による心肺停止状態で川崎協同病院に搬送された男性患者のケースで、この患者は人工呼吸器をはずすと一時自発呼吸が回復しました（気管チューブは残していました）。その後、気管チューブをはずしたところ、「植物状態」「脳死」などと診断していた医師の判断に反して、患者は身体をのけぞらす等の苦悶呼吸を開始しましたが、医師は鎮静剤・筋弛緩剤で患者を殺害しました。二〇〇九年十二月、最高裁第三小法廷は、「脳波などの検査をしておらず、余命について的確な判断を下せる状況にはなかった。チューブを抜いた行為も被害者の推定的意思にもとづくとはいえない」と、法律上許される治療中止にはあたらないとして、被告の上告を棄却し、高裁判決が確定しました（これも懲役一年六月執行猶予三年の寛大判決でした）。

この件は、本稿で問題にしている「延命治療」の中止をめぐって医師が殺人罪に問われたおそらく最初の事件でした。この時、最高裁は「延命治療」の中止が許容される要件について直接的には明示しませんでしたが、しかし、判決文を点検してみると、最高裁が間接的に「法律上許容される治療中止」の要件をしめしていたことがわかります。その第一点は、十分な治療と検査がおこなわれ、患者の回復可能性や余命について的確な判断をくだせる状況にあること、また、第二点は、家族に適切な情報がつたえられたうえでの患者の推定的意思にもとづくものであること、です。

この最高裁がしめした「法律上許容される治療中止」の要件は、しかし、現実的には充足されることが見込めないものだとおもわれます。たとえば、「十分な治療と検査」についても、何をもってそれを証明しうるのかを決定することはできません。脳波検査もしていなかったなどは論外ですが、救急車に乗せられたまま病院を盥回しにされたあげくに絶命するなどという言語道断の悲劇の方がさらに問題ではないのか。また、脳死状態からの寛解・治癒が期待される脳低温療法（日大板橋病院など）や、臓器移植を回避しうる心臓再同期療法（長野県立こども病院など）などがこの国の医療のメインストリームにあっては「十分な治療」と認識されていないことも、逆の意味で問題です。

また、「患者の回復可能性や余命について的確な判断をくだせる状況」などという要件がみたされることは今後ともほぼありえないとおもわれます。すでに紹介したように、日本尊厳死協会の元理事長・井形昭弘は「植物状態で一年以上を経過した患者さんが回復する確率はほとんどゼロにちかい」と断言しましたが、それが事実に反することは前にもみたとおりです。井形は神経内科の専門医でもあって、遷延性意識障害患者の寛解・治癒の事例をしらないはずはないのです（私は毎日新聞東京学芸部で医学記者をしていた一九七〇年代に、当時東大神経内科にいた井形から多くのことを教わったことがあり、いささか心境は複雑です）。また、患者の回復可能性（不可能性）や余命についての正確な診断法など、現時点においては存在せず、それらはおおむね医師の経験にもとづく〝勘〟にたよっていると見做してよろしい。

さらに「家族に適切な情報が伝えられたうえでの患者の推定的意思に基づくもの」という要件にしても、たとえば脳死・臓器移植の方向を模索する医師が患者の状態を正確に家族につたえるかどうかには疑問がありますし、はたして脳低温療法といった治療法が存在することをつたえるかどうかもわかりません。また、「患者の推定的意思」もきわめて曖昧です。生前に明確に意思表示していればまだしも、推定的意思というのは、結局のところ、家族が患者の意思を代行することを正当化する程度の意味しかありません。人間がすべて独立した主体であってみれば、家族といえども患者本人の意思を推定したり代行したりすることはできませんし、してはならないのです。

ここまで記述してきた名古屋高裁判決や横浜地裁判決における積極的安楽死の違法性阻却事由および最高裁判決における「治療中止」の許容要件は、いずれも積極的安楽死や「治療中止」を認めない文脈のなかで展開された議論であったことに注目すべきだと私はかんがえます。ところが、安楽死・尊厳死法制化策動をすすめ、「治療中止」による「無意味な生」の滅却路線をひたはしる勢力は、それらの要件がみたされれば、積極的安楽死も「治療中止」も合法化されるのだと主張しているのです。法理が社会状況の如何によって変動することは十分にありうるにしても、生命の選別を合理化する方向への法理の変更を単純に承認することは相当危険であるといわねばなりません。

(4)安楽死・尊厳死合法化策動の経過

一九七六年、すでに述べたように、太田典礼を理事長に日本安楽死協会が設立され、七八年には「末期医療の特別措置法案」が公表されました。これは積極的安楽死を推進する内容をふくんでいました。同年、日本安楽死協会の動向を危惧し、安楽死の合法化に反対する人々による「安楽死法制化を阻止する会」が組織されました。発起人は武谷三男(物理学者)、野間宏(作家)、水上勉(同)、那須宗一(社会福祉学者)、松田道雄(評論家・小児科医)の五人。当時、毎日新聞大阪学芸部記者だった私は清水昭美(大阪大医療技術短大部助教授・当時)とともに事務局をになうことになりました。発起人五人はすでに故人です。そのなかで松田道雄は死の前年一九九七年の著書『安楽に死にたい』(岩波書店)では安楽死を肯定するにいたりました。これを転向とよぶべきか否かについては、多少ふかい議論が必要になりますが、本稿の趣旨とは無関係なので省略します。

一九八三年、日本安楽死協会は日本尊厳死協会に名称を変更し、従来の積極的安楽死論から消極的安楽死論に主張を転換、同時にリビング・ウィルの普及活動に従事することになります。その後二十年ほどの間、尊厳死協会の法制化運動は下火になり、ある意味では当然のことに、私たちの「法制化を阻止する会」も開店休業状況となりました。しかし、二〇〇三年になって尊厳死協会は「尊厳死に関する法律案要項案」を発表、二〇〇五年には「尊厳死の法制化に関する要項骨子案」を作成、そのため「安楽死法制化を阻止する会」は「安楽死・尊厳死法制化を阻止する会」と名称変更したうえで、同年、水俣病学者・原田正純（故人）を代表世話人にして再出発することになりました。

　日本安楽死協会は積極的安楽死の合法化を追求し、日本尊厳死協会に名称変更して後は消極的安楽死の合法化に方向転換したことになっていますが、実際のところはどうなのか。尊厳死協会の現在のホームページをみると、協会の設立は一九七六年とあり、創設者名も太田典礼となっていて、安楽死協会と尊厳死協会の連続性は明らかです。また、一九七八年に安楽死協会が公表した「末期医療の特別措置法案」と二〇〇三年発表の「尊厳死に関する法律案要項案」も内容的にほぼ同一です。たとえば、それぞれの第一条（目的）をみると、一九七八年法案には「全ての人は、自己の生命を維持するための措置を受容すべきか否かにつき自ら決定する権利を有する。この権利に基づきこの法案は、不治かつ末期の状態にあって過剰な延命措置を望まないものの意思に基づき、その延命措置を停止させる手続きなどを定めることを目的とする」とあり、二〇〇三年要項案も九九%同じ文言をもちいていました。一九七八年法案冒頭の「全ての人は」が二〇〇三年要項案では「何人も」となっているところと、一九七八年法案では「過剰な延命措置」とあるのが二〇〇三年要項案では「過剰な」が削除されているところだけです。「過剰な」を削除したということは、「過剰」であろうがなかろうが、延命措置それ自体をトータルに無意味とみなす姿勢を鮮明化させたということです。つまり、法案の目的をみるかぎり、積極的安楽死を追求した一九七八年法案も消極的安楽死に転換したのちの二〇〇三年要項案もまったく同じであることがわかるのです。

　ただし、二〇〇三年要項案で、新しく付加されたものもあります。「不可逆的で不治ではあるが末期ではない持続的植物状態においてもあらかじめかかる場合の延命措置を断る明示の意思表示がある場合の措置も本法に依る」という案文がそれ。つまり、延命措置の中止・非開始（尊厳死の実施）の対象に「遷延性意識障害」をふくめることによって、「不治ではあるが末期ではない」他の状態、すなわちALS（筋萎縮性側策硬化症）、重度・重複障害児（者）、高齢者にも適用を拡大することが宣言されたわけです。

日本尊厳死協会は二〇〇七年三月、「延命措置中止の要件」を明示するにいたりました。第一の要件は「患者本人の意思表示」、第二の要件は「複数医師の意見一致」、第三の要件は「苦痛の除去が目的」という構成になっています。

まず第一の「患者本人の意思表示」ですが、むろん、本人の意思は自己決定権の観点からも重要ですが、肝心要の「死にたい」という本人の意思の形成過程とその理由をこそ問題にすべきだとおもわれます。「厭苦死」の範疇にぞくする肉体的生理的苦痛の忌避をもとめての意思なのか、「放棄死」にかかわる経済的・経済外的強制による意思なのか、本人意思といえどもその中身は多様です。そして、「厭苦死」に関しては緩和医療によって、「放棄死」に関しては医療費問題の改善や医療の社会化などによって、そもそも「死にたい」という本人意思が形成されないでもすむ可能性があることはすでに指摘したところです。

第二の「複数医師の意見一致」については、むろん単独医師よりも複数医師の方が事態の把握を客観的におこないうる可能性はありますが、その場合、「延命措置の中止・非開始」に反対する医師が参加することは考慮されていません。「延命措置の中止・非開始」に積極的な医師ばかり何人、何十人と診断に参加したとしても、そこには客観性を担保するなにものもありえません。医師の性善説を一〇〇％信頼する以外にないわけです。

第三の「苦痛の除去が目的」については、第一の要件について述べたとおりであって、苦痛の内実は肉体的なもののほか、精神的、経済的、社会的等々であって、精神的、経済的、社会的（おもに家族関係的）な苦痛が除去されるならば、それによって肉体的な苦痛が大幅に軽減されることも十分にありうるのです。

日本尊厳死協会はこの時、延命措置中止の対象を六病態に設定しました。癌、ALS、持続的植物状態、呼吸不全・心不全・腎不全、高齢者、救急医療がそれですが、このうちALSについては、治療法がないので「不治」としつつ、「末期」とは定義しませんでした。それにもかかわらず、延命措置中止の対象にしたのです。実は、ここにあげられた六病態はALSのみならず、大部分が「不治ではあっても末期ではない」ものです。日本尊厳死協会は、不治ではあっても末期ではない生命をあげて「生存の価値なき生命」ととらえ、その抹殺を合法化しようとしているといわざるをえません。

以上に日本尊厳死協会の動向をたどりましたが、二〇〇五年には超党派の国会議員による「尊厳死の法制化を考える議員連盟」が発足しました。二〇一二年五月二十八日段階で衆参両院議員一二一名（自民五七、民主五二、公明・みんな各四、きずな・大地各一、無所属二）が参加しています。参加議員たちのこの問題にたいする意識や思想の内容についてはわかりません。私が調べたかぎりで言えば、この議員連盟参加者は大部分、二〇一〇年一月に施行された改悪臓器移植法に賛成したメンバーとかさなっています。

議員連盟はまず二〇〇七年五月に「臨死状態における延命措置の中止等に関する法律案要綱（案）」を発表しました。これについて私は拙著『優生思想と健康幻想』（批評社、二〇一一年七月）で詳細に批判しているので、ここでは簡単にふれるにとどめます。まず、いささか感情的にいえば、「安楽死」を「尊厳死」と言い換え、それをさらに「臨死」と言い換えるレトリック上の不快感を感じないわけにはまいりません。また、臨死状態における延命措置の中止等の意義、すなわち法が成立した場合の法益なるものについてまったく記載のない欠陥法案でもあります。さらに「中止等」の内実は、延命措置の中止＋非開始であるにちがいなく、してみれば、この法は「放置死」の合法化をはかるものであるといわざるをえません。

また、法における用語の概念規定も曖昧です。たとえば、臨死状態については「疾患に対して行い得るすべての適切な治療を行った場合でも回復の可能性がなく、かつ死期が切迫していること」と定義していますが、すでに述べたように、現代医学は「不治かつ末期」を正しく診断する能力に欠けています。また、「行い得るすべての適切な治療」など、この国の現状においてありえないこともすでに記しました。すなわち、立法の前提が成立していないのです。「延命措置」についての概念規定も事実に反した規定となっています。「臨死状態にある患者の疾患の治癒を目的としないで、単にその生命を維持するための医療上の措置（栄養・水分補給を含む）をいう」と定義していますが、治療を疾患治癒と生命維持とに区別してとらえること自体、相当にイデオロギー的であって、すでに医療の現場とはかけはなれた発想だとおもいます。既述のように、延命措置を講じたからこそ、脳死状態や遷延性意識障害から寛解・治癒をかちとるかがやかしい事例が生じているのです。

この議員連盟は二〇一二年三月、新たに「終末期の医療における患者の意思の尊重に関する法律案（仮称）」を発表しました。「終末期」の定義は二〇〇七年の法律案要綱（案）とまったく同じであって、なぜに法案名称を変更したのかはいささか理解しにくいのですが、議員連盟は同年六月の総会で、今度は法案の内容を修正し、さらに延命措置の〝非開始〟にとどめる「第一案」と、〝非開始〟と〝中止〟との両方をふくめる「第二案」を公表しました。法案修正の理由は主として日本医師会からの批判をうけ、延命措置の非開始のみならず中止した場合でも医師を免責する条項にする必要があったからです。露骨な表現をすれば、議員連盟はここにおいて医師に〝殺しのライセンス〟を保証したことになるでしょう。また、尊厳死は当該患者の自殺ではないことを明記し、生命保険の満額受給を担保する法案であると強調することによって、経済的劣情の組織化をはかっています。

二〇〇七年の「臨死」法案に反対意見を表明していた日本弁護士連合会は、この議員連盟の新法案に対しても二〇一二年四月、反対意思を強調した会長声明を発表しました。そこで日弁連は、適切にも尊厳死法以前に解決すべきことがあると主張しました。その趣旨は、第一に、適切な医療をうける権利やインフォームド・コンセント原則など、患者の権利を保障する法律を制定し、現在の医療・福祉・介護の諸制度の不備や問題点を改善して、真に患者のための医療が実現されるよう制度と環境が確保されること、第二に、緩和医療、在宅医療・介護、救急医療等が充実されることが必要であるというものでした。日弁連は「死なせる医療」ではなく「生きる権利を保障する医療」の確立がすべての前提であると強調しているわけで、私としてもおおむね支持できるものです。

（5）〝死なせる医療〟の内包と外延・「パーソン論」糾弾

「死なせる医療」の倫理的（非倫理的）側面は、昨今のいわゆる「パーソン論」にみてとることができるでしょう。生命倫理学者が「生きるに値する生命とは何か」を議論する時にかならず俎上にのせるのが、このパーソン論です。私はかなり以前からパーソン論の存在を認識し、パーソン論のなかにもいくらかの多様性があるらしいことも察知していましたが、それらが本質的にはナチズムの焼き直しでしかないとの感想をもつなかで、ふかく吟味することをしませんでした。

パーソン論といえば、まずはその代表者ともいうべきマイケル・トゥーリーがおもいうかびますが、私自身はまだその論文を読んでいません。ここでは、ちゃんとした翻訳のでているピーター・シンガーの『実践の倫理』（山内友三郎他訳、昭和堂、一九九一年）を主たるテキストにしたいとおもいます。しかし、その前に、批判的にパーソン論に深入りしている森岡正博の解説によってトゥーリーのパーソン論の概要をみておきます（森岡、「パーソンとペルソナ：パーソン論再考」、『人間科学：大阪府立大学紀要』5、二〇一〇年三月、九一～一二一頁）。

森岡はトゥーリーのパーソン論を三点にまとめています。第一点は、トゥーリーが「人間human being」概念と「パーソンperson」概念とを峻別したうえで、「人間」には「パーソン」に値するものと値しないものがあるとし、「人間」を「パーソン」概念によって差別化するという点です。第二点は、「パーソン」とは何かについて、トゥーリーが「生存する厳粛な権利」をもった存在、すなわち生存権をもつ存在者として定義しているという点です。第三点は、ある存在者が「パーソン」であるための必要条件として、トゥーリーは「自己意識要件」をあげているという点です（九三頁）。この論点からは「自己意識主体」でない「人間」はたんなる「人間」でしかなく「パーソン」ではないから、「自己意識主体」のない「人間」、たとえば胎児や新生児は「人間」ではあっても「パーソン」ではないことになり、そうである以上、中絶や新生児殺しは道徳的に許容されるという結論がでてくるわけで、森岡もトゥーリーのパーソン論が「どのような存在者を殺してよいのか、という一貫した関心によって語られている」と指摘しています（九五頁）。

トゥーリーのパーソン論の概要をみるだけで、もうそのパーソン論を正面から検討しようとする意欲が減退してしまいますが、ここは心をふるいたてて、実際に私が読んだピーター・シンガーのパーソン論にも接近してみたいとおもいます。とはいえ、シンガーはトゥーリーのいわばエピゴーネン的存在であり、見解もトゥーリーとあまりちがっているようにはみえません。

シンガーも、「人間」を「ホモ・サピエンスという種の構成員」という生物学的意味と「理性的で自己意識のある存在」という人格的意味とに区別ないし差別していて、トゥーリーにおける「人間」と「パーソン」との峻別とほぼ同じ発想といえます。トゥーリーと同様に、人格（パーソン）に特別の価値が付与されるのですが、それは逆にみれば、「人格」ではない存在者の価値は毀貶されないではすまないことを意味します。ゆえに、これもトゥーリーと同じように「どんな胎児も人格ではないのだから、胎児には人格と同じだけの生存する資格がないのである」と断言します（翻訳書、一八三頁）。シンガーによると、新生児も「人格」（パーソン）と同等の生存をする資格がないことになります。「新生児は胎児と同じ地点に立っており、したがって、乳児殺しや胎児殺しを禁じる理由は、自己自身を持続的に存在する独自の実体とみなすことのできる存在を殺してはならない理由に比べて少ない」とも記しています（二〇六頁）。

このように、トゥーリーもシンガーもまずは胎児と新生児とを俎上にのせて、それらは「パーソン」ではないから生きる資格と価値がなく、したがって殺害しても倫理的道徳的に問題がないと主張するのですが、その議論は胎児と新生児を標的にするにとどまらず、成人にもおよびます。たとえば、事故などで深刻な意識喪失状態におちいった人間もまた「パーソン」ではなくなるというのです。「事故や加齢によってこの能力（自らの生死について選択する人格としての能力＝筆者注）を永久に失い、しかも、この能力を失う以前に、そのような状況におかれたとき、生き続けたいかどうかについて何ら見解を表明していなかった存在」も、もはや「人格」ではないという理由によって生きる資格と価値がないというわけです（二二九頁）。

もちろん、このパーソン論にたいしては欧米でも批判がありますし、この国でも前掲・森岡正博らが精力的に批判的検討をつづけています。しかし、独特の功利主義的な優生思想は個人的・私的な優生思想とも結合する性質をもっており、その結果、それなりの支持をあつめている事実がありますし、本稿で問題化しているこの国での安楽死・尊厳死法制化策動に一定の理論的根拠を提供しているのも事実だとおもいます。パーソン論は欧米においてだいたい一九七〇年代から八〇年代にかけて創始され、さまざまな修飾がくわえられて現在にいたっているのですが、たとえばアメリカで一九九〇年、連邦議会が患者の自己決定法（The Patient Self-Determination Act）を成立させた背景にもこのパーソン論が作用したといわれています。この法律は、政府系病院に入院する時、前もっての指示（advance direction）ないしリビング・ウィルを作成する機会を設定するようもとめています。これによっていわゆる消極的安楽死がほぼ制度化され、それを踏み台にオレゴン州をはじめとして徐々に積極的安楽死にむけての合法的変形が進行しつつあるのが現実です。

前もっての指示やリビング・ウィルを媒介させた自己決定にかかわる議論が安楽死・尊厳死にかかわるハードルをかなり引き下げた事実があること、これは否定できません。むろん、この文脈における「自己決定権」とは、畢竟、「死ぬ権利」（やがては「死ぬ義務」）の概念のなかに範疇化されるものであって、結局、「生きる権利」が掘り崩されるなかで「死ぬ権利」が一面的に強調されることにならざるをえないのです。

尊厳死の法制化を考える議員連盟の法案名には「患者の意思の尊重」という文言がふくまれていますが、そこで「尊重」されているのは「死への意向」であって、決して「生への意欲」ではありません。「死なせる医療」のなかで「死ぬ権利」が花をさかせるなどという倒錯的な事態をみとめることができるでしょうか。いま老人医療の現場では高齢者はそのままで「終末期」にあると診断される傾向があります。そのために、寛解や治癒の可能性がある状態でも「終末期」とみなして治療を放棄します。このことを「みなし末期」といいます。パーソン論を援用すれば、どの局面においても「みなし末期」を多産することができます。そのことを重々意識化しておく必要があるとおもいます。

(6)おわりに

もともと優生思想とは、〝不良〟遺伝子の保持者を排除し、優良な人間のみを残して繁栄させる思考上のイデオロギーを意味します。過去をふりかえると、一九三〇年代までは「優生学」というよりは「優生学的理由」に重点がおかれていたことがわかります。奇妙で誤解をまねきそうな言い方になりますが、〝厳密〟な優生学の場合、断種の対象は遺伝病の発生予防に限定されるはずでしたが、しかし、一九三〇年代の被断種者の属性をみると、アメリカでは「精神病者」のほかに、犯罪者、アルコール依存者などが〝反社会的存在〟として炙り出され、社会防衛論の標的にされた事実があります。ちなみに断種法は一九〇七年のインディアナ州が最初で、一九三一年までに三〇州で成立しています。一方、ナチス・ドイツが標的化したのは、精神病者、犯罪者、アルコール依存者、ユダヤ人、シンティ・ロマ(差別的にはジプシーといわれる)、同性愛者などでした。

このように断種の対象に犯罪者やアルコール依存者等がふくまれた点について、米本昌平は「大不況によって財政が厳しくなり、福祉予算を削減するための論拠を優生学にもとめた」と説明していますが、私もまったく同感です(米本「科学の言説と差別」『講座・差別の社会学』第一巻、弘文堂、一九九六年、一七五頁)。キリスト教倫理は原則的に中絶に消極的であり、その代替として断種をおきかえたのだとおもわれますが、最近では断種よりは中絶にかたむく傾向があり、出生前診断の進展がそれを推進しています。出生前診断によるスクリーニングと、上記したような「社会をこまらせる存在」に病者や高齢者をふくめたうえでの、断種の代替としての安楽死・尊厳死の付与・強制とが、現今の弱者抹殺の基本的な方向性を構成しつつあるようにおもわれるのです。そのような文脈において、「延命治療」が〝無意味〟で〝無駄〟な、ヒューマニズムの仮面をつけたハーケン・クロイツであるとする宣伝がおこなわれていることに留意すべきです。

尊厳死の法制化を考える議員連盟の法案がいつ何時国会に提出され成立するかもわかりません。改悪臓器移植法のきわめて低水準の議論と非常に安直な議決方法をみてしまった私には、今のところ、悪い予感しかありません。しかも、予感なるものは大概の場合、悪い方向で的中するものです。しかし、法が成立しようがしまいが、私は反差別の医療社会学を学ぶ一員として、法に賛成するわけにはまいりません。「不治かつ末期には尊厳がない」とか「重度障害や難病をもって生きることは無意味だ」などという決めつけにとりこまれるわけにはいかないのです。そのことを確認して、本稿を閉じることにいたします。

コラム 12

終末期ガイドラインの問題点

「人生七十古来稀なり」という杜甫の詩にみられるように、昔は七十歳まで生き延びる人は実に稀少であったようです。桶狭間合戦の前夜の織田信長の状況を『信長公記』は「此時、信長敦盛の舞を遊ばし候。人間五十年下天の内をくらぶれば、夢幻のごとくなり。一度生を得て滅せぬ者のあるべきかと候て、螺《ほら》ふけ、具足よこせと仰せられ、御物具召され、たちながら御食をまいり、御甲めし候ひて御出陣なさる」と記録していますが、幸若舞『敦盛』のなかの「人間五十年」は、本来、人の世は五十年ほどで変わるという意味でしょうが、実質的には寿命五十年をも意味していたとおもいます。

明治・大正期の日本人の平均寿命を調べてみると、だいたい四十歳代で、男女とも五十歳を超えたのは戦後の一九四七年でした。それがどんどん延長し、二〇一四年の概況をみると男性八〇・五〇歳、女性八六・八三歳となっていました。そして現在七十一歳の私の年齢層のこれからの平均余命は一四・〇九年、つまり八十五歳まで生きることになっているようですが、実感的なリアリティはまるでありません。

若い頃に、七十一歳になった自分の姿を予測するなどということをしたことがないので、今の自分のありようが適切なのかどうか、まったくわかりません。むろん、多くの高齢者と同様、肉体と精神の乖離については常に自覚します。つまり、気持ちのうえでは三十〜四十歳代の頃となんら変化していませんが、残念ながら身体は気持ちの要求をみたすことが困難です。

学生の頃、恩師の故・森好夫大阪市大教授が私の手をしげしげ見つめて、「若い人の手は綺麗だなぁ」と嘆息気味に話されたことをよく記憶しています。見れば森教授の手の甲にはいくつかのシミがあり、皺も多少目立ちました。今の私の手の甲があの時の森教授のそれにそっくりなのです。もともとさほど厚くはなかった胸の筋肉が減少し、腕も多少は細くなったようにおもいます。逆に、腹部はポッコリとまではいきませんが、やはり多少の出っ張りは否定できません。見た目にも〝老人〟らしくなりつつあるのですが、別に嬉しくもないし誇らしくもない、といって卑下するものでもありません。こうした変化はすべて私が意図したものではなく、勝手にそういう具合になったのですから。

私はいま、この『試行社通信』の原稿と同時進行で、新しい本の序章として「〝生老病死〟の前提と命題」(仮題)という論文もどきの文章を書いているのですが、〝生老病死〟は有情＝衆生、すなわち生きとし生けるものすべてにとって、何の変哲もない自然過程であります。私たちは誰一人の例外もなく、生まれれば必ず老いはじめ、やがては病をえて、死にいたることが確実に約束されています。仏教的には、〝生老病死〟を「四苦」といいます。これに〝怨憎会苦〟(憎い者と会う苦)〝愛別離苦〟(愛する者と別れる苦)〝求不得苦〟(不老不死や物質的欲望を求めても得られぬ苦)〝五取蘊苦《ごしゅうんく》〟(迷いの世界として存在する一切は苦である)をくわえて「四苦八苦」ということは常識です。要するに、あらゆる煩悩の発生因が四苦八苦であるわけです。

古希を超えたのだから〝老〟の入り口、いや、もうすでに〝老〟の真っ只中にいることになりましょう。現在の〝老〟がさらに老いていった時の〝老〟は、どういう状態の〝老〟なのか、なんとなく想像はできますが、その想像は明確なものではありません。〝老〟が他のどの年齢層よりも〝病〟に親和的であることも否定できません。私は今のところ、脊柱管狭窄症に起因する整形外科領域の問題があるだけで(それも決定的に日常生活を困難にするものではありませんし、山登りだってできるのです、三〇〇〇m級はもう無理かもしれませんが）、それ以外は内科領域などをふくめて問題はないようですが、しかし、遅かれ早かれ、なんらかの〝病〟に取りつかれることは当然でしょうし、それが致命的なものであれば、〝死〟の転帰をとることも不可避でしょう。

〝老〟も〝病〟も、人はそれらを確実に実感することができますが、〝死〟を経験的に実感することは不可能です（〝生〟、つまり誕生もまた、物心がついてはじめて実感できるものなので、〝死〟に若干似ているかもしれません）。人が経験する〝死〟はすべて他者のそれであり、自分の〝死〟はせいぜい想像できる程度であって、だから、人は他者の〝死〟から自己のそれを類推することによって不安・恐怖をおぼえることになるようにおもわれます。

浄土教では伝統的に、浄土往生を願う人の臨終に仏・菩薩が迎えにくる〝来迎〟を信じることで、そうした不安・恐怖から逃れることを教えました。しかし、〝わが友・親鸞〟は全然ちがいます（私は前著『親鸞 往還廻向論の社会学』（批評社）を書いているとき、真宗門徒でもなければ真宗研究者でもないどころか根本的に〝外道〟でしかない私にとって、親鸞は〝聖人〟でもなければ〝祖師〟でもなく、気持ちのうえでは〝わが友〟と呼ぶのがふさわしいことに気づきました）。親鸞は臨終往生を全面的に否定したわけではないけれど、原則的には現生往生の立場にたって、その消息にも「真実信心の行人は摂取不捨のゆゑに正定聚のくらいに住す。このゆゑに臨終まつことなし。来迎たのむことなし」と記しているとおりであって、だからこそ親鸞示寂の二年前の八十八歳時の消息でも「善信（親鸞）が身には、臨終の善悪をば申さず」と言い切れたのです。信心のさだまった時に往生が約束された正定聚になるのだから、臨終の善悪と無関係に救われると断言しました。

〝わが友・親鸞〟のキーワードともいうべき「自然法爾《じねんほうに》」も、上記したところと関係しそうです。衆生がはからい（自力の我執）をすてて、あるがままに弥陀の本願に身をゆだねるならば、「しからしめて不退の位（正定聚）にいたらしむ」ことになるわけです。「救われぬ身」であることを自覚して、あるがままに身をゆだねるならば、そこにおいて「救われる」という親鸞独特の超絶的弁証法がなりたつわけです。私自身も「かくありたし」と考え、七十一歳になっている今、部分的にではありますが、俗にいう〝終活〟に着手しはじめたという次第。

ところで、私は迂闊にも、「終末期ケア相談手厚く」と見出しのたてられた『毎日新聞』（二〇一六年三月三十日付）を読むまで、厚労省が終末期医療のガイドラインを策定発表したことを忘却していました。この記事によれば、厚労省は来年度から、病気などで死期が迫った患者と家族を支援する専門職チームの設置を全国の医療機関に促すことになったということです。それであわてて、厚労省のホームページでこのガイドラインを読んでみました。二〇〇七年に「人生の最終段階における医療の決定プロセスに関するガイドライン」と題して出されたものので、二〇一五年には改訂版が発表されていました。

終末期の医療とケアはつぎのような方針決定によれ、と命令調です。患者の意思が確認できる場合とそうでない場合とに類型化し、前者の場合は①専門的な医学的検討を踏まえたうえでインフォームド・コンセントに基づく患者の意思決定を基本とし、多専門職種の医療従事者から構成される医療・ケアチームとして行う。②治療方針の決定に際し、患者と医療従事者とが十分な話し合いを行い、患者が意思決定を行い、その合意内容を文書にまとめておくものとする。上記の場合は、時間の経過、病状の変化、医学的評価の変更に応じて、また患者の意思が変化するものであることに留意して、その都度説明し患者の意思の再確認を行うことが必要である。③このプロセスにおいて、患者が拒まない限り、決定内容を家族にも知らせることが望ましい——。そして後者の場合は①家族が患者の意思を推定できる場合には、その推定意思を尊重し、患者にとっての最善の治療方針をとることを基本とする。②家族が患者の意思を推定できない場合には、患者にとって何が最善であるかについて家族と十分に話し合い、患者にとっての最善の治療方針をとることを基本とする。③家族がいない場合及び家族が判断を医療・ケアチームに委ねる場合には、患者にとっての最善の治療方針をとることを基本とする——。

一九九〇年アメリカ連邦議会を通過した「患者の自己決定権法」を彷彿させます。そこでは、政府出資のすべての医療機関に対して患者が入院する際に、リビング・ウィル、アドヴァンス・ディレクションを出すチャンスを設けるように求めました。これらは文書で提出しますが、その文書には次のような〝個人の権利〟を説明する内容が記されていなければならないとされています。①自分が受ける医療・介護を決定する個人の権利には、内科的・外科的医療処置を受ける権利と、またそれを拒否する権利とが含まれている。②リビング・ウィル、医療のための持続的委任権法のようなアドヴァンス・ディレクション（患者自身があらかじめ自己の意思を医師に提示しておくための文書）を、州法のもとで指示しておく個人の権利、等です。

前記『毎日』の記事によると、現時点においても、このガイドラインの存在を知らない医師や看護師が三～四割にのぼるということで、私としては、なにがなしホッとする気分になりました。なぜかというと、このガイドラインの全体的な雰囲気が現行臓器移植法の内実ときわめて強く連動しているからです。この私の感想に疑義をもつ人は是非ともこのガイドラインと臓器移植法とを読み比べてみてください。医師や看護師の三～四割がガイドラインの存在を知らないことにホッとしたもう一つの理由は、このガイドラインがどう見ても安楽死・尊厳死法制化の先取りというふうに読みとれるからです。

このガイドラインも臓器移植法も安楽死・尊厳死法制化策動も、そのすべてが〝インフォームド・コンセント〟をベースにした〝自己決定権〟を強調している点で共通していますが、にもかかわらず医療の現場においては〝よく説明されぬまま、させられる同意〟ないし〝させられる自己決定〟が日常的に横行している現実があることを忘れてはならないとおもいます。権利であるはずのものが、知らぬ間に義務に化けてしまうことは、たとえば、憲法では権利であるはずの健康が、健康増進法では義務に化けてしまった事実が如実に証明しているとおりです。

死の過程を死にゆく人と家族などがあたかもコントロールできるかの幻想をうみだしていることが最大の問題点だとおもいます。違うのです、コントロールできるのではなく、させられるのです。

（『試行社通信』二〇一六年五月号）

コラム 13

老人と若者の分断を許さない

寿命が延長し、高齢者がどんどんふえるこの国の現状は、いわゆる前期高齢者になってすでに三年目になる私にとっては、さながら「寿山福海」のなかに漂うごとき快感であります。街を歩いていたりＴＶ画面を見たりしていて、さまざまなタイプの年寄りを目にするたびに、思わず「イヨッ、ご老人、ともに頑張ろう！」と声をかけたくなったりするほど。

しかし、にもかかわらず、高齢者の前途には暗雲がたちこめているといわざるをえず、快感に酔いしれてばかりはいられない、そういう実感をもちます。というのも前の自民党政権も今の民主党政権も、終末期にあるといわれる病者や、重度・重複障害者、それにＡＬＳ（筋萎縮性側策硬化症）や遷延性意識障害（差別的には「植物状態」という）の人々とともに、高齢者の社会的のみならず生物学的な抹殺を画策しているようにおもわれるからです。

この政治的抹殺の策動は、現在の高齢者を若年層が「逃げきり世代」と怨嗟の的にするためのイデオロギー操作がおこなわれている状況から展望するに、あるいは一定以上の社会的な同意を取り付けうる可能性があり、それが私にはおそろしく、かつ、おぞましく感じられるのであります。

一般的には、高齢化状況は高齢化率（六十五歳以上の人口が総人口に占める割合）によって以下のように分類されるようです。高齢化社会は高齢化率が人口の七～一四%の状況をいい、高齢社会は同様に一四～二一%、超高齢社会は二一%以上を意味します。国勢調査によると、この国は一九七〇年に七・一%で高齢化社会になり、一九九五年には一四・五%で高齢社会になりました。そして、二〇〇七年には二一・五%で、いわゆる超高齢社会に突入。そして二〇一〇年には高齢化率が二三%にたっしています。

二〇一二年一月に国立社会保障・人口問題研究所が発表した二〇六〇年までの将来人口推計によると、仮に合計特殊出生率を一・三五に上方修正しても(実は、この修正は単なる国の希望的観測でしかないので、全然根拠はありません)、二〇四八年には総人口が一億人を切り、二〇六〇年には八六〇〇万人台にまで減少するとのこと。人口減の主原因はいうまでもなく少子化であって、それが相対的な高齢化を一層顕著におしすすめると説明されます。

現在は、一人の高齢者を二・八人の現役世代(十六～六十四歳)が支える形だが、二〇六〇年には一・三人が一人の高齢者を支える、つまり、「騎馬戦型」から「肩車型」に移行することになるといわれています。しかし、現実に「肩車型」など、社会の持続性を担保するものではありえません。

二〇六〇年といえば、現在の大学生たちがぼちぼち高齢者の範疇にはいることになるのですが、まことに主観的な見方ながら、たとえば今の学生たちの食生活をみていて、彼らは果たして六十歳以上まで生き延びられるだろうか、と私はホンキで危惧しないではいられないのです。もうこれ以上は加えられないほど添加物だらけのファーストフードだけを一日に一回、多くても二回しか食べないというのが、むしろ普通のようです。

この国の長寿県といえば沖縄が有名ですが、最近のデータをみると、十五～四十五歳の死亡率が全国平均を上回っていることがわかります。食生活の極端なアメリカ化＝ファーストフード化が進行していることが最大の要因です。同じことが本土でも進行しているわけで、一方では少子化の進行は歯止めがきかず、他方では超高齢社会にもならないので、人口そのものが非常に少ない社会になる可能性があるともおもわれます。

問題は、食生活ばかりではありません。この国の自殺統計をみると、自殺のピークは六十歳前後と八十歳以上にみられますが、よく見直すと、男性では二十～四十四歳の階層の死因第一位は自殺であって、二十～三十四歳では死因の四〇％以上が自殺ですし、女性の場合も、十五～三十四歳の階層の死因第一位は自殺であり、二十～二十四歳の階層では死因の四〇％以上が自殺です。最近の内閣府調査によると、二十歳代の若者のうちホンキで自殺を考えたことのある割合が二八・四％にのぼり、すべての世代の中で最多だったということです。

このように見てくると、現在の若者は栄養学的に（つまり、間接的に）早死する以前に、自らの命を直接的に短縮する（少なくともその傾向性をもつ）という、非常にシビアな局面におかれていることがわかります。二十歳代の自殺念慮について、内閣府の自殺対策推進室は「二〇代の若者は相談相手さえ見つけられていない可能性があり、閉鎖的な心理状況が懸念される」とコメントしていました（『毎日新聞』二〇一二年五月二日付）。

このコメントを的はずれだと非難したいわけではありません。確かに、今の学生をみていると、その生活世界の極端な狭さ、対人関係の希薄さというものが手にとるようにわかります。しかし、そのことのみに若者の自殺の原因をもとめるのはイデオロギー的にすぎるのではないかと私などはおもいます。

年間の可処分所得が一二〇万円未満の貧困者が二〇〇九年時点で過去最高の一六％に達しました。最近問題になっている「孤立死」のかなりの数が、貧困にもとづく「困窮死」であることは明らかであり、この困窮が今の若い世代にモロに覆い被さってきているのです。経済的に現在不安定であり、かつ将来の展望もさしあたりみあたらないとすれば、そこにあるのは絶望だけということになりかねない。

総務省が最近発表した昨年（二〇一一年）の推計によると、三十五～四十四歳の六人に一人（計約三〇〇万人）が中年パラサイトだということでした。いわゆる就職氷河期（一九九三年～二〇〇五年）の世代がそのままパラサイト生活を余儀なくされているともいえましょう。中年パラサイトの平均年収は二〇〇五年のころ、わずか一三八万円にまでおちこんでいたのです。

（『試行社通信』二〇一二年六月号）

第六章　健康幻想《ヘルシズム》と優生思想

(1)はじめに

私は一九四四年の生まれ、すでに若くはないが、十分に年寄りという感じでもありません。一般に六十五歳〜七十四歳をヤング・オールド（前期高齢者・老年前期）、七十五歳以上をオールド・オールド（後期高齢者・老年後期）とよぶそうなので、さしあたり私はヤング・オールドの中間点付近、別言すれば精神と肉体にかかわる年齢意識が乖離しがちな「中途半端な年齢層」にぞくしていることになります（文脈を無視して付言すると、「後期高齢者」という命名には、もうあとがないのだから福祉や医療を節約・削減することが合理的だという、きわめて差別的で厭味な含意があります。当時の福田内閣はあわてて「後期高齢者」を「長寿」と言い換えましたが、このような言葉の厚化粧で事態の抑圧的排除性が糊塗されるものでは到底ありえません）。

若くもなければ、さほど老いてもいない私は、健康であると同時に不健康でもあって、その点でも中途半端です。大学の教員として教育・研究や各種の社会活動に元気にいそしんでいる点では十分に健康ではありますが、いまから二十余年前に「大腸癌」の手術をうけたサバイバー（前科もち）でもあって、いま流行の「未病」患者であるどころか、相当立派な「既病」患者であることを自覚してもいます。

私は大学の教員になる前、かなりながく毎日新聞社（東京・大阪）の学芸部記者として差別問題をふくむ社会科学とともに医学をも担当した経歴をもっています。その時期の私には医学や医療の情報と知識がかなり豊富にたくわえられていて、その方面の各専門領域のエキスパートと対話したり取材インタビューしたりしても、知識量のギャップにさほど卑下することはありませんでした。もちろん、対等とまではいかなかったけれども、ひたすらエキスパートの見解を拝聴するのみという状態でもなかったと記憶しています。

だが、しかし、ひとたび自分が病者となり、医者の診断によって「患者」になりはてた時、私は完全に医者の軍門にくだった自分を意識しないではいられませんでした。そうして、あろうことか、やがて私は自分自身を医者の眼でみている自分に気づいたのです。単に医者の語彙をもちいて自分の状態を解釈していただけではありません。自分が医者になって、医者の眼で自分自身を対象化し管理していたのです。ちょうどパノプチコンの囚人が看守の眼で自分自身を監視するようになるのとおなじように。まったく、ゾッとする発見でした。もちろん、この経験から医者と患者との関係における非対称性をただちに「差別」としてことあげしたいわけではなく、私としては、この関係性における支配や権力の問題をかんがえないではいられなくなったのです。

M・ウェーバーは「〈支配〉とは、或る内容の命令を下した場合、特定の人々の服従が得られる可能性を指す」と託宣しました（清水幾太郎訳『社会学の根本概念』岩波文庫、一九七二年、八六頁）。いわば〝服従のチャンス〟のことをウェーバーは「支配」として説明したことになります。つまり、一定の支配の形態が服従者によって正当なものとしてとらえられた時、その支配は安定する、逆にいえば、被支配の側が支配を承認し依存する時に支配が成立するということなのです。被支配の側が支配を承認し依存する状態を「自発的服従」とよびます。医者と患者との関係における非対称は「差別」ではなく、むしろ「支配＝服従のチャンス」としてとらえるべきなのだと、私は「患者」を経験しながらかんがえました。

医者と患者との関係は、しかし、関係として孤立したものではありえません。医療政策や医療制度、さらには個々のヘルスケア・システムはもちろん、その時代、その社会における文化や価値観（家族関係や医療経済などもふくむ）とのかかわりのなかでとらえられねばなりません。私は本稿において、健康幻想《ヘルシズム》と優生思想とのかかわりを現代日本の諸状況の読解をつうじて解明していくつもりですが、その際、社会学者B・グラスナーの次のような言説がひとつの導きの糸になるように私にはおもわれます。すなわち、「ある社会のすべての層がからだのことに心を奪われるときには、明らかに健康以外の何かが危機にさらされているのだ」（小松直行訳『ボディーズ・美しいからだの罠』マガジンハウス、一九九二年、二四二頁）。こうした発想法をたんに個体内部の諸問題に限定することなく、社会構造との関係の問題としてとらえることができるなら、それが医療をめぐるさまざまなイデオロギー状況の解明を可能にする一定の根拠をかならず明示してくれるものと、私は確信します。

(2)「義務」としての健康・「義務違反」としての病気

そもそも健康それ自体に、到達すべき実体的な目標などあるわけがありません。したがって、健康願望はいつも空洞化しないではすまないという宿命のもとにあることになります。私が、空洞化する健康願望を健康幻想《ヘルシズム》と命名するゆえんはそこにあります。

実は、健康へのさだかなる定義もないことが健康幻想《ヘルシズム》をさらにイデオロギッシュにしているという側面がありそうです。自分が健康だとおもえば健康だという主観的な定義もなりたたないわけではありません。また、健康をあえて意識しないことが健康だという考え方も十分に成立します。こうした自分中心の健康定義が一方にあって、しかし、他方に他者依存型の健康定義もなくはないのです。卑近な日常例ですが、たとえば私が宿酔（二日酔い）で大学の講義をサボタージュすれば、まちがいなく社会的な非難をうけるでしょうが、実はその宿酔症状が急性アルコール性肝炎の初期症状だと診断されれば、社会の非難は一転して同情に変化する可能性があります。私の症状は同一でも、前者には「健康」という定義が、後者には「病気」という定義がそれぞれ適用される結果です。おなじ症状にたいするダブル・スタンダードの作動というべきですが、それはいずれも私の考え方それ自体よりも周囲の反応の重要性（解釈の他者依存性）を示唆するものでありましよう。

もちろん、オーソライズされた健康定義が全然ないわけでもありません。周知のWHO（世界保健機関）の定義などがそれに該当するでしょう。いわく、「完全な肉体的、精神的、及び社会的福祉の状態であり、単に疾病又は病弱の存在しないことではない」（一九五一年の官報掲載時の訳文）。これもまたひとつの定義にはちがいありませんが、しかし、現実にはありえない「完全な肉体的、精神的、及び社会的福祉の状態」の内実を説明することは論理的に不可能ですから、WHOの定義をある種の理念型としては評価できるとしても、現実的な定義としてそれをうけとめることは不可能だとおもいます。

到達目標も曖昧なら定義自体も茫漠としている健康は、それならば、いかにして議論され、どのような取り扱いがなされるのでしょうか。

〝正常〟をまもるために〝異常〟を析出して排除するのと同様に、健康をまもるには不健康（病気）を析出して排除する一手です（実際、病原菌を析出して抗生物質で一撃するやり方が最初の第一歩でした）。正常も健康も内実をともなわない空洞ですから、正常と健康は、いうなれば異常と病気の残余概念でしかないともいえるでしょう。換言すれば、異常と病気は無実体の正常と健康を実体化＝意味化するための資源として消費される運命にあることになります。つまり、異常や病気が正常や健康という社会的秩序についての総体的なアナロジーとして十分に利用可能であるということです。にもかかわらず、否、それゆえにこそ人びとは、次々につくりだされる異常や病気というスケープゴートを合わせ鏡にして、そのスティグマ性との距離をはかることによって自らの健康度をチェックする以外にないとおもいさだめるにいたるのです。

この国では、ことに健康増進法の施行（二〇〇三年五月）以後、この無実体の健康を維持し増進することが国民的「義務」として位置づけられることになりました。健康は誰もが希求してやまないものであるだけに、それを義務、つまりおしつけられたものと認識することはかならずしも容易ではなく、大部分の人が義務としての健康観を享受し、それへの自発的な同調ないし服従をきめこんだのです。ここに匿名の権力＝服従のチャンスとしての健康観念がひとつ完成したことになります。

健康が義務ならば、病気は義務違反（の結果）です。かくて病者は義務不履行者として社会的制裁の対象にされるのですが、その際、「生活習慣病」という命名は絶妙な意義をもつことになりました。そこに医療費の問題がのしかかり、さらに「役立たずは、早く死ね」の優生主義的な脅迫がくわわって、病者は自己責任放棄者としてもっぱら「自業自得」の犠牲者非難の言説につつみこまれることになったのです。

この健康増進法はまことに奇妙な法律であって、増進すべき「健康」それ自体についての概念規定をもたないのです。すでにのべたように、健康の定義は実質的に不可能であるにせよ、法律という以上、その中心概念である「健康」を定義することなく、その増進を義務づけるのは、やはり論理的な欠落をもつ欠陥法というほかありません。

それはそれとして、仮に「健康」と「病気」の純粋の理念型を想定してみると、大部分の人間がそのどちらの範疇にもぞくさないこと、一目瞭然です。私が勤務している大学の研究棟の同じフロアをみわたしただけでも、かなり重篤とおもわれる糖尿病をコントロールしながらバリバリ論文をかいている人がいますし、講演中にたおれるほどの高血圧症の人が降圧剤でうまく調節しながら意味のある研究生活をいとなんでいる例もあります。私にしても、健胃整腸剤を常用していますし、定期的に胃・大腸内視鏡検査をふくむ徹底的な検診をうけたりもしながら、ある程度元気に勉強しながら教育と研究をつづけ、ある程度の酒・煙草をたしなみつづけ、ある程度の高い山にのぼったりもしつづけているわけです。

このように定義不能の「健康」を増進させることが国民の義務だとする法律が成立したとき、やや感性的な言い方になりますが、私は一種名状しがたい不気味さを感得したことを鮮明に記憶しています。厚生労働省のホームページでこの法案をめぐる議事録を追跡してみて、私にはその不気味さの意味がみえるようにかんじられました。つまり、この法律が医療制度改革の一環として位置づけられているということなのです。非常に単純化していえば、この法律が医療費削減のために、一種の予防医学的見地をよそおった社会防衛的な視点からうみだされたものであることが判然としてくるのです。

法律の第一章は総則で、その第一条（目的）には「この法律は、（略）国民の健康の増進の総合的な推進に関し基本的な事項を定めるとともに、国民の栄養の改善その他の国民の健康の増進を図るための措置を講じ、もって国民保健の向上を図ることを目的とする」とあります。国及び地方自治体の責務（第三条）より前に「国民の義務」（第二条）がおかれ、「国民は、健康な生活習慣の重要性に対する関心と理解を深め、生涯にわたって、自らの健康状態を自覚するとともに、健康の増進に努めなければならない」と、健康増進につとめることを国民の義務であると規定しています。私などは、「すべて国民は、健康で文化的な最低限度の生活を営む権利を有する」とうたう憲法二五条によって、健康は国民の権利であるとながらくしんじていたものですから、この権利の義務へのすり替えにいささかこだわらずにはいられませんし、その意味では健康増進法は憲法に抵触するのではないかとさえかんじられます。

すでにのべたように、この法が不健康（もしくは病気）の内実を「生活習慣」の問題としてとらえている点がさらに問題です。もちろん、健康の観点から生活習慣を無視することはできないにしても、この法の考え方からは環境問題や労働条件の問題といった社会問題としての疾病問題への視点が出てきようはずもなく、要するに、「自己責任としての病気」が強調されているにすぎないことが判然としています。しかし、問題は、そればかりではありません。

「義務としての健康」という発想法からすぐに連想できるのは、一九四〇（昭和十五）年の国民優生法と国民体力法であり、さらには一九四八（昭和二十三）年の優生保護法であります。国民優生法の第一条には「本法ハ悪質ナル遺伝性疾患ノ素質ヲ有スル者ノ増加ヲ防遏《ぼうあつ》スルト共ニ健全ナル素質ヲ有スル者ノ増加ヲ図リ以テ国民素質ノ向上ヲ期スルコトヲ目的トス」とありましたし、優生保護法の第一条には「この法律は優生上の見地から不良な子孫の出生を防止するとともに、母性の生命健康を保護することを目的とする」とありました（優生保護法は一九九六年、母体保護法に改題されました）。また、国民体力法はその第一条第一項において、「政府ハ国民体力ノ向上ヲ図ル為本法ニ定ムル所ニ依リ国民ノ体力ヲ管理ス」と、国家のなみなみならぬ管理意欲を強調していました。今回の健康増進法における「もって国民保健の向上を図ることを目的とする」という文言と、戦前の国民優生法における「以テ国民素質ノ向上ヲ期スルコトヲ目的トス」および国民体力法における「政府ハ……国民ノ体力ヲ管理ス」という文言との間に、不気味な内包的一致をみとどけるのはいささか神経過敏にすぎるでしょうか。

機能主義社会学者T・パーソンズはかつて次のように指摘していました。「健康と病気は、単にパーソナリティ・レベルおよび有機体レベルでみられる人間の条件または状態であるだけではなく、（略）文化と社会構造の中で評価され制度的に認知された状態」である（武田良三監訳『社会構造とパーソナリティ』新泉社、一九七三年、三五一頁）。

パーソンズのいう「パーソナリティ・レベルおよび有機体レベルでみられる状態」としての健康・病気と「文化と社会構造の中で評価され制度的に認知された状態」としてのそれとは、本来的にステージを異にし、両者はしばしば矛盾・対立する関係にあるはずですが、しかし、通常はその両者の矛盾・対立が噴火することはありません。なぜなら、諸個人における内なる病気否定（障害否定をふくむ）と健康肯定の個人意識（健康幻想《ヘルシズム》）とがその両者の間を仲裁するからです。かくして、結果的には、あくまでもインフォーマルに自覚され、主体的に選択されるべきミクロ・レベルの「健康」観が、フォーマルな押し付け型のマクロ・レベルの「健康」観に凌駕され、回収されるという次第です。

次に紹介する臨床心理学者・篠原睦治（和光大学名誉教授）の文章に私は大いに同感しましたが、それはまさに個々人のマイルドな健康幻想《ヘルシズム》なるものが、時にハードな優生主義にリンクしていくという文脈においてでありました。その部分を引用します。

「ところで、ぼくにはとても偶然と思えないが、もはや二年ぐらいになるのだろうか、〈全館禁煙〉を要求して、それを実現させた〈嫌煙・禁煙〉を主張する学生グループは、この〈エレベーター棟建設〉推進の声を上げた一群とも重なっている（篠原のいた和光大では最近、ある古い校舎の傍らにエレベーター棟ができた＝八木注）。二つの主張、運動には〈みんなに迷惑をかけてはならない、自分のことは自分で処理すべきである〉、〈整然と、清潔に、そして秩序正しく〉といった姿勢、そして、何よりも〈健康・健常〉幻想（つまり、優生思想）が共通にある。このような姿勢、思想が〈障害者〉を排除してきたのではないか。ここ三十年ほど、このように繰り返してきた反省は、〈嫌煙・禁煙〉運動と〈バリア・フリー化〉のなかで、風化しつつある」（子供問題研究会機関誌『ゆきわたり』二〇〇四年一月号）。

篠原がいうように、健康・健常イデオロギー《ヘルシズム》こそまさしく優生思想の原器であると私もおもいます。もちろん、バリア・フリー化が悪いわけでもなければ、ユニバーサル・デザインが悪いわけでもありません。それはそうなのですが、バリア・フリーやユニバーサル・デザインなどが、一つのコミュニティ（大学、地域など）の中での障害者と健常者との出会いとぶつかり合い、それらにともなう両者の意識上の揺れをもシャットアウトしてしまうという問題がもっとかたりあわれねばならないはずなのです。健康・健常であることが国民の義務だと宣言された時、病人・半病人・障害者は国民的義務の不履行者としていたたまれぬ思いにとらわれてしまうのではないか。禁煙運動やバリア・フリー運動が、それ自体として「隔離」を奨励・推進する役割をはたすとまではいえないにしても、矛盾・対立をふくむコミュニケーションを場合によっては阻害しさえする逆作用力をもつ可能性があることについては、それなりに意識的でありつづけたいとかんがえます。

(3) 社会統制と健康

先に、健康が声高にかたられる時は、いつも要注意であるとしるしました。というのも、そこでは「健康」という用語がきわめて能弁にもちいられながら、実のところは、健康以外のなにごとか、たとえば社会統制の作動といった事柄が議論の俎上にのせられていること（または、逆に議論の俎上にはのせられずに隠蔽されること）がおおいからです。

社会統制というのは、人間（集団）の行為の遂行にたいして他者または社会がサンクション（制裁または賞賛）をあたえて相互行為を安定させ、社会の規範や秩序を維持しようとすることです。逆にいえば、社会統制が発動される場合、それだけ社会の規範や秩序が安定していないことを反照しているということにもなります。

現今の健康ブームは、現代人の健康不安を資源にして成立しています。たとえば、東京都生活文化局「健康に関する世論調査」（二〇〇五年二月）によると、健康不安を「しばしば感じる」が七％、「たまに感じる」が四八％で、健康不安感がかなり広汎にゆきわたっていることがわかりますし、また、『読売新聞』（二〇〇七年十二月二十五日付）によると、同社の全国世論調査では「心の健康を損なう不安」にかられている人が三人に一人（三四％）にもたっしていたということです。なかには、日経ＢＰコンサルティングの調査（二〇〇五年八月）のように、健康不安をうったえる人が九割をオーバーしている事態をしめすデータもあります。いうなれば、「健康不安病」という名のあらたな疾病が現代社会を徘徊しているわけなのです。

健康不安は、上記の意識調査における回答状況のばらつきにもみられるように、主観にもとづく心的な状態以外のなにものでもないのですが、それにもかかわらず、一定の医療行為が関与することによって、それが治療されるべき診断名をもった疾病として客観化されていくことにもなるのです。その点で、「健康不安病」も一種の医原病とよぶべきであって、この場合の医療は、一般的な健康食品、健康器具、スポーツクラブといった健康産業と同様、「健康不安病」という疾患の要因として機能することになります。

二〇〇六年には「日本未病システム学会」という名の研究・実践集団が発足しました。同学会では未病を「自覚症状はないが検査では異常がある状態」と「自覚症状はあるが検査では異常がない状態」との和として定義しており、漢方医学にならって「病気にむかう状態」を未病とよんでいるようです。しかし、「生老病死」という自然過程が人間的苦難の基本四則であってみれば、ヒトはうまれおちたその瞬間から「病気にむかう」どころか「死にむかう」ことにさえなっているのです、まことにどうしようもなく。未病という概念は、もともとは貝原益軒の『養生訓』のなかに「病いなき時、かねてつつしめば病いなし」云々とあるように（伊藤友信訳『養生訓』全現代語訳、講談社学術文庫、二〇一四年、第六一刷、三六三頁）、どちらかといえば「養生」の範疇にぞくするものとおもわれますが、いま主張されている未病は、人間（のみならず、あらゆる生物有機体）のプロセスとしての自然性をも「健康」と「病気」の中間に位置づけて、治療の対象にしようという狙いをもつものであるようにもおもわれます。「養生」と「治療」では、事態にかかわる主体の位置がかなりずれること、あきらかであります。

未病状態に不安をもつ人はおおむね人間ドックを利用し、その判断をあおぐことがおおいのですが、しかし、人間ドックが健康不安をいやせることはほとんどありえません。それというのも、人間ドックで「異常なし」の託宣をもらえる人は二割にみたず、他の八割強は多少とも「異常あり」と判定されるのが一般的な趨勢だからです（二〇一四年に「異常なし」は六・六％にまで減少＝筆者注）。では、幸運にも「異常なし」の託宣をえた二割弱が健康不安からまぬかれうるかというと、そうともいえません。この場合の「異常なし」はあくまでも検査時点での、検査項目内でのそれでしかないので、検査の翌日にどうなっているか、あるいはあらたに検査範囲をひろげるとどうなるかはまったく予断をゆるさないわけです。年間七〇〇〇億円以上の巨費にうるおう人間ドックもまた、「健康不安」をかきたてつつ便乗する健康産業以外のなにものでもありません。

さて、次に医療にかかわる社会統制の具現を、国家の医療費政策との関係の中にみておきたいとおもいます。医療費問題は単なる国家財政の問題であるばかりではなく、優生思想の政治的実践という意味合いがふかいがゆえに、無視できないことがらなのです。

私は二〇〇八年秋に出版した著書『健康幻想の社会学』（批評社）において、この国の現今の主要なエトスを「治療国家の殺意」という枠組みにおいて一般化し、それを批判し、打倒するための方向性について議論を集中しました。その試行が全体として成功したかどうかにはあまり自信もありませんが、私が意図したところにさほどの独断や誤謬があったともおもってはいません。要するに、全般的な社会の医療化が人間の「生命権」に立脚した尊厳と自立をかなりドラスティックに棄損しつつある現実にどのようにたちむかうべきなのか、その点についていささか主観的な議論を設定したのです。

ナチス・ドイツを引き合いにだすと少々フェアではない気もしますが、それでも「治療する国家」が「殺意をもつ国家」であるという事実にはいつも敏感でありたいものだと私はおもっています。この国の場合、小泉政権以降のネオリベ的構造改革路線の医療・福祉分野での波及はまちがいなく「役立たずは、早く死ね」というメッセージとして具現してきたといわざるをえません。その端的なあらわれが二〇〇六年六月に成立した医療制度改革関連法でありました。

この法律には、現役なみの所得のある七十歳以上の医療費の窓口負担を二割から三割にひきあげ、療養病床で長期療養している七十歳以上の患者の食費・光熱費等を原則的に自己負担にすること（以上は二〇〇六年十月実施）のほか、二〇〇八年度からは七十〜七十四歳の医療費の窓口負担を原則二割から三割にひきあげること（これは一時的に凍結されました。が、おそらくは選挙対策でしかありませんから、次の選挙の結果次第では比較的容易に解凍されるものと予測されます）、さらに七十五歳以上を対象とした後期高齢者医療制度を新たに創設することなどが含まれていました。高齢者、ことに後期高齢者、わけても低収入の後期高齢者には実に冷酷無慈悲な政策であって、後期高齢者を「長寿」などともちあげるのは、いわばブラック・ユーモアでしかなく、事態の深刻さをいささかも糊塗することなどできません。

政財界が中心になって医療制度を議論する時の主要なテーマはいつも医療費抑制に集中します。厚労省によると、この国の国民医療費は国民所得の伸びをうわまわるスピードで年々上昇し、現在では約三〇兆円になっていて、このうち高齢者（人口の約一割）にかかわる老人医療費が医療費全体の三分の一をしめるにいたり、このまま推移すれば二〇二五年には人口で二割の高齢者が医療費の過半を費消することになると推計されています。高齢者が増加することは、本質的には、心からの慶賀にあたいする事態であるはずなのに、この国の政財界はそれを歓迎しないばかりか、医療費の抑制を楯に高齢者の増加を医療政策的に抑制しようとしているわけです。

後期高齢者医療制度の趣旨は、当局の説明によると、「後期高齢者の心身の特性におうじた医療サービスの実施」ということになっています。が、実質は高齢者の心身の特性（つまり老化現象）を理由に高齢者の医療を制限するところにその本質があります。結果は明白であって、ことに貧しい高齢者ほど保険料がたかくなる仕組みになっており、現に厚労省が二〇〇八年六月に公表した「長寿医療制度創設に伴う保険料額の変化に関する調査」によると、年金収入一七七万円以下では三九％の人が、年金収入一七七万円超～二九二万円未満では二五％の人が、年金収入二九二万円以上では二二％の人がそれぞれ保険料の上昇を経験したことがしめされました。低所得者層ほど保険料があがったことは明白なのであって、厚労省の調査結果それ自体が厚労省の見解をほぼ完全にうらぎっているのです。

現状において、保険料をこれ以上ひきあげることが不可能であることは衆目の一致するところであって、とすれば、次に政財界がかんがえることは医療内容の制限か、医療費総額へのシーリングの実施でありましょう。これを是としない高齢者（もちろん、高額所得者にかぎられるでしょうが）は、自費診療にむかうことになりそうです。そういえば、小泉元首相は二〇〇四年時点ですでに混合診療の解禁について言及していました。富裕層にはたえられても、大多数のいわゆる後期高齢者は所得格差による被剝奪感と被差別感にせめさいなまれることになるのは必定です。それをも小泉元首相らネオリベ派は「自業自得の自己責任」と冷笑しつつきりすてるのでありましょうか。

こうした弱者排除の後期高齢者医療制度のなかの極めつけが「後期高齢者の心身の特性に応じた医療サービス」としての〈後期高齢者終末期相談支援〉です。二〇〇八年一月、厚労省の中央社会保険医療協議会がその方向性をあきらかにしたもので、簡単にいえば、七十五歳以上の「終末期」の患者が医師と相談して、延命治療の要否などの希望を文書などで示す「リビング・ウィル」を作成すると、病院などに診療報酬（点数二〇〇点）が支払われるというおそるべきシステムの導入です。

いうまでもなく、診療報酬は「医療行為の公定価格」を意味します。つまり、この国はついに延命治療の非開始・中止（消極的安楽死の実施といいかえてもよろしい）に診療報酬をしはらうことによって、本質的にはいかなる意味においても治療的な意味をもたない「治療の非開始・中止」を正式で実質的な医療行為と認定したことになるのです。私はこの点について、拙著『健康幻想の社会学』のなかで、「後期高齢者医療制度全体によって後期高齢者を経済的に〈半殺し〉にしたうえでこの後期高齢者終末期支援相談によって〈最後のとどめ〉をさそうというのがこの国の国家意思であることが明らかになりました」とややうわずった調子で描写しましたが（二七頁）、調子はうわずっていたにしても、本質を見誤った調子はずれではなかったと確信しています。すなわち、後期高齢者への医療制限とは、とどのつまり、後期高齢者をして自らの生命を短縮させることであり、医師や医療機関は高齢者の生命短縮を慫慂することによっていくばくかの収入増を実現できるばかりか、刑法上の訴追からもまぬかれうるという仕儀です。

この〈後期高齢者終末期支援相談〉という名の〈消極的安楽死〉制度の導入にたいしては、さすがに世の中の批判が集中したため、二〇〇八年七月からひとまず凍結されることになりましたが、厚労省は年齢制限をはずすというさらなる改悪をほどこしてこれを解凍しようと予定しています。

ところで、二〇〇九年二月二十七日付新聞各紙朝刊は、日本救急医学会の特別委員会（委員長＝有賀徹昭和大教授）が二〇〇七年十月に作成した「終末期医療に関するガイドライン」に沿って、その時点（二〇〇九年二月）までに「治る見込みがない」と判断された患者数十人の延命治療が中止された可能性のあることが同委員会のアンケートでわかった、と報道していました。数十人という数字は曖昧ですが、このガイドラインを実際に適用した医師が六八人にたっしていたことからの類推のようです。また、延命治療の中止を検討したことがある医師は九六人にものぼったということです。

このアンケートは全国の救急医二七六四人を対象におこなわれたもので、うち七一五人が回答しました。非常に気になるのは、約四分の三にあたる医師が回答していない点です。これら大部分の救急医が延命治療の中止または非開始の検討や実施に参画してこなかったとは、常識的にみてもありえないでしょう。回答した七一五人を便宜上の母集団とみなすとすれば、延命治療の中止を実施または検討した医師の割合は約二三％にたっするのです。もし仮におなじ分布を全救急医に適用すると、実に六四〇人ほどの救急医が延命治療の中止または非開始の検討や実施に参画してきたことになりますが、ただし、これは相当に乱暴な私の推計でしかありません。

もちろん、救急医療の現場が通常の医療現場における慢性疾患などの一般的な終末期医療の現場とはかなり性質を異にすること、それはいうまでもありません。つまり、ここで強調したいことは、症状が完成したか緩徐に進行している慢性期とことなり、急性期は症状が時間とともに変化する、それが救急医療の現場だということです。要するに、救急医療をかんがえる場合には、救急現場の状況だけを焦点化するのでは不十分なのであって、むしろ、患者が搬送されてくる前、またはその途中、すなわちプレホスピタルの状況こそを問題にすべきだと私などはかんがえます。患者が救急医療の俎上にのるまえの適切な処置によって転帰はおおきく変化するでしょうし、すくなくともその余地はおおいにあるとおもわれます。とくに、心肺停止状態では救急車到着までの間の蘇生処置が転帰におおきくかかわり、来院時心肺停止の予後は非常にわるいという話を専門医からきいたことがあります。

私は、救急医が患者の終末期医療について云々するのは「十年早い」といいたいとおもいます。救急車にのったまま、病院を盥回《たらい》しにされたあげく生命をおとすという悲劇を一日もはやく克服することこそ肝要なのです。さらにいえば、「余命いくばくもない」などと診断する以前の問題として、すべての救急医はたとえば〈脳低温療法＝日大板橋病院で開発された「脳死」予防の有効な方法です〉などの治療法をしっているのかどうか、実施をこころみているのかどうか、なども当然問題にすべきだとおもいます（いささか文脈を逸脱した言及になりますが、もし仮に「脳死」を予防することができれば、臓器移植、とくに心臓移植は回避可能な療法になる可能性もあります）。

もちろん、救急医療が後期高齢者医療と相対的に無関係の問題であることはいうまでもありません。しかし、日本救急医学会が上記のようなガイドライン（日本医師会や日本学術会議のガイドラインも同様ですが）をつくって適用することが醸成するであろう社会的なエトスを無視することはできません。とくに最近のガイドラインの傾向として、患者本人の意思を家族が推定できるとする発想法や、家族意思が不明確な場合には医師（団）が家族意思（ひいては患者本人意思）を代行できるとする発想法などは家族社会学的な観点からしても到底首肯できるものではありません。また、日本尊厳死協会が〈尊厳死〉の対象に遷延性意識障害（差別的には〈植物状態〉などと命名される）もふくめている点も看過できるものではありません（遷延性意識障害からの回復者はこの国にあってもかなりの数にたっしています）。やがては「不治ではあるが末期ではない」多様な人々が、その意思を勝手に忖度され、合法的に抹殺されていくかもしれません。その時点では高齢者も確実に標的化されるでしょう。

「国家の殺意」の具体化というべきいわゆる後期高齢者医療制度が実施された直後の二〇〇九年四月二十日、あきらかにこの制度の犠牲になったとみられる親子心中事件が山形市で発生しました。母親（八十七歳）を絞殺した次男（五十八歳）が首吊り自殺をとげてしまったというのが悲劇の内容です。

『山形新聞』や『河北新報』の報道によると、数年前に父親がなくなった後、母親は次男と二人暮らしをしてきたが、母親は高齢ゆえか脚腰がわるく、二〇〇八年九月に入院、事件の五日前に退院したものの、認知症もでていたということです。次男は数年前から、母親の介護をするため、近くの蔵王山中の牧場で臨時職員としてはたらいていたけれども、豪雪の冬場には仕事がなく、母親のわずかな年金を生活費にまわしたり、入院費をなんとか工面したりするなどギリギリの生活状態だったようです。次男は近所の人たちに、「(新医療制度で)母親の年金から保険料が引かれると生活が苦しくなる」とはなしていたといい、また、地区の民生委員にも、「新制度で保険料が上がったし、再入院するには、医療費も上がり、大変だ」とうったえていたということです(『河北新報』二〇〇九年四月二十一日付)。

この母子の窮状が手にとるようにわかります。次男にすれば、生活の安定のためにフルタイムではたらきたいが、母親を社会的な介護の手にゆだねた場合の経済的負担をかんがえた場合、それもできない。また、それには親孝行の息子には心理的な負担もあったものと推察されます。やむをえず母親の年金を母子の生活費に充当して細々と生活してきたものの、年金(金額は報道されていませんでしたが、微々たるものであったでしょう)から保険料がさしひかれてしまえばもうどうにも暮らしがたちゆかなくなり、二進も三進もいかなくなるとおもいつめたにちがいありません。

現行制度との違いは、すでに周知のように、被扶養者をふくめてすべての後期高齢者が保険料の負担をもとめられ、その大多数が年金天引きで保険料を徴収されるところにあります。年金月額わずか一万五〇〇〇円以上で天引きされ、それ以下では自分で納入する義務があります(保険料は平均月額六〇〇〇円で、平均四〇九〇円の介護保険料をあわせると、一万円を天引きされることになるのです)。以前は保険料を滞納しても保険証をとりあげられることはなかったのに、新制度では無慈悲にとりあげられるのです。しかも保険料は二年ごとに改定されることになっているので、今後とも後期高齢者の数がふえることが法則的である以上、医療費増に照応する保険料引き上げが確実視されるわけです。

すでにふれたように、「後期高齢者」は「長寿」と呼称がかえられていますが、処遇の内容はなにもかわってはいません。要するに、その意味するところは、「もう後がない老人に医療費の支出はみとめない。枯れ木に水をあたえるようなもの」という国家の意思の表出でありましょうし（実際、医療機関に支払われる診療報酬は月額六〇〇〇円ほどに制限されるようなので、後期高齢者が手厚い診療をうけられなくなるのは必至です）、「役立たずは、早く死ね」という国家の指示でありましょう。さらにいえば、社会防衛論の見地にたちきった「民族浄化」の国策さえ見え隠れしているようにもおもわれます。

後期高齢者医療制度ひとつとってみても、それがいわゆる新自由主義の本質を貫徹するものである事実がすけてみえるのではありますまいか。

新自由主義（ネオ・リベラリズム）とは、市場での自由競争によって個人や企業、社会、国家、さらには世界全体の富と福利がもっとも増大すると主張する政治経済的実践の理論であるということになっています。新自由主義はまず米・英とその覇権下にある国々にひろまりました。すなわち、英国サッチャー政権によるサッチャリズム、米国レーガン政権によるレーガノミクスとよばれる経済政策であって、サッチャー政権は、各種国営企業の民営化、労働法をふくむ規制緩和、社会保障制度の見直しなどを実施し、労働者を擁護するおおくの制度・施策を一掃したものでした。レーガン政権もほぼ同様です。この国でも、中曽根政権によって電話、鉄道などの民営化がはじまり、この動静は最近の小泉・安倍・福田の各内閣によってさらに先鋭化されて現在にいたっています。

新自由主義の最大のキーワードは「効率」です。むろん、その主眼は経済にありますが、それに限定されるものではなく、貧困者、障害者、高齢者などへの福祉、さらにはすべての人々の健康維持と病気予防といった医療政策にも適用されます。新自由主義は「社会の重荷」を軽減することによって効率をたかめることができるという思想を根底にもっているものであるがゆえに、優生思想に容易にリンクしていく傾向があるといわねばなりません。

国家による富の再分配を原理とする社会民主主義を一敗地にまみれさせた市場原理主義の極致ともいえるこの「特殊なドクトリン」があたかも常識であるかのように世界とこの国を席捲している現状をどうすれば変革できるのか、もうすでに「時遅し」の感が濃厚ではありますが、やはり、私たち一人ひとりの生き方の問題としてとらえかえす必要があるとおもいます。お金にまつわる様々なことを個人の能力とむすびつけて、社会的経済的な不公平を「自己責任」の名のもとにゆるしてしまうこと。職場で不当な扱いをうけても自分が我慢をすればよいのだと不条理に適応してしまうこと。新自由主義は経済成長ではなく格差の拡大を真の目的としたプロジェクトであって（小泉純一郎は首相時代に「格差はあって当然、格差こそが競争を刺激するプラス要因」といってのけたものでした）、私たちのそうした思考は新自由主義によって誘導され、そのことによって新自由主義が正当化される回路も完成するという次第です。

では、その回路をたちきるために、私たちには何ができるでしょうか。『新自由主義――その歴史的展開と現在』（渡辺治監訳、作品社、二〇〇七年）の著者、D・ハーヴェイは、実践と分析をフィードバックさせる対抗運動を展開することで、新自由主義にかわって新保守主義が台頭してくる流れをとめ、それらとまったくことなった価値体系、すなわち社会的平等の実現に献身する「開かれた民主主義」をえらびなおすことができると主張していました。実際、日本でも小泉政権の「構造改革」によって非正規雇用者が急増し、多くの人の不安を餌場にするような形で「愛国心」をかかげる安倍政権が登場したことは周知の事実であります。この流れをとめるためには、いかに些細だとおもわれることにも手をつけていかねばならないと私はかんがえます。

やはり、まずはこの国の歳出の内容を再度みなおすべきです。歳出の第一位は社会保障ですが、これは当然のことです。社会保障こそが国家という組織の存在根拠であって、それがなければ国家などというものが必要であるはずもないのです。少なくとも私などは、国家が十全な社会保障をおこなうかぎりにおいて国家の存在を消極的にみとめるにすぎないのです（それにもかかわらず、税金は支払わねばならない、この矛盾！）。あの相当に保守的なM・ウェーバーにしてからが、「人びとが国家を志向しなくなるとき、もはや国家は存在しなくなるだろう」と言明したものです（前掲書、二四頁）。医療や福祉をふくむ社会保障を際限なくきりすてていこうとするこの国はもはや国家の体裁をさえなげすてているにひとしく、私はこの国の国家をみとめる気にはなかなかなりません。

歳出の第二位は公共事業です。消滅の危機にあるいわゆる限界集落の現状（それもまた新自由主義のひとつの結果物なのですが）をみる時、たとえば救急車がはしれる程度の道路財源が必要であることはあたりまえですが、それは、この間、問題になってきた道路特定財源などとは別次元の話です。これまでの道路特定財源というのは、いわゆる道路族をふくむ特定の社会層にとっての利権特定財源でしかないことをしるべきだとおもいます。道路特定財源を地方がほっしているというのならば、ものごとの筋道としては地方交付税をふやせばすむことであって、もしそれができれば利権政治屋の跳梁跋扈を粉砕することも可能になります。

本稿の文脈からすれば、歳出第三位の防衛予算が最大の問題になります。手元に最新のデータがないので、二〇〇六年度の実績でみますと、実に四兆八千億円余にたっしていて（二〇一六年度予算では五兆円を超えました＝筆者注）、かくされた軍事費（たとえば軍事偵察衛星関連費とか危機管理態勢充実強化費など）を加算すると五兆円ほどにもなり、これは世界第二位の軍事費ということになります。この国の政財界は必死に仮想敵国をつくって、軍事費増の正当性を主張していますが、そのような存在は実際にはどこにもありません。もっと問題なのは、在日米軍へのいわゆる「思いやり予算」です。一九七八年以降二〇〇八年までの「思いやり予算」の総額は、驚くべきことに三兆五〇〇〇億円にもなるのです。沖縄の惨状はいうにおよばず、この国の各地を米軍に簒奪させたうえでのこの大判振る舞いを私たちはこれからも容認しつづけるのかどうか。アメリカの世界戦略にこの国が加担しつづけることによるプラスは何もないのです。『琉球新報』社説（二〇〇八年五月十九日付）によると、つい最近、米軍将兵の犯罪について、日本政府は裁判権を放棄するとする密約を米国とむすんでいたことが機密文書の公開によってあきらかになったということです。本土の新聞は何も報道していませんが、これで国粋主義の右翼が立腹しないのは実に不思議です。

この国の防衛費と国際経済協力費との比率はおおむね七対一です。防衛費の膨張で周辺諸国に脅威をあたえるか、経済協力によって周辺諸国と友好関係をふかめるか、どちらが有効であるかは、いうまでもありますまい。要するに、公共事業費を真にその名に値するものに限定してあとは地方交付税として還元するとか、防衛費をなくすか、さしあたりは削減するとかによって、社会保障費を豊潤にすることは実に現実性のある方向性だとおもいます。反戦＝福祉、これが真実の公式であると確信します。

（4）「逸脱の医療化」と禁煙言説

医療社会学の分野には「逸脱の医療化」という概念があります。それは、社会がきめた規範的な行動の違反者とおぼしき存在にたいして医学的なレッテルが適用される事態ないし過程を意味します。したがって、この場合の「医療化」とは、とくに逸脱行動についての医学的説明が広汎に拡散していくことの謂でもあるのです。社会学が「医療化」を概念化する時には、医学や医療が社会統制の重要な制度になってきていることをつねに念頭においておく必要があるということです。

精神疾患、慢性的飲酒、薬物依存、同性愛、肥満、怠惰、犯罪などがそれ自体として医療化されたのは二十世紀になってからのことです。この時点以降、医療専門家は社会統制のひとつの重要なエージェントとみなされるようになりました。つまり、それらの症候に逸脱の医学名称をあたえ、制度化する権能をえたのです。別言すれば、医療専門家は病気の診断と治療に絶対の権限をもっているので、その診断や治療が病人のはたすべき役割の指示や役割の割り振りの決定に参与することになり、結果的に医療専門家は社会統制のシステムとして作動することになるわけです。たとえば、企業の産業医や軍隊の軍医および精神衛生施設の医者は、社員や兵士の雇用・兵役のための健康の善し悪しをきめて医療的に退職（除隊）を勧告するなどの権力をふるうのであって、いわばそのゲート・キーパーとしての医療専門家の奉仕が、逆にかれらの社会統制エージェントとしての権力を強化していくという次第であります。

こうした逸脱の医療化は、おそらく「社会問題の個人化」という現象とのリンクにおいてとらえられるとおもいます。社会問題というかぎりは、その問題の原因を社会構造や社会制度のなかでとらえるべきであるのに、個人のなかに位置づけようとするのです。つまり、個人の症候を構造や制度のなかで文脈化せずに、個人の生理的・心理的な適応をひきだすためにデザインされた治療モデルにあてはめようとするわけです。たとえば、薬物依存や精神疾患がその人の政治的な抵抗や社会的・文化的な造反であるかもしれない場合でも、そのことを医療専門家は考慮することなく、診療をとおして簡単にその人の考え方や存在を非合法化することになる可能性もあります。

この国の最近の動向でいえば、喫煙への国家的反応をあげることができます。厚生労働省は二〇〇六年度の診療報酬改定で、禁煙希望者の治療に保険を適用することとし、「ニコチン依存症管理料」を新設することにしました。ここにめでたく喫煙は治療されるべき独立の「疾病」として、その地歩をかためることになったのです。喫煙が肺癌その他の疾病との間に相関性をもつことは相当たしからしいのですが、問題は、喫煙それ自体が病気としてカウントされることになった点にあります。

もちろん、喫煙者のすべてが喫煙患者になる（される）わけではなく、現段階では、禁煙治療を希望して喫煙患者としての「病者役割」をえんじ、それに呼応して医師が治療を開始した時にのみ喫煙患者が誕生することになるものとおもわれますが、しかし、やがては、もしかすると、喫煙者の総体が喫煙患者の役割演技を強制されることにならないともかぎりません。社会のなかで想定されていることは、あくまでも喫煙の社会的＝人口論的なマイナス意義というものであって、個人的なそれではありません。「喫煙病」を設定することによって、喫煙者はひとつの社会層としてまとめあげられることになるのです。あらたなスケープゴートの創出ともいえる事態の出現です。

本来は一人ひとりの喫煙者が問題であるはずですが、原則として社会は一人ひとりの個人に反応することはありません。しかし、この一人ひとりの喫煙者が診断され治療されることによって、「喫煙患者」という特定の社会層が形成されるのです。この文脈を簡潔にいいかえるならば、喫煙するから「喫煙患者」になるのではなく、「喫煙患者」だから喫煙する、という具合に解釈枠組みの変更がおこなわれるとかんがえるべきです。

ところで、今回の指針によると、治療費は初回が二三〇点、二～四回目が一八四点、最終回の五回目が一八〇点ということになっています（一点＝一〇円）。対象「患者」は①スクリーニングテスト（TDS）でニコチン依存症と診断されたものであること②ブリンクマン指数（一日喫煙本数×喫煙年数）が二〇〇以上のものであること③ただちに禁煙することを希望し、日本肺癌学会等作成の「禁煙治療のための標準手順書」についてインフォームド・コンセントが成立しているものであること、のすべての要件をみたしている人に限定されるということです。

一見したところ、対象「患者」の設定方法はある程度までもっともらしいのですが、はたしてそれでいいといえるのかどうか。煙草は元来、嗜好品の一種でしかありません。嗜好品とは、「栄養摂取を目的とせず、香味や刺激を得るための飲食物」（『広辞苑』）であって、煙草はカテゴリー的に酒・茶・コーヒーと同じ範疇にぞくするものです。茶やコーヒーは別にして、上記のような対象「患者」の設定基準をかりにアルコール依存者に適用するとなると、たんなる嗜好が「依存症」に格上げされる結果、たとえば「一日一合以上の酒を二十年以上飲みつづける人」をアルコール依存「患者」としてカウントするなどという基準が仮にできれば、患者数はおそらく天文学的な数字にたっするものとおもわれます。「茶やコーヒーは別にして」としるしましたが、実は、茶やコーヒーを別にするのも非論理的であって、たとえばコーヒーの多飲が動脈硬化や心筋梗塞などの促進要因であると指摘されることもあるのですから、やがては「コーヒー依存症患者」などという新類型が誕生しないともかぎりません。厚生労働省によると、日本の喫煙者は三〇〇〇万人で、その六割にあたる一八〇〇万人が依存症という「病気」に罹患していることになるのですから、もしもその全員が治療を希望し、また、それ以外に茶やコーヒーの依存（症）の人びとにも治療が必要だということになれば（そのようなことは現実にはありえないにせよ）、その医療費は膨大なものになるにちがいありません。

アルコール依存者についての診断基準は、①離脱症状（禁断症状）の出現　②飲酒行動の異常（通常の社会生活をいとなめない等）の二点に要約できます（一九七九年、厚生省）。離脱症状の出現はニコチン依存にもみられることがらではありますが、その様相はアルコール依存の場合とは相当にことなるのであって、かりに禁断症状にまけたとしても、現に制度化されている相当厳格な分煙によって、社会的な損失をうみだすことに直接的につながるわけではありません（ただし、誘惑に敗北したという自責感による個人的な心理的損失はありえます）。また、喫煙によって会社にいけないとか暴力をふるうといった「通常の社会生活がいとなめない」などという現象は、茶やコーヒーの愛飲者の場合と同様、実際問題としてもおこりえません。誤解のないようにことわっておきますが、私はここでアルコール依存者を差別的にとりあつかっているわけではありません。

もちろん、禁煙希望者が禁煙治療をうけることに問題があるとはいえません。しかし、はたして喫煙はそれ自体において「病気」といえるのかどうか、そこが問題です。禁煙希望者のうち治療をうけた者にのみ保険が適用され、自力で禁煙する者に保険適用はありません。要は、喫煙を逸脱行動としてカウントし、その逸脱行動を医療的に是正するという国家的な意向に重点がおかれているのであって、個人的な禁煙努力はおそらく国家ののぞむところではないのです。前者には保険が適用され、後者には保険適用がないということは、結局、「病気の定義」の中にダブル・スタンダードが大手をふって介入することをみとめるということでもあります。くりかえしますが、統制側（この場合は治療側）の関与と非関与が、同じ喫煙という状態を「病気」と定義したり定義しなかったりすることに決定的な影響をおよぼすことになるわけです。

また、喫煙者の禁煙治療のために非喫煙者の保険料が充塡されることへの違和感もないわけではありません。ＪＴ執行役員の佐藤誠記によれば、米国カリフォルニア州で実施された禁煙治療の事後調査では、治療から二五〇日経過した時点で禁煙がつづいている割合は治療をうけないで自分の意思で禁煙した場合と大体おなじで、禁煙治療の効果もはっきりしていないということです（『毎日新聞』二〇〇六年二月二十日付）。もしこの調査結果が真実ならば、禁煙治療は医療費や保険料を無意味に消費するということにもなりかねません。

ＷＨＯ（世界保健機関）はニコチン依存症を「依存症」として、そして日本循環器学会など関連九学会の合同委員会もニコチン依存症を「喫煙病」としてそれぞれ位置づけ、治療の対象として設定しています。たしかに煙草には依存性があり、離脱症状や禁断症状もあるのですが、すでにのべたとおり、喫煙者の大部分が積極的ないし消極的に分煙に服従している（つまり、服従が可能な）現状からすれば煙草への依存性は強力ではなく、分煙が可能である事実自体が離脱症状や禁断症状を大部分の喫煙者が克服していることを証しているとかんがえることができます。佐藤誠記は前記『毎日新聞』に「日本人男性の喫煙率はこの三十年で三割以上も下がったが、肺癌による死亡者は三倍以上に膨らんだ」と記述し、同じ記事のなかで富永祐民（愛知県がんセンター名誉総長）は、煙草は肺癌のほか口腔、喉頭、食道、肝臓、膵臓の癌の原因になるほか、慢性気管支炎、肺気腫にも影響し、さらに白内障、難聴、脳萎縮、アルツハイマー病にも関連していると指摘していました。前者は喫煙習慣と肺癌死亡率との相対的無因果性を、後者は両者の絶対的有因果性をそれぞれ主張しているのですが、実は両者の主張はどちらもただしく、かつ、ただしくないのであって、ことはどうやら単純ではなさそうなのであります。

煙草と肺癌死亡との因果性にかかわる複雑で曖昧な議論に深入りすることは本稿の目的ではありませんが、若干の注釈は必要かとおもわれます。佐藤の記述はたしかに両者の相対的無因果性について疫学的な推論を可能にさせるものですし、事実、厚生統計協会『国民衛生の動向』などの資料をみてもそれが裏づけられます。それならば確実に無相関かというと、そうともいえません。同じ『国民衛生の動向』をもとに、一人あたりの喫煙本数と肺癌死亡率との関連を計算しなおしてみると、因果性までは証明できませんが、ある程度の相関性があるようにもおもわれるのです。

喫煙者が減少しているのに肺癌死亡率が上昇する背景にはいくつかの要因が作用しているとかんがえざるをえません。誰にでも一番推測しやすいのは、喫煙に影響されないタイプの肺癌がふえているのではないかという点です。実際、「肺癌」を検索タームにしてネット・サーフィンしていて、浅村尚生（国立がん研究センター中央病院呼吸器外科医長）の談話にヒットしたのですが、その議論の骨子は「あまり喫煙と関係のない腺癌がふえている」という点に集中していました（http://www.health-net.or.jp/kenkouzukuri/healthnews/090/050/k1607/index.html）。

肺癌は、小細胞癌と非小細胞癌に大別され、後者は腺癌、扁平上皮癌、大細胞癌に分類されるのですが、そのうち腺癌の増加が顕著にみられるという次第です。国立がん研究センターのデータによると、一九九〇年の肺癌切除患者一六七人中、腺癌七七人（四六%）、扁平上皮癌四一人（二五%）だったのが、二〇〇〇年には一九二人中、腺癌一二五人（六五%）、扁平上皮癌四三人（二二%）となっていて、腺癌の急増ぶりがうかがえます。扁平上皮癌が喫煙とふかい親和性があることはつとにしられており、欧米ではこの扁平上皮癌がきわめておおいことも周知の事実です。そもそも肺癌と喫煙の関連についての情報が欧米からもたらされたことをおもえば、肺癌喫煙起因説に一定の説得性があったことは確実だといえましょう。なぜにこの国において腺癌が増加してきたのか、現在のところ、たしかなことは何もわかってはいません（私の推測では、やはりアスベストと自動車の排気ガスがリスク・ファクターとして一番疑わしいようにおもうのですが、むろん断言はできません）。しかし、いずれにしても、喫煙とあまり関係のない腺癌の増加は、喫煙率の減少と肺癌の増加とが矛盾しないことを証明しますし、また、一人あたりの喫煙本数と肺癌発生率との一定の相関性をも同時に説明する事態ではあるようにかんがえられます。

禁煙論者の大多数は、喫煙率のたかい男性において肺癌の発症率および死亡率がたかいことをもって肺癌喫煙起因説を強調しますが、その主張はなかばただしく、なかばあやまっていることはすでにしるした事実によってあきらかでしょう。なかばただしいのは、喫煙率の高さは扁平上皮癌の高率発症とある程度まで相関しているからです。しかし、一方で喫煙と相対的に無関係な腺癌は性差とはかかわりなく増加する傾向にあるので（国立がん研究センターの最近のデータではむしろ女性における発症率がたかい）、今後、肺癌発症の性差はおそらく平均化していくものと予測されます。喫煙由来の扁平上皮癌は喫煙率の減少とともに発症率が低下するけれども、喫煙と相対的に無関係の腺癌は増加傾向（というか、むしろ激増傾向）にある、というのが実際のところでしょう。

肺癌のリスク・ファクターが喫煙のほかに多々ありうるにもかかわらず、喫煙を諸悪の根源であるかのように指弾するのはあきらかにイデオロギー的にすぎるというべきでありましょう。過剰な喫煙が健康上問題含みであることに争いはありませんが、それをいうならば、塩分、糖分、脂肪などの過剰摂取はさらに問題含みであるといわねばなりません。しかし、煙草が問題になるほどに塩分、糖分、脂肪などが問題にならないのは（それら自体が即座に病気に指定されないのは）、前者が単なる嗜好品であるのにたいして、後者は生活必需品として位置づけられているからにほかなりません。また、後者は栄養指導の対象ではあっても、それ自体としては治療の対象ではありえず、それらの過剰摂取の結果（たとえば高血圧症、脳卒中、糖尿病など）が治療の対象になるにすぎません。ところが、喫煙のみがそれ自体「病気」として治療の対象になるのです。

喫煙への集中砲火状況について、小谷野敦（東大非常勤講師）は「禁煙ファシズム」と命名しました（『朝日新聞』二〇〇六年五月十五日付）。事実として、「健康増進法」以後の禁煙キャンペーンは猛烈であって、喫煙者への迫害は徹底的に強化され、喫煙者への差別を当然視するかのような社会的な風潮を醸成したものでした。この事態は、多少ともおおげさに表現すれば、禁煙強制を媒介にした「民族浄化」ともいうべき様相をさえていしているというべきでしょう。ちなみに、「民族浄化」の絶望的な実践者だったアドルフ・ヒトラーが酒・煙草をたしなまぬ徹底的なベジタリアンだったことを想起するのも意味のあることかもしれません。ヒトラーは「私は父を尊敬していたが、母を愛していたのだった」としるしていますが（平野一郎他訳『わが闘争』上巻、角川文庫、一九七三年、四一頁）、父親がアルコールの多飲によるとおもわれる卒中で死亡し、母親が煙草を毛嫌いしていたことがヒトラーの酒・煙草嫌悪の出発点だったことは、たぶん、本当でしょう。

禁煙強制にかかわって「民族浄化」といういささかセンセーショナルな表現を採用したことには理由があります。これは「権利」の「義務」へのすり替えという事態に関連しています。先にふれたように、日本国憲法第二五条一項は「すべて国民は、健康で文化的な最低限度の生活を営む権利を有する」と規定していますが、健康増進法第二条は「国民は、健康な生活習慣の重要性に対する関心と理解を深め、生涯にわたって、自らの健康状態を自覚するとともに、健康の増進に努めなければならない」と規定しました。つまり、憲法では健康は「権利」として規定されましたが、健康増進法では「責務」（義務）にすりかえられたのです。いささか執拗にすぎるようですが、ここでもヒトラーの言説を引用しておきたいとおもいます。「自分の身体を処理することが、各個人だけに関する事柄であるかのような観念を取り除かねばならない。後世を犠牲にして、そしてそれとともに人種を犠牲にして罪を犯すような自由は決して存在しないのである」（前掲書、三六一頁）。本質的に権利であることがらが義務に転化される時のおぞましさが見事に表現されています。

さて、それでは禁煙強制によって「癒される」のは誰なのでしょうか。

喫煙者への早期予防による事前的癒しなのか、受動喫煙で迷惑をこうむる非喫煙者なのか。上杉正幸の細かな資料解析をへたのちの結論には興味ぶかいものがあります（上杉正幸、『健康不安の社会学』世界思想社、二〇〇〇年、一六〇～一七三頁）。すなわち、喫煙者は、アルコールやコーヒーの愛飲者と人生観を異にする傾向があり、喫煙が健康に悪影響をおよぼすことを重々承知の上で喫煙習慣の続行を選択し、いわば「太く短い」人生を享受したいとかんがえている様子なのです。健康不安におびえて禁煙にふみきる人びとが年々増加しているとはいえ、上記の独特ともいえる人生観をいきようとするタイプの喫煙者にたいして禁煙強制が「癒し効果」を発揮することはほとんど期待できません。この点にすこし関連する議論をＢＪＳ（『英国社会学雑誌』）で発見しました。それは青年のアイデンティティ・クライシスと喫煙との関わりをろんじたものでしたが、結論的には、おおくの青年にとって喫煙が不確かなアイデンティティと折り合いをつけるものだという点で一定の利益をもつ、とされていました（Martyn Denscombe, 2001, Uncertain identities and health-risking behavior, The British Journal of Sociology, vol.52-1, pp.157-178）。

では、受動喫煙におびえる非喫煙者はどうかというと、すでにのべたように、全国的に全面禁煙場所が激増しており（実をいえば、全面禁煙の指示などはさすがの健康増進法も規定していないのですが）、相当に厳密な分煙状況が具現している実情からして、この場合も禁煙強制による非喫煙者への癒しの効果がさほどのものになるともおもわれません。

ことのついでに受動喫煙について言及しておきます。受動喫煙問題の議論は一般に、単に「煙くて不快」だけではなく、受動喫煙と罹患率や死亡率との相関性に集中します。健康増進法が受動喫煙問題をとくに重視しているのもそのためです。しかし、これも少々あやしそうです。受動喫煙によって年間三〇〇〇人が死亡しているとした米国環境保護庁一九九三年の報告書は全世界におおいなるセンセーションをまきおこしましたが、その報告書自体があまりあてにならないものであるらしいことが後になってわかりました。つまり、疫学上の信頼区間値は普通九五％が採用されるのに、この報告書では受動喫煙の影響をでやすくさせるために九〇％に変更していたとか、受動喫煙と死亡率との間に統計学的に有意の差がみられなかった研究二件が除外されていたとかの問題などがそれです（『ワシントン・タイムズ』一九九四年四月五日付）。また、この一九九三年報告について、環境保護庁の研究者があらかじめ想定した結論をだすために学説をねじまげ恣意的にデータを選定したとして、米連邦裁判所が研究報告自体に無効判決をだしたこともありました（『ニューヨーク・タイムズ』一九九八年七月二十日付）。また、比較的最近の例でいうと、『タイム』（二〇〇五年九月二十九日付）はティム・ラックハースト記者の署名原稿を掲載し、『英国医学雑誌』に二〇〇三年に収録された包括的な論文に依拠しつつ受動喫煙と致命的な病気との間に因果関係はないと論じました。同記事によれば、国際癌研究機関は、職場での受動喫煙の影響にかんする二三本の論文のうち、肺癌との統計的に有意な関連性を見出した論文は一本だけだったと指摘したとも報じていました（二三件中一件のみというのは、科学的には〝例外〟を意味するとみなしてもよろしい）。

次は医療経済の問題です。「健康日本21」（厚生労働省）によると、喫煙によって国民医療費の五％（約一兆三〇〇〇億円）が超過医療費になっているらしく、その他喫煙関連疾患による労働力損失をふくめると、社会全体で少なくとも四兆円以上の損失があると計算されています。この文脈でみるかぎり、医療費削減をふくむ医療経済状況はたしかに禁煙によって癒されそうにおもわれます。ところが、厚労省・厚生科学審議会地域保健健康増進栄養部会（二〇〇六年三月二日開催）の議事録をみると、前記ＪＴ執行役員・佐藤誠記が参考人として堂々の煙草擁護論を展開しているのですが、その中で注目すべきは佐藤が自らの立論を補強するためにもちこんだ過去の研究報告の内容です。実際に喫煙者と非喫煙者の医療費を調査した一九八三年以降の研究報告九本のうち五本が喫煙経験者の医療費（年間または月間）が非喫煙者のそれよりひくいという結果をしめしていました。残念ながら、本稿執筆時点において私は各研究報告の現物を入手しえていませんので、それらの研究方法の妥当性や統計的有意性の有無などを点検できませんでした。しかし、すくなくとも禁煙強制によって超過医療費が癒されるかどうかにはかなり微妙な問題が伏在しているようにもおもわれます。

（5）医原病としてのメタボリック・シンドローム

ここでは、最近流行？のメタボ（メタボリック・シンドローム＝代謝症候群）についてかんがえます。二〇〇八年四月からはじまった特定健診制度（糖尿病等の生活習慣病にかんする健康診査）では、メタボリック・シンドロームの概念を応用して糖尿病対策をおこなうことをめざし、四十歳から七十四歳までの中高年保険加入者を対象に健康保険者に特定健診の実施を義務化するとともに、メタボリック・シンドローム該当者または予備軍と判定されたものにたいして特定保健指導をおこなうことを義務づけるというもので、五年後に成果を判定し、結果が不良な健康保険者には財政的なペナルティをかすことによって実行をうながすことになっています。厚労省は、中年男性では二分の一の発生率をみこむなど、約二〇〇〇万人がメタボリック・シンドロームとその予備軍に該当するとかんがえており、これを二〇一二年度末までに一〇％減、二〇一五年度末までに二五％減とする数値目標をたてています。これによって医療費二兆円を削減することができるのだそうです。これは、医療制度改革大綱（二〇〇五年十二月、政府・与党医療改革協議会）の数値目標をなぞったものです。

「喫煙」にしても「メタボ」にしても、それらが健康増進に役立つものだとは到底いえないことは自明ですが、いわゆる「生活習慣病」の直接的な引き金になりうるかどうかには、医学の世界においてもまだ決定的な結論がでているわけではありません。しかし、問題はそのことにあるのではなく、たんなる煙草の吸いすぎや肥りすぎそれ自体が「逸脱」と判定され、「喫煙病」や「メタボ」の医学的診断名によって治療の対象として設定されることに問題があるのです。もしも喫煙者や肥満傾向のある人が病気になると、たちまちこのような医療化の枠組みが「自己責任性＝自業自得性」をいいつのり、犠牲者バッシングの大合唱をはじめるようになるところにおおきな問題があるというべきでしょう。

ここで少々つまらぬ私事とそれにリンクする冗談のような連想について記述したいとおもいます。余談や冗談のお嫌いな読者は、この部分を割愛してよみすすめていただきたいとおもいます。

先日、「洋服の青山」で安物のスラックスを購入しようと、ひさしぶりにウェストを測定してもらって、いささかのショックをうけました。なんと、実質八七cmほどもあって、俗にいう「ちょいメタ」状態にあることがわかったのです。腹囲が八五cm以上だとメタボ（メタボリック・シンドローム）予備軍に認定され、二〇〇八年四月からは「特定健康診断・特定保健指導」をうけることが義務化されることになったことは既述のとおりです。

私はかつて身長一七六cmで体重六〇kgのレベルを維持していました。いささかスリムにすぎて、ある種の肉体的劣等感の源泉になっていました。それがここ五、六年の間に、体重七一kgにまでふえて、私は心ひそかに、ようやく人並みの体型になれたとよろこんでいました（ただし、昔のズボンをはけなくなるというのはなさけなく、かつ不経済でもありますが）。冒頭にしるしたように、私はかつて大腸癌の手術をうけたサバイバー（前科もち）であって、癌というのは代表的な消耗性の疾患ですから、体重がへらないどころか、多少でもふえるということは少なくとも「私にとっての健康」を証する事態として歓迎すべきことがらなのです。

もとより、一律に腹囲八五cmと基準値をもうけることになんの根拠もありません。身長一六〇cm体重七一kgの男性と一七六cm七一kgの私とではまったく全身状態がことなることなど、誰の目にもあきらかです。また、腹囲八五cm以下と以上との死亡率にまったく統計的な有意差がないことも、すでに自治医科大学が実施した二〇〇〇人対象の追跡検診などによって疫学的に証明されています（『読売新聞』二〇〇七年五月十二日付）。また、国際糖尿病連合によると、健康と不健康の境目（この境目の設定にも科学的な根拠はありませんが、ここでは許容しておきましょう）の腹囲はヨーロッパが九四cm、中国が九〇cm、アメリカが一〇二cmとなっていて、一応は体型差が考慮されていることがわかります。そして、日本では九〇cmが境目だと、実は二〇〇八年に基準値がしめされたのでした。

だが、しかし、この国の厚労行政はそのような趨勢にたいしてさえ、まったく無頓着のままです。というのも、すでにのべたように、厚労行政は健診結果と医療保険という本来的にまったく次元のことなるふたつの局面を強引に連関させて、すでに導入した健康増進法の発想にたちながら、すべての疾病を自己責任に転嫁することによって将来的には保険適用からはずし、そのことによって医療費を削減しようとしているからです。

その意味でも、「成人病」から「生活習慣病」への命名変化には、実に絶妙の効果がありました。というのは「成人病」ならば、病因として生活習慣要因、遺伝要因、環境要因などのすべてが考慮されるけれども、多様な病因の中から「生活習慣」だけをとりだすと、疾病を完璧に個人責任に帰属させることができると厚労省ならびに財界はかんがえたようにおもわれるからです。

「生活習慣病」なる概念がオーソライズされた形で最初に登場したのは、管見のかぎりでいえば、一九九六年十二月の厚生省（当時）の公衆衛生審議会「生活習慣に着目した疾病対策の基本的方向性について（意見具申）」でした。ただし、この意見具申においては「生活習慣病」なる命名が惹起する差別や偏見への可能性についての言及があり、実際にも次のような但書が付されていました。「但し、疾病の発症には〈生活習慣要因〉のみならず〈遺伝要因〉〈外部環境要因〉など個人の責任に帰することのできない複数の要因が関与していることから、〈病気になったのは個人の責任〉といった疾患や患者に対する差別や偏見が生まれるおそれがあるという点に配慮する必要がある」。

「生活習慣病」なる概念が差別・偏見の産生土壌になりうることを公衆衛生審議会は十分に認識していたことがわかります。それならば、「生活習慣病」などという差別・偏見的な概念の使用を中止すべきであったはずですが、同審議会は同概念の使用を強行しました。同審議会の但書における次の部分、すなわち、「疾病の発症には〈生活習慣要因〉のみならず〈遺伝要因〉〈外部環境要因〉など個人の責任に帰することのできない複数の要因が関与している」の文脈に注目してください。つまり、この文章は反射的に「生活習慣」は個人の責任に帰することのできる要因（したがって、差別と偏見の要因）である、と断定しているにひとしいのであって、問うに語らず語るにおちた、とはまさにこのことでありましょう。こうした自己責任論の流れは、喫煙それ自体を治療すべき病気にカウントして、禁煙指導を保険適用にする方向性と明確に連動しています。もうこれ以上、差別・偏見的な犠牲者バッシングをゆるしてはならないのではないか。

食習慣、運動習慣、休養、喫煙、飲酒等の生活習慣が病気の発症・進行に関与する疾患群として定義されたということは、それらの生活習慣がすべて「逸脱」として定義され医療化されていくことを意味します。しかも、その「逸脱」は個人の生活的恣意にもとづくものである以上、疾患はそうじて個人責任に帰すべきものとして処理されるのです。生活習慣の改善は、現今の治療国家にあっては、もはや社会成員の役割義務とさえみなされているのであって、こうした役割義務を無視したり放棄したりすることは、統制側からすれば深刻な義務違反、すなわち「逸脱」以外のなにものでもないわけです。一般に逸脱行動は社会システムを強力に崩壊にみちびくものだから統制されねばならないということになります。T・パーソンズ（医療問題にはじめて統一的に言及した機能主義社会学者）の基本主張は、社会秩序を維持するためには、彼が命名した「病者役割 sick roll」というあらたな役割を、病める個人はひきうけねばならないというものでした。しかし、いまはそれどころではありません、病気になるまえに「未病者役割」をもえんじなければ、「逸脱」のレッテルをはられるのです。前記「日本未病システム学会」では、未病を「pre-symptomatic stage」と英語表記しています。直訳すれば「兆しのでる前の段階」ということになりましょうが、「兆しのでる前」、すなわち何も徴候のない段階で生活習慣をあらためなければ、それ自体が「逸脱」としてカウントされたあげくスティグマをあたえられ、統制と治療の対象に設定されるのですから、まことに治療国家ここにきわまれり、の感が濃厚であります。

以上のようなことをかんがえていた私の頭の中に、突然、「冤罪」という言葉が連想的にうかびあがりました。もちろん、冤罪とメタボや喫煙との間にはなにも直接的な関係はありません。しかし、医療や医者を「社会統制」の重要なエージェンシーとして位置づければ（最近の医療社会学では、こうした位置づけは常識になっています)、「冤罪」と「診断」との関係の距離は相当にせばまってくるように私にはおもえてならないのです。

たとえば、医者の前にすわらされて医者の説示を拝聴している病者の状態を想像してください。この連想は、私自身の受診経験がベースになってうみだされたものですが、この光景自体がどことなく警察官や検察官の取り調べをうけている被疑者の姿に似ているようにおもえるのです。一応説明されたうえで同意する(場合によっては、同意させられる)ことをインフォームド・コンセントといいますが、冤罪被害者の大部分も、取調官作成の物語をなんどもくりかえしてきかされたあげく、結果的には心ならずもそれに同意して署名させられてしまうのです(最近の事例でいえば、再審無罪をかちとった足利事件の冤罪被害者がこうしたケースに該当します)。

自分が「やったこと」を証明するのはさほど困難ではありませんが、「やっていないこと」を証明するのは、よほど明白なアリバイでもないかぎり、きわめて困難、否、事実上は不可能でしょう。「キミ、病気だよ」といわれて、健康な人が「そんなことはないはずです」と反論しようとしても、「キミ、喫煙しているではないか、それが病気の証だ」と託宣されてしまえば、現に診療報酬制度もそうなっている以上、もう抵抗のすべもありません。そもそも現状では、自分が病気かどうかをきめるのは自分ではなく医者の権能に帰属していることがらであります。たんなる容疑者を犯人にしたてあげるかどうかが、とりあえず警察官や検察官にゆだねられてしまっている現状と同様です。いろんな検査をうけさせられるのとウソ発見器にかけられるのも、どことなく似ています。

ことに血圧測定などウソ発見器とまったく構造的に同一とみなしてよろしい。卑近な話、美女の看護師などに血圧をはかられでもしたら、最高血圧も最低血圧も一〇〇や二〇〇ほどはねあがってしまうウブな患者も現実に存在します。同様に、ウブな被疑者（冤罪被害者はたいていの場合、取り調べをうけるなど初体験ですから、ウブにきまっています）は、ウソ発見器にかけられたとたん、血圧があがり、呼吸がはやまり、唾液が干あがり、発汗量がふえ、心臓は早鐘をうつようになることなど法則的であって、エセ科学的にはきわめてあやしい雰囲気になります。

多くの冤罪事件が「別件逮捕」からはじまることはよく知られています。これは、証拠が不十分な重大事件について被疑者を取り調べる目的で、まず証拠があがっている軽微な別件で逮捕・拘留し、これを利用して本命の事件の取り調べをする捜査方法です。かんがえてみれば、人間ドックにおける検査などはこの別件逮捕によく似ているのではないか。人間ドックの諸検査で「異常なし」を宣言されて無事釈放になるのはおおむね二割弱（それも、検査範囲内、検査時点に限定された「異常なし」なのですが）。つまり大部分の被験者はなんらかのレッテルによるスティグマになやまされることになり、さらなる検査をへて時には具体的な「患者」にまつりあげられていくわけです。

冤罪とは、デッチあげ＝フレームアップのことです。つまり、実際には無実なのに、捏造される犯罪の謂です。そこでだれもが連想するのは「医原病」だとおもいます。医者や医療によってデッチあげられた病気、それが医原病のわかりよい例です。ちなみに、I・イリッチは、その著『脱病院化社会』（金子嗣郎訳、晶文社、一九九八年）のなかで、医原病を臨床的医原病、社会的医原病、文化的医原病に分類していますが、ここではあまり区別しません。先に例示したメタボにしても喫煙病にしても、治療国家による健康上の冤罪（医原病）といっていえなくはないし、その他、いわば

「逆ムンテラ」のマイナス機能にみられるように、医者の宣告によっていくらでも病気がつくりあげられることもありえます。

冤罪がつくられる主な舞台が警察の留置場、いわゆる代用監獄であることはよくしられています。完全隔離状態で、孤立した被疑者はすこしずつ取調官に迎合していく傾向があります。病院という全制的施設（total institution）にも似たような雰囲気があります。ベンサムが考案し、フーコーが一般化した「パノプチコン」状況がそれです。この中で囚人がやがては自分を看守の眼でみるようになり、さらには自分で自分を監視するようになるのと同様、病者もやがて医者などの医療関係者の眼で自分をみるようになって、あのT・パーソンズが描きだしたとおりの「病者役割＝シック・ロール」の遂行者になりはてるという次第です。本稿の冒頭部分で記述したように、私自身の入院体験もまた、文字どおりのパノプチコン経験でした。

最近、最高裁が無罪判決を出さず免訴という責任逃れの曖昧な形で幕引きした「横浜事件」の被害者・青地晨はその著『冤罪の恐怖』（社会思想社、一九七五年）の中で、肉体と精神の両面にわたる暴力的な拷問の状況をつぶさに告発していました。また、私自身がこれまでにかかわってきた「狭山事件」「島田事件」などの冤罪被害者も同様に、自白強要型の拷問の地獄について私に証言してくれたものでした。むろん、病院ではここまでのことはおこなわれませんが、羊の毛をかりとる作業という点では似たようなことがおこりえます。私が入院中に経験した事例をいえば術前剃毛がそれにあたるかもしれません。大のおとながなす術もなく下半身裸体でベッドによこたわり、陰毛を剃られるという屈辱的な体験です。患者を無力化し、医療秩序に馴化させるため以外の意味をもたない儀式です。感染防止のための剃毛であることが説明されましたが、その時点でアメリカなどではすでに感染防止のために術前剃毛をしないことになっていたという事実を後でしりました。

何度もくりかえしますが、「健康」というのは実に厄介な概念です。そもそも定義不能の概念であるからです。すでにのべたように、比較的中立的なＷＨＯの健康定義にしても、その含意は非常に広汎で曖昧ですから、無限の拡張解釈のもとにおかれることになります。ということは、一方において、一定の状態を病気としてレッテルをはろうとする強い衝動をよびおこすことにもなるわけです。冤罪づくりにも似た病気へのレイベリング潮流からみえてくることがらは、健康以外のなにかがこの社会では危機におちいっているという客観情勢であり、そうした情勢のなかで「治療国家」の真意、すなわち「国家の殺意」が、衣の中の鎧のようにすけてみえてきているのではないかと私などにはかんじられるのです。

（6）安楽死・尊厳死の優生思想

二〇〇三年に健康増進法が成立したとき、私は次に法制化のステージにのぼる問題はおそらく安楽死・尊厳死であろうと推測しました。なぜ、そのような予測をたてたのかというと、私がこの国の現在を「新たな戦前」ととらえていることと関連しています。換言すれば、「過去の戦前」とのアナロジーがそのような私の想念を喚起してきたのです。すでに指摘したように、「国民優生法」

と「国民体力法」とがいわば抱き合わせの形で成立したのが一九四〇年でした。前者は出生前の断種をつうじて、また後者は出生後の体力管理をつうじて、それぞれ産業・軍事上の人的資源の確保をはかりつつ、返す刀で病者や障害者といった「異常者」を刈り取ろうとする、そのような国家意志を具現した法律でした。このふたつの法律を準備したのは厚生省ですが、厚生省が設置されたのは、中国への全面侵略戦争が開始された一九三八年であり、省設置の理由は、兵士予備軍たる農村青年を中心とした国民体力の国家管理にあったことは今や周知の事実です。健康増進法が成立した二〇〇三年には有事法制という新総動員法が成立し、またイラク復興支援特措法という自衛隊海外派兵法が成立したのですが、それらは偶然の一致などではありません。

政府与党（自民・公明両党）は二〇〇五年二月から「尊厳死とホスピスを推進する与党議員懇談会」において、末期がんなどで治る見込みのない病気の患者が自らの意思で過剰な延命治療を中止する「尊厳死」をみとめる法案を議員立法で提出する方針について検討してきました。ここで検討されてきた法案の骨子は①患者が不治かつ末期状態になった時、人工呼吸器などで生命を維持するかどうかを患者自身が決める権利をもつ②患者らの意思表明をうけて過度の延命措置を停止した医師は法的な責任（嘱託殺人罪または自殺幇助罪）を問われない――などです。この「尊厳死法」についての与党議員懇談会の会長は丹羽雄哉・元厚相、同顧問は坂口力・元厚相、その背後には、日本尊厳死協会顧問の奥田碩・日本経団連元会長がひかえています。

健康増進法において、疾病はおおむね「生活習慣病」としてとらえられることになりました。従来の「成人病」とのニュアンスにおける差異は、「生活習慣病」と命名することによって、疾病の「自業自得」性、ネオ・リベラリズムの文脈でいう「自己責任」を強調できるところにあります。要するに、「成人病」を「生活習慣病」に改名して国民の健康不安を刺激・煽動して、それを梃子に「健康ナショナリズム」（いうなれば〈平時の思想としての優生思想〉）を国民意識として定着させる算段であるとみなしてもよろしい。もうおわかりだとおもいますが、「尊厳死法」は優生思想のひとつの具現形態なのであります。

そのことは、今回の尊厳死法制化運動のそもそもの淵源が、現在の日本尊厳死協会の前身である日本安楽死協会による一九七〇年代後半に発端する安楽死法制化運動であったことにもしめされています。日本安楽死協会の運動の思想はまさしく優生思想そのものでありました。たとえば、日本安楽死協会の故・太田典礼初代理事長は一九七〇年代中頃、当時毎日新聞学芸部の医学記者をしていた私の取材にたいし、次のようにのべたものです。

「ナチスではないが、どうも〈価値なき生命〉というのはあるような気がする。（略）私としてははっきりとした意識があって人権を主張しうるか否か、という点が一応の境界線だ。（略）自分が生きていることが社会の負担になるようになったら、もはや遠慮すべきではないだろうか。自分で食事もとれず、人工栄養に頼り、〈生きている〉のではなく〈生かされている〉状態の患者に対しては、もう治療を中止すべきだと思う」（『毎日新聞』一九七四年三月十五日付）。

また、同協会の和田敏明理事（当時）は、「ナチスがやったこと、こりゃ非常に罪悪だ。しかし、あれのよっておこった思想は悪くないと思うよ。ああ社会的不要の生命を抹殺するってことはいいんじゃないの」（ＴＢＳ『土曜ドキュメント』一九七八年十一月十一日放送）と言い放ったものでした。

安楽死合法化をめざす人々のこうした言説と、以下にしめすアドルフ・ヒトラーの主張との間にどれほどの距離があるといえるでしょうか。

「より強いものは支配すべきであり、より弱いものと結合して、そのために自分の優れた点を犠牲にしてはならない」（前掲書、四〇五頁）、あるいは「欠陥のある人間が、他の同じように欠陥のある子孫を生殖することを不可能にしてしまおうという要求は最も明晰な理性の要求である」（同上、三六三頁）。

安楽に死にたいという一般的な人間の普遍的な欲望を劣情的に組織する優生思想の跳梁跋扈を粉砕するために、「安楽死法制化を阻止する会」が立ち上げられたのは一九七八年十一月のことでした。武谷三男、那須宗一、野間宏、水上勉、松田道雄の五人が発起人になり、私自身は清水昭美・大阪大学医療技術短大部助教授（当時）とともにその事務局を担当しました。安楽死法制化を阻止しようとした当時の私たちの活動は全国的な広がりをみせ、日本安楽死協会の策動にたいする一定の抑止力になったことは確実です。実際、安楽死法制化活動はその後一時的に沈静化することになりました。

日本安楽死協会はその後、偽装転向ともいうべき見せかけの方針転換をはかりました。ヒトラーばりの露骨にすぎる「価値なき生命の滅却」路線では、それ以上の運動の大衆化と組織化が困難だと判断したものとおもわれます。一九八三年には名称を従来の日本安楽死協会から「日本尊厳死協会」に変更し、尊厳死の範囲を消極的安楽死に限定するとしたのです。つまり「不治かつ末期における本人意思による延命治療停止」を違法性が阻却される尊厳死であると再定義し、それを立法化しようとしたわけで、今回、自民と公明の両党が議員立法をはかろうとしている法案の内容にほぼ一致するものです。

確かに、一般に安楽死は「消極的安楽死」と「積極的安楽死」に分類することができます。前者は患者に負担を負荷するばかりの延命治療をしないで自然な死をむかえるように支援する方法と説明されますし、後者は苦痛を訴える患者に同情した第三者がその患者を死なせる行為と説明されます。尊厳死協会や自公両党が法制化をめざしている尊厳死法も、一応は前者、すなわち消極的安楽死を法の対象としているかにみえますが、その真の狙いが後者、すなわち積極的安楽死の合法化にあることはあきらかです。

それというのも、文字どおりの消極的安楽死は、現時点において、それなりに実行されており、おおくの場合、その事例の一々が嘱託殺人罪や自殺幇助罪にとわれたりすることはないのです。そのことはまた、この間のホスピス運動の一定の広がりの中にもみてとることができます。このように、すでにある程度まで実施されていて、しかも社会的な消極的黙認をえていることがらですから、なにもいまさらそれを「尊厳死法」という形で立法化する必要などないはずなのです。

これは私の想像ですが、日本尊厳死協会や自公両党の「尊厳死とホスピスを推進する与党議員懇談会」などは、おそらくアメリカの実情を念頭においているものとおもわれるのです。すなわち、アメリカでは、いま議論している意味での消極的安楽死を「自然死」とよぶのが普通であって、アメリカでの「尊厳死」というのは、実のところ、「積極的安楽死」のこと、つまり「医師による自殺幇助または嘱託殺人」を意味します。アメリカでは「自然死」が全州で合法化されていますが、「尊厳死＝積極的安楽死」は今のところオレゴン州でのみ合法化されています。日本尊厳死協会や「与党議員懇談会」の狙いが、この国のオレゴン州化におかれていることはまずまちがいないでしょう。

私は先に、日本尊厳死協会の動向について「偽装転向」とのべました。日本尊厳死協会は、尊厳死の範囲を消極的安楽死に限定し、不治かつ末期における本人意思による延命治療の停止だけを目的にするかのごとく吹聴し、そのようにトーンダウンすることによって会員を一〇万人にふやすことに成功したらしいのですが、しかし、後にのべるように、日本尊厳死協会は「不治ではあっても末期などではない」状態にある多様な人々をも尊厳死実施の対象にふくめようとしているのです。

少子高齢化がとめどなくすすみ、医療費をふくむ社会保障関連予算の肥大化が進展する現在、尊厳死合法化運動が一定のポピュリズム的支持をとりつけながら、国家的規模で「価値なき生命」の選別と滅却に奔走していくことは十分にありうることです。この際、私たちは次の事実をキチンと記憶にとどめおかねばなりません。すなわちヒトラーが「安楽死計画」の秘密命令に署名したのが一九三九年であり、それ以後「殺潰し」ときめつけられた精神障害者等が一九四一年までに約七万人もガス室等で虐殺されたこと、それによって節約された医療費約九億マルクが軍事費に転用されたこと、などです。これらの歴史的事実は、現今のこの国の状況にてらしてきわめて教訓的であるといわねばなりますまい。

苦痛なき安楽な死は、私をふくむすべての人間の希求するところのものです。私自身、自尊感情を毀損されるような苦痛にみまわれた時には当然、徹底的なペインクリニックの実施を要求し、そのことが結果的に死期をはやめることになっても、あまんじてうけいれたいとかんがえるものです。しかし、それはどこまでも私個人の選択であって、法的に保証ないし強制されるべき筋合いのものではありません。すでにのべた文脈からもあきらかなように、法制化は保証よりもむしろ強制に親和性をもつものなのです。

私は思います、まずは「健康」への過剰な意味付与をさけることが重要だと。つまり、「病気・病弱・障害」の価値剥奪をしないことです。そして、強制的「健康」状態を拒否する権利を自覚すること。この構えの中でしか「病気・病弱・障害」と共生できないのではないかとおもうのです。そして、もっとも重要で困難なこと、つまり、「わが内なる優生思想」の自覚と、それに対峙しうる文化性の獲得にむけてとりくむこと、それらが不可欠だとおもいます。

ところで、厚生労働省「終末期医療の決定プロセスのあり方に関する検討会」が国として初の終末期医療のガイドラインをしめしたのは二〇〇七年四月でした。指針は、終末期医療についてインフォームド・コンセントや、医師の独断専行を防ぐ「医療・ケアチーム」による判断を重視することのほか、治療指針についての合意文書の必要性などに言及し、さらに、患者本人の意思を確認できない場合は家族が推定した意思を尊重し、家族も推定できないときには医療・ケアチームと家族が話し合って方針を決めるなどとしていました。ただし、肝心要というべき課題、すなわち終末期の定義や中止の対象になる延命治療の定義には手つかずで、指針にはもりこまれませんでした。

なんとも曖昧で、現実的には指針たりえない指針であるにもかかわらず、厚労省は全国の医療機関に周知させたというのですから、おどろくほかありません。また、たんに曖昧であるばかりではなく、検討会での議論よりも改悪された内容が指針になったという問題もあります。すなわち、検討会のたたき台にはあった「どのような場合であっても、〈積極的安楽死〉や自殺幇助の死を目的とした行為は医療として認められない」という文言が、公表された指針からはとりはずされていたのです。深読みすれば、この「歯止め」項目を指針にもりこまないために、終末期や延命治療についての定義をしなかったのではないかともかんがえられなくはありません。

この問題については、日本ALS協会、DPI日本会議、全国青い芝の会などが厚労省と検討会に抗議しましたが、延命措置中止についてまるでことなる方向からの試案が指針の公表直後（二〇〇七年四月十四日）にだされました。日本尊厳死協会の試案がそれで、検討会が着手しなかった延命措置の中止条件や「不治」「末期」を定義しており、いうなれば検討会の指針の欠落部分を補完するといった内容になっていました。

日本尊厳死協会の試案は、尊厳死を「自らの傷病が不治かつ末期に至った時、健全な判断の下での自己決定により、いたずらに死期を引き延ばす延命措置を断り、自然の死を受け入れる死に方」と定義し、そのうえで「不治」「末期」を①がん②ALS（筋萎縮性側策硬化症）③高齢者④呼吸不全⑤心不全⑥腎不全⑦持続的植物状態⑧救急医療の八つのステージで定義しました。尊厳死の対象が非常に拡張されていることがわかりますし、仮に「不治」ではあっても「末期」などではない病態までもが尊厳死の対象に指定されていることにもおどろくばかりです。

自民・公明両党には、すでに紹介した「尊厳死とホスピスを推進する与党議員懇談会」のほかに「尊厳死の法制化を考える議員連盟」という組織があります。ここでは、議員連盟が二〇〇七年五月三十一日に発表した「臨死状態における延命措置の中止等に関する法律案要綱（案）」について検討します。

内実はおなじなのに、尊厳死法を「臨死状態における延命措置の中止等に関する法律」といいかえている点にまず注目します。つまり、「臨死」状態というレトリック自体の意味、否、はっきりいえば、欺瞞性をかんがえないではいられません。誰がかんがえても、「尊厳死」と「臨死」とでは、事態の緊急性・迫真性に差異があることがわかるはずなので、おそらくはそこに注目した命名ではないかとおもわれます。

かつて日本安楽死協会がめざした「安楽死」の法制化にはまったく見込みがなく、だからといって安楽死をいくぶんトーンダウンさせた「尊厳死」の法制化の実現さえもままならない状態におちいった推進論者たちのある種の苦肉の策、それがこの領域における「臨死」なる新概念の創出であったのではないか、というのが私自身の判断です（「臨死」概念が医学的にもちいられないわけではありませんが、尊厳死がらみの文脈での使用は従来まったくありませんでした）。つまり、「臨死」なる概念には、緊急避難的な意味を強調することによって「安楽死・尊厳死」をオーソライズしようという意向が濃厚に反映されているという点で、かなりの程度まで世論誘導的な含意があると私にはおもえるのです。むろん、この判断は私の主観でしかありませんが、さほど的外れでもないとおもいます。

しかし、世論や社会意識の内実からすると、この「臨死」概念を利用した誘導は、議員連盟の努力にもかかわらず、かなり逆効果ではないかとおもわれるのです。「臨死」という概念からすぐに連想されるのは「臨死体験」という局面です。そして、「臨死体験」という言葉から誰もが想起するのは、国際文学療法学会会長で文学博士の鈴木秀子の存在ではないでしょうか。

鈴木の著書『臨死体験　生命の響き』（大和書房、二〇〇五年）を一読してください。実をいえば、私自身は「臨死体験」などという体験を信じないどころか想像さえしなかったのですが、ある時、早い時期に両親をうしなった教え子の女子学生が卒論に鈴木の臨死体験についての著書・論文を引用していて、彼女の卒論の口頭試問に副査としてたちあわねばならなくなった私は心ならずもそれらをよまざるをえなくなりました。

鈴木は一九七七年に交通事故に遭遇し、死ぬ寸前の状態から回復し、まことに不思議な体験をした人物です。一般に臨死体験者は生理的・精神的にいろいろな変容をとげるといわれていますが、鈴木も瀕死状態からよみがえったあと、持病の難病（膠原病）がほぼ完治していたというのですから、まさに驚きです。私自身は、鈴木の著書における臨死体験記述のすべてを信用しているわけではありませんが、鈴木が積極的に嘘をついているとはまったくおもいませんし、だいいち彼女が嘘をつかねばならない理由も必然性も見当たりません。いずれにしても、臨死体験は文脈上、瀕死状態患者の生還にまつわるかがやかしいプロセスを意味するものであって、尊厳死の法制化を考える議員連盟は「臨死状態」なる概念で社会意識の組織化をはかろうとしたにもかかわらず、逆に、社会意識的にはブーメラン効果（やぶへび効果）をきたしてしまったと私などにはみうけられるのです。

法律案要綱（案）には、もちろん、「臨死状態」が定義されてはいるのですが（定義の問題点については後述します）、その「臨死状態における延命措置の中止等」がおこなわれることの意味がまったく記載されておらず、ひたすら手続きのみが強調されています。すなわち、この法律案要綱(案)では第一条「目的」、第二条「定義」となっていて、第三条以降は全部手続きのみの記載となっています。

目的には「延命措置の中止等の適正な実施に資する」こととあるのみです。本来ならば、ここに記載されるべき肝心要の利益、つまり、この法律案が陽の目をみることによって獲得することが期待されるであろう「法益」については、全然言及されていません。下世話にいえば、誰がどのような種類の利益を獲得できるのか、誰がどのように得をするのか、ということがわからないのです。もちろん、今回のものは法律案の要綱の、そのまた案の段階でしかないので、今後、事態が進展するようであれば、尊厳死の法制化を考える議員連盟としても、なんらかの「法益」論を展開することは予想されます。

「定義」されているのは、「延命措置の中止等」、「臨死状態」および「延命措置」の三点です。「延命措置の中止等」の「等」がおおいに問題であって、実はここに「延命措置の中止」のみならず、「延命措置を開始しないこと」(非開始)もふくまれているのです。もちろん、次に定義される「臨死状態」が厳密に診断されたうえでの「中止」と「非開始」とに限定はされているのですが、「中止」にも「非開始」にもほとんど無限の拡張解釈が現実に可能であることをおもえば、ここでいわれていることは「放置死」の合法化と類似の局面なのではないかとおもわれます。

「臨死状態」については、次のように定義されています。「疾患に対して行い得るすべての適切な治療を行った場合であっても回復の可能性がなく、かつ、死期が切迫していると判定された状態」。まず、指摘しなければならないのは、「回復可能性がなく、死期が切迫している」ことなど、現代の医学の能力をもってしても判定できません。経験ゆたかな医師は「あたらずとも、とおからず」の範囲で死期を予測しますが、その根拠は臨床経験上の「勘」以上のものではありません。また、おおくの医師は末期癌の余命宣告をだいたいにおいて短めにするのが通例でして、宣告があたらないことによって患者家族から感謝されることをみこんでいるわけです。

しかし、それにしても「疾患に対して行い得るすべての適切な治療を行った場合」が現状況下において実現されているなどといえるでしょうか。そのような「場合」はいまだこの国（のみならず世界中のどこでも）には存在していないのですから、この法律案の立法事実の前提が欠落しているといわねばならず、その点では、今回の「法律案要綱（案）」に反対する意見書を提出した日弁連（二〇〇七年八月二十三日）が「我が国では、未だに適切な医療を受ける権利やインフォームド・コンセント原則など患者の権利を保障する立法はなされておらず、医療現場においても、これらの権利が十分に保障されているとは言えないのが実情である」と指摘するとおりなのです。

奈良県の妊娠女性が救急車に乗ったまま一一もの病院から治療拒否をうけたあげく流産してしまったかつての悲劇を想起してください。また、過去の事例でいえば、『朝日新聞』（二〇〇九年六月九日付）の投書欄に「発熱の娘、たらいまわしで肺炎に」と題した若い母親の記事が掲載されていました。例の新型豚インフルエンザのパンデミック騒動にかかわっての投書です。生後一年二カ月の乳児が四〇度の熱発をきたし、一晩様子をみても解熱しないので地元の保健センターに電話したが、診察可能な診療所名をあげるのみで、所在地や診療時間もおしえず、ラチがあかぬと判断した母親は急病センターにかけつけました。検査結果が陰性だったせいか、丁寧な診察はしてもらえず、鎮咳シロップ一日分を処方されただけでおいかえされ、しかし、その日も解熱しないので翌朝、かかりつけの小児科にかけこんだものの、「三八度以上の発熱者は診察できない」とけんもほろろの対応。やむなく別の総合病院にかけあって診察をうけたらば、すでに肺炎をおこしていたというのです。医療側の絵にかいたような図式的対応というほかありませんが、それにしても初期段階で適切な治療がなされていれば、完治までに二週間もかかるということなどありえなかったはずです。

このように初歩的な医療態勢さえ未整備なのに、「疾患に対して行い得るすべての適切な治療を行った場合」をア・プリオリに想定する、そのような認識それ自体が妥当性をかいているのではありますまいか。

また、延命措置については、「臨死状態にある患者の疾患の治癒を目的としないで、単にその生命を維持するための医療上の措置（栄養補給、又は水分補給の措置を含む）をいうものとする」と定義しています。ここにも医療の現実を無視した思い込みが作用しているようです。というのも、安楽死・尊厳死推進論者が「延命措置中止等」ないし「安楽死・尊厳死」の実施対象とかんがえている脳死状態患者や遷延性意識障害患者が一定の確率でサバイバルをはたしているよろこばしい事実があるからです。

すでにいくつもの新聞報道によってもあきらかなように、遷延性意識障害（差別的には「植物状態」とよばれる）から意識回復をとげる患者がすくなからず存在するという事実があります。大阪大学病院救命救急センターの集計によると、頭部外傷による「植物状態」からの意識回復例が六二％にたっしたということですし（『朝日新聞』二〇〇三年十一月一日付）、自動車事故による頭部損傷で「植物状態」になっていた女性が二〇年ぶりに意識回復したというアメリカでの出来事もあります（『毎日新聞』二〇〇五年二月十五日付）。また、脳死状態と診断された小児が半年後に自発呼吸をとりもどしたという例もありました（『朝日新聞』二〇〇五年四月二十一日付）。もしもこれらのサバイバーたちの医師が「単にその生命を維持するための医療上の措置（栄養補給、又は水分補給の措置を含む）」を無意味で無駄とかんがえ、治療を放棄していたならば、到底その回復の予後はみこめなかったはずです。

手続き面でもおおくの問題点を指摘しなければなりませんが、ここでは一点のみ指摘します。「延命措置の中止等の手続」の第三項です。臨死状態を判定した医師は、「厚労省令で定めるところにより、直ちに当該判定の的確性を証明する書面を作成しなければならない」とあります。客観的にみて、この条項は推進論者にとってまさに自縄自縛となるでしょう。なぜならば、臨死状態判定の的確性を証明するのは至難というよりも不可能なのであって、本質的にできるはずのないそのような作業の的確性を証する書類をつくるなどということに現実性があるとは到底おもえないからです。

日本医師会はこの法律案要綱（案）への消極的反対意見を提出しました（二〇〇七年六月二十日）。日医の反対態度は評価できますが、その反対の趣旨にはあまり賛成できません。何が問題なのか。反対の論旨が医師の職業的利害にからむ問題にのみ集中している点が問題です。要するに、延命措置の中止等をした場合、民事・刑事の責任が免責されるような規定をもつ法律をつくることが前提だというのです。日医の意見書の中には頻回にわたって「免責」という言葉が登場しています。医療従事者による行為の違法性阻却が担保されるならば、日医は瞬時にしてこの法律案要綱（案）に賛同していくのではないかともおもわれるのです。やはり、医療従事者を無前提に免責してはなりません。

「尊厳死とホスピスを推進する与党議員懇談会」にしても「尊厳死の法制化を考える議員連盟」にしても、あるいは日本尊厳死協会にしても、終末期あるいは臨死状態における「過剰な延命措置」として、ほとんど何もうたがうことなく、人工呼吸器の装着と経管栄養をとりあげていますが、はたしてこのような発想法をみとめることができるでしょうか。厚労省「終末期医療の決定プロセスのあり方に関する検討会」の指針についてはすでにふれましたが、この指針が公表された直後の二〇〇七年四月九日、「人工呼吸器をつけた子の親の会」（通称・バクバクの会）は厚労省および同検討会にたいして異議申し立ての文書を提出しました。人工呼吸器と経管栄養に依存している人々は、なるほど症状や障害の寛解や治癒を展望しにくい存在ではありますが、だからといって、その状態が「終末期」「臨死状態」であるとか、「過剰な延命治療が講じられている状態」などといえるわけがありません。「バクバクの会」の抗議文書にはつぎのような説得的な記述もありました。

「眼鏡や車椅子と同様に、人工呼吸器は自力での呼吸が困難な人たちの肺に空気を送るための〈補装具〉であり、経管栄養は食事や水分補給のひとつの形である。これらの器械や方法の利用によって、地域社会で普通に暮らすバクバクっ子は大勢おり、成人する若者も増加している」。

また、バクバクの会は「死が間近に迫っていると判断するならば、あえて呼吸器をはずしたり、栄養等を止めたりしてまで死期を早めずに、そのまま看取ればよいのではないか」ともしるしており、私などもこれを普遍的な良識の吐露、さらには「殺すな」という血の叫びとしてうけとめたいとかんがえます。

ところで、日本学術会議臨床医学委員会終末期医療分科会は二〇〇八年二月十四日、「終末期医療のあり方——亜急性型の終末期について」と題する対外報告を発表しました。学術会議はすでに一九九四年、死と医療特別委員会が意見表明「尊厳死について」をとりまとめ、患者の自己決定ないし治療拒否の意思を尊重して延命医療の中止＝尊厳死を容認していました。この議論の経過にもさまざまな問題がふくまれていましたが、ここでは今回の報告書の内容にのみ焦点をあわせて議論したいとおもいます。最終結論には次のようにしるされていました。

「医療の中止の条件を定めることよりも、わが国の終末期医療全般の質の向上、格差の是正を強く求めることこそ重要であり、これこそ本来の終末期医療のあるべき姿と当分科会は考える」——。

この結論部分にはなにも問題がありません。それというのも、議論はしばしば延命治療の非開始・中止の条件やテクニック、さらにはその違法性阻却事由の拡大にむけて収斂していく傾向がつよく、そのため安楽死・尊厳死の合法化にリンクしていく方向にあゆみがちなのであって、終末期医療そのものの改善について人びとはなぜか熱心ではなく、その問題点にこの結論部分はある程度まで論及していたからです。しかし、まことに不可解なことながら、この報告書の基調は結論部分に合致していないのです。

「対外報告」は冒頭に「要旨」をおき、その最初の部分で報告作成の背景を説明しています。ここでは終末期を、急性型（救急医療等）、亜急性型（癌等）、慢性型（高齢者、植物状態、認知症等）に三分類しています。報告は対象を亜急性型に限定しているので、形式論理的には無視してもいいのですが、やはり慢性型を終末期の類型にふくめている点には一応の注意が必要だとおもいます。高齢者や遷延性意識障害や認知症をはたして終末期（報告の文言でいえば、「人が生を終わらんとする」時期）といえるのか、という疑問がまずうかびあがります。高齢者や認知症はかりに不治ではあっても末期などではありませんし（認知症は、そのうち治療法が向上して不治でさえなくなる可能性があります）、遷延性意識障害の場合は、すでにのべたように、ある程度まで寛解ないし治癒が展望できるのですから、不治かつ末期などとは到底いえません。ここで注意しておくべきことは、学術会議の延命治療の非開始・中止が、やがては急性型や慢性型にもその適用対象をひろげていく可能性をもっている、という点であります（実際、「対外報告」では、今後、学術会議臨床医学委員会のなかにあらたな検討班をもうけ、数年をかけた綿密な検討が必要であると提言していました）。

今回の学術会議の報告の目玉は、いち早く『毎日新聞』（二〇〇八年二月十五日付）がつたえたように、「延命中止・本人の意思〈推定〉も認める」という部分です。まず第一は、患者本人の意思の尊重です。本人意思が明確な場合にはその意思を尊重し、長生きをもとめる患者には緩和治療を十分におこなって適切な治療を続行すべきだが、適切な緩和医療がおこなわれていても患者が延命治療を拒否する場合には延命治療を中止するというわけです。報告ではひとまず「注意すべきは本人意思が、実は家族に対する遠慮を背景としていたり、経済問題等による制限から発している場合もあり、表示された言葉に過度に依拠すると、時に患者の最善の医療が保障されない危険性もあることは考慮に含めておく必要がある」と重要な問題意識を披瀝しています。しかし、適切な緩和治療がおこなわれてなお患者が延命治療を拒否する理由の大部分が、実は家族への遠慮や経済問題であることへの想像力をはたらかせるならば、本人意思の確認を第一条件にあげること自体にも問題があるといわねばなりません。

第二の、さらなる問題は、『毎日新聞』がもっとも問題にした本人意思の「推定」をとりあげた点です。一九九四年の同会議・死と医療特別委員会報告では「患者の意思が不明であるときは、延命治療の中止は認められるべきではなく、それゆえ、近親者等が本人の意思を代行するという考え方を採るべきではない」としていたにもかかわらず、今回の対外報告では「患者が何を望むか、を基本とした、家族による患者の意思の〈推定〉を容認し、家族が患者の意思を推定できない場合には、医療チームは家族と十分に話し合った上で、患者にとって最良の治療方針を判断する」というように変化したのです。見解の変化の理由については説得的な説明はなく、すでに公表されている厚労省「終末期医療の決定プロセスのあり方に関する検討会」の指針（二〇〇七年四月）や、日本医師会生命倫理懇談会中間答申「終末期医療に関するガイドライン」（同年八月）に非常に影響された結果の産物ではないかと私にはおもわれます。

学術会議ではこの問題を「〈自己決定〉を行う患者本人の意思を近親者等が単純に〈代行〉するという考え方とは基本的に異なる」とも指摘しています。延命治療の中止については、家族構成者間に意思の相違はないかをふくめた家族意思のくりかえしての確認がまず必要であり、また、家族構成者の意思が一致していても、なぜ家族が延命医療の中止をもとめるのか、家族意思の内容の確認ももとめられる、とも指摘しています。さらには、家族意思の医師による〈代行〉(医師による家族意思の誘導)の危険性についてもふれてはいます。また、独居老人や家族に拒絶された患者、介護破綻の老々介護などの場合、福祉やケアマネをふくめた医療機関内の倫理審査委員会が〈代行〉する機会がふえることにも言及しています。

これだけおおくのクリアすべき課題があることをかんがえた場合、普通は、家族による患者意思の〈代行〉という結論にはつながらないとみるのが論理の筋道というものでありましょう。なお、学術会議の対外報告の公表のあと、時日をおかずに日本医師会・生命倫理懇談会は終末期医療の指針を発表しましたが(二〇〇八年二月二十八日)、家族による推定もふくめた患者の意思にもとづき、複数職種による医療チームが治療中止を判断するなど、学術会議の報告とほぼおなじ内容になっていました。学術会議の報告とおおきくことなるのは、例によって、「医師の免責」に非常に重点をおいた制度化(法制化)をもとめているところです(学術会議の報告では、法制化について議論はしたものの結論をだすことはしませんでした)。

個人の意思を真に「代行」することなどできないのは、家族であれアカの他人であれ、あたりまえのことです。まして、他者による個人意思の「推定」が妥当性および正当性をもつことなど、どうかんがえても論証不可能です。日本学術会議にしても日本医師会や厚労省にしても、ぬきさりがたい「家族幻想」の信仰者なのでしょうが、そうした信仰を担保する家族像など、もはやどこにも存在しません。ゲマインシャフトとしての家族(F・テンニエス)とか、対面型の親密な結合と協力を中心とする第一次集団としての家族(C・H・クーリー)といった古典的な社会学的言説は、家族役割構造の変化（たとえば、共働き）、福祉構造の変化（たとえば、少子高齢化）、家族形態の多様化（たとえば、ライフスタイルの変化）といった諸現象をつうじて、もはや妥当性のすべてを喪失したといっても過言ではありません。これが「家族崩壊」なのか、はたまた「脱近代家族化」なのかについては、ここでは深入りしませんが、とにもかくにも家族・近親者が他の家族成員・近親者の意思を推定したり、まして代行したりできる条件を現代家族はもっていませんし、もつこともできないのです。百歩ゆずって、そのような古典的な家族機能を保有している家族が存在するとしても、日本学術会議がおおいに注意喚起しているように、老々介護、医療費、その他の諸条件が、「推定」や「代行」の内容をゆがめてしまうことは十分にありうることです。労働者の三人に一人が非正規労働者でその平均年収は二〇〇万円を下まわるという現実と高騰化する医療費の推移や年金の漸減傾向などをあわせみる時、「国家の殺意」を家族・近親者がわが身の欲求にあわせて代行するばかりか、高齢者患者などが「遠慮意識」を媒介させながら、みずからが「国家の殺意」を体現し代行してしまいかねない点をこそ問題にすべきだとおもわれます。「役立たずは、早く死ね」という国家意思の家族内および本人内の受容・実体化というおそるべき事態の出現です。なぜ、国家意思を家族や患者本人が実体化してしまうのか、その背景にあるものこそが「内なる優生思想」というものではありますまいか。

以上にみてきたように、安楽死・尊厳死の法制化運動、延命措置の中止・非開始を軸にした終末期医療の合法化等々の動きは二〇〇七年以来まことに急ピッチなものになってきました。むろん、こうした動向は二〇〇七年以降に限定されるものではなく、日本尊厳死協会の前身、日本安楽死協会が設立された一九七六年以来の動向でもありました。その当時から、安楽死・尊厳死法制化運動の思想的基調に優生思想が時に潜在化し、時に顕在化していることは法制化運動の創始者で日本安楽死協会の初代理事長だった故・太田典礼の著書『安楽死のすすめ』(三一書房)からしても明白でありました。

太田典礼著『安楽死のすすめ』には、「老人医療の無料化など老人尊重論の高まりの裏には、すでに老人公害というようなことがいわれており、無益な老人は社会的に大きな負担である」(一二五頁)とか、「劣等遺伝による障害児の出生を防止することも怠ってはならない」(一五八頁)といった古典的で、かつ、きわめて戦闘的な優生主義が吐露されていました。すなわち、「生きるに価値ある生命」と「生きるに価値なき生命」との選別および「価値なき生命」の滅却にむけての煽動というべきです。

優生思想は、もちろん、権力的な差別選別イデオロギーですが、それはかならずしも私たちの外部にあって、私たちを他律的に拘束するだけのものであるとはかぎりません。おおくの人びとが日常意識としてもっている「ああまでなって生きたくはない」とか「世間や家族に迷惑をかけたくない」とか「老醜をさらしたくない」といった観念を組織して自律化するポピュリズム性をも具有している点にもう一つの問題があります。あるいは、「重い疾患のある胎児の中絶は母親の幸福追求権の範疇に入る」という悪魔の囁きに負けてしまいかねない私たちの存在というものがあります。この悪魔の囁きは、一九九九年以降、母体保護法に「胎児条項」をもりこむ運動をつづけてきた日本母性保護産婦人科医会法制検討委員会の見解にふくまれている文言です。私たちに「病気・病弱・障害」との共生への積極的な熱意、もうすこしやさしい言い方をすれば、「健康」への過剰な意味付与の回避への志向がよわければよわいほど、私たちは比較的容易に優生思想にとりこまれてしまうのではないか、と私はかんがえます。いわば「わが内なる優生思想」への不断の自己点検が不可欠なのです。

日本安楽死協会は一九八三年に日本尊厳死協会と改称して法制化運動をふたたび活発化させ、二〇〇二年には会員一〇万人突破を豪語するにいたりました。そうした趨勢を背景に、日本尊厳死協会は政府与党や日本医師会、さらには日本学術会議などへの働きかけをつよめ、ある程度の物質力をもつにいたったようです。こうした動きが加速化した背景には、いわゆる「バブル崩壊」とその後につづく「失われた十年」という経済情勢がありました。私は、こうした状況を一九三〇年代のアメリカにおける断種法とのアナロジーでとらえるべきだとおもいました。この断種法においては精神障害者、犯罪者、アルコール依存者など、支配権力にとっての「困った存在・社会を困らせる存在」が被害者になりました。この点について、米本昌平は「大不況によって財政が厳しくなり、福祉予算を削減するための論拠を優生学に求めた」と解説しています（「科学の言説と差別」、『講座・差別の社会学』第1巻、弘文堂、一九九六年、一七五頁）。

こうした社会状況の推移を私たちは座視してすますわけにはいかないとかんがえました。そこで、一旦開店休業状態にしていた法制化阻止の取り組みを再出発させることにしたのです。日本安楽死協会が日本尊厳死協会と改称したことをうけて、私たちの組織も「安楽死法制化を阻止する会」から「安楽死・尊厳死法制化を阻止する会」と名称変更しました。法制化運動側は、「安楽死」という概念には「積極的安楽死」の意味合いがつよいことから、「消極的安楽死」を意味する「尊厳死」に名称をかえたのでしょうが、しかし、その「尊厳死」にも「積極的安楽死」の含意があることがわかったので、私たちは「安楽死・尊厳死」と並列的によぶことにした次第です。

このような考えのもとに、私たちは「安楽死・尊厳死法制化を阻止する会」を二〇〇五年六月二十五日、東京・品川の国民生活センターでの発足集会をへてたちあげました。哲学者・鶴見俊輔、熊本学園大学教授・原田正純、立命館大学教授・立岩真也、「脳死」臓器移植を許さない市民の会＝元大阪大医療技術短大部助教授・清水昭美らとともに「呼びかけ人」になっている私も当然出席し、問題の推移についての経過報告の役割をはたしてきました。前回は事務局員だった私や清水昭美が呼びかけ人になっていること自体、三十年におよぶ時代の流れを感じざるをえないのですが、政治をふくむ社会状況の総体からすれば、残念ながら、今の方がはるかに阻止する運動としては困難になりつつあるようにおもわれます。

次に、私たちの考え方を集約した発足集会での「声明」を紹介しておきます。「安楽死・尊厳死法制化を阻止する会」に結集している人々はもちろん、私たち呼びかけ人においても思想的には一枚岩というわけではなく、微細なところでは差異もないではないのですが、ともかく考え方の最大公約数的な内容がしめされているとおもいます。

集　会　声　明

日本尊厳死協会（旧日本安楽死協会）を中心として現在、尊厳死という甘美な言葉のもとに法制化を求める動きが活発化している。日本尊厳死協会は、リビング・ウィルに署名する者を募り、十万人を超えたと宣伝しているが、これは同協会の言う延命措置を拒絶する際の意思表示ではない。将来そのような状態になった時を想定して、意思表示をしておくのであり、不治、末期とはいえず、痛みも感じていないときの前もっての意思表示である。

意思確認も不可能な状態になったともいえる病人の一切の延命措置の停止とは何をさすのであろうか。人工呼吸器や、栄養・水分補給をはじめとする一切の治療・看護放棄をさすのであろうか。

予め、本人の意思とはいえ、これが広く宣伝され、法制化をめざし、社会の運動となるとき、個人の「死ぬ権利」は目に見えず「死ぬ義務」となり、弱い立場の者を「死なせる権利」に置き変わるのではないか。

このような動きに対し、人工呼吸器により呼吸し、栄養・水分補給をうけて生活している重病人をはじめ、障害者や老人は、はかりしれない恐怖を感じている。

現在、癌治療は日々進歩し、抗癌剤の副作用や苦痛は激減している。激痛除去のために生命を絶つという論議は、もはや過去のこととなった。

遷延性意識障害者（いわゆる植物状態）に対する治療・看護も進み、六割が回復したという報告や、米国では、二十年経て意識が回復したという報道もある。遷延性意識障害は絶望とはいえない。

また、老人性認知症をリビング・ウィルに加えるよう、尊厳死協会会員の強い要望（会員の85％）があったというが、「尊厳死」の対象としてはならない。

「あのようになってまで生きていたくない」という、「あのように」と見なす自らの内にひそむ選別の思想をこそ振り返る必要がある。

日本尊厳死協会の、このような動きは、最後まで生き抜こうとしている病人や障害者、高齢者をはじめ、その家族に不安と恐怖を与え、闘病の気力を奪うばかりか、生命を絶対的に尊重しようとする広汎な人々の思いを減退させている。こうした現実を見るにつけ、我々は、尊厳死法制化の動きをこれ以上黙視し放置することは許されないと、社会的な責任から考えざるを得なくなった。

現在、尊厳死肯定論者が主張する「尊厳死」には、多くの疑問がある。

真に逝く人のためを考えて、というよりも、生き残る周囲のための「尊厳死」ではないか。強い立場の人々の満足のために、弱い立場の人たちの生命が奪われているのではないか。生きようとする人間の意思と願いを気兼ねなく全うできる社会体制が不備のまま、尊厳死を肯定することは、実際上、病人や老人に「死ね」と圧力を加えることにならないか。

これらの疑問を措いて、尊厳死を承認し、法制化することは、決して認めるわけにはいかない。実態を把握し、考え、検討し、正しい方向を追求するために、我々は「安楽死・尊厳死法制化を阻止する会」を組織し、真に生命を尊重する社会の建設をめざそうとするものである。

（7）脳死・臓器移植と優生思想

重篤な状態におちいったときに、絶対にかつぎこまれてはいけない医療機関というものがあります。当該の生命をたすけることよりも、その生命を他の何かに利用しようと虎視眈々とその機会をうかがっていることが必ずしもなくはないからです。たすからない生命がたすからないのはやむをえないにしても、たすかる（かも知れない）生命もたすからない（たすけない）可能性がたかいのなら、もはや何をかいわんや、であります。ここで問題にしているのは、いわゆる悪徳医療機関だけではありません。名指しはさしひかえますが、この国の医療の最先端をいく医療機関にもあてはめてかんがえていく必要があると私はおもっています。

この国の脳神経外科医の動向をみるとき、ふたつの流れがあって、残念ながら一方の流れが他方のそれを併呑していきそうな雲行きになっているようにおもわれます。もともと脳外科はいかにして患者を脳死の状態におちいらせないか、不幸にして脳死状態になった時に、なんとかして回復させる方途はないかなどと努力するところにその医療としての真骨頂がありました。前に紹介した日大板橋病院などにおける脳低温療法は本来的な脳外科医療の道筋を追求し、現実に何例もの前脳死状態患者の回復に貢献してきたのでした。

しかし、現状においてはおおくの脳外科医がそのような努力を放棄しつつあります。アメリカなどの移植医は脳死のことをharvest（収穫物）とよびならわしています。その意味では、移植医は

harvester（収穫者＝刈り取り機）というべきであって、脳死状態患者は彼らにとって、文字どおりの「獲物」なのです。そのような移植医や移植に協力的な脳外科医にとって、患者を脳死状態にさせず、脳死状態から回復させようとする医療は「獲物」の横取りにみえるのかもしれません。ゆえに、移植推進派は脳低温療法にたいして非常に冷淡ですし、国もこの推進派の妨害行動を陰に陽に支援しています。たとえば、なおも人体実験の域をでていない移植医療が保険適用なのに、すぐれた実績をつみあげている脳低温療法がそうではない事情をみればそのことはあきらかでしょう（心肺蘇生後の患者に対しては二〇〇六年四月から保険適用になりました）。

この国の医療がどんどんアメリカ化することの悲劇について私たちはもっとよくかんがえねばなりません。私はことさらに国粋主義者などではありませんが、もともと日本人の医療にはほこるべき点が多々あったことをいまこそおもうべきです。

私が毎日新聞東京本社学芸部で医学記者をしていた頃のこと。ある時テレサ・ローズちゃんという生まれたばかりの女の赤ちゃんが飛行機で順天堂大小児外科の駿河敬次郎教授のもとにやってきました。駿河教授は私の単なる取材先ではなく、人間として敬愛していた医師でした。敬虔なクリスチャンで手術の前日には教会で時間をかけて祈るという、そんなタイプの医者です。「生まれたばかりの赤ちゃんを切り刻む悪魔のような所業。祈らないでは執刀できません」といつも言っておられたものです。テレサ・ローズちゃんは先天性胆道閉鎖という、放置しておけばほどなく死にいたる難病で、私は「いかに練達の駿河教授といえども今度ばかりはむずかしいのではないか」などとおもいながらも、取材記者の立場をわすれて、手術開始から終了までの何時間もの間、クリスチャンでもないのに本当に手術の成功を祈っていました。手術がおわってさらに何時間もたって（教授自身、術後も病室に付き添っておられたからです）、ようやく疲労困憊の風情で私がまっている小児外科の医局にもどってきて、「どうにか、こうにか」という言い方で成功したことをつたえてくれました。私は脱兎のごとく社にもどって、深夜の編集局で原稿をかいたことをよく記憶しています。

駿河教授は私との雑談の場で、次のような話をよくされました。「日本の医学、とくに外科領域で優れた点があるとすれば、それは日本人の手先が器用にできているということです。学問も大事だが、私の領域に関していえば、職人的な修練の方がはるかに重要だとおもう。しかし、最近の若い医師たちは普遍的な知識をもとめて、自分のもってうまれたはずの器用さを軽視しているのが気になります」と。

実際、駿河教授は自宅で、たとえば針に糸をとおすなどという傍目には奇妙にみえる修練にかなりの時間をついやしていました。それが当時の世界の小児外科の最先端につながっていることに、私は新鮮な感動をおぼえました。この話を移植医療批判につなげるのはいささか短絡的だということは重々承知のうえで、なおも私は主張したいのです、移植というのは医療としてあまりにも欧米的な意味において安直にすぎるのではないか、と。安直に臓器をとりかえるのではなく、臓器の機能をうしなわせないように努力し、仮にそれが不成功におわったとしても、なんとかその機能の復活を模索する、それが医療というものではないかと私などはかんがえます。

『毎日新聞』（二〇〇六年七月二十六日付）は、「現地で〈脳死〉、日本で回復」と見出しをつけた興味深い記事を掲載していました。

アメリカやカナダに滞在中に脳血管の病気で意識不明になった日本人のうちで、家族らが現地の医師から「脳死」と説明されたのに、家族らが治療中止に反発してチャーター機で帰国させ、帰国後に意識を回復した人が三人もいたことがわかったというのです。この他にも六人の類似患者がいたのですが、この家族らはチャーター機手配に必要な額の保険に加入していなかったので帰国を断念し、結果的には六人とも現地で死亡したということです。

アメリカやカナダでは脳波もとらず、回復が容易ではないという状態だけで「脳死」と診断してしまうことがおおいといわれています。というのは、なにがなんでも臓器移植を第一適用とする医療エトスが非常につよいからです。たすかった三人も、もし医者のいいなりになっていれば、間違いなく死んでおり（なにしろ「脳死」と診断されてしまったのですから）、もしかするとありとあらゆる臓器のドナーにさせられていたかもしれません。たすからなかった六人も、もしチャーター機の手配に必要な額の保険に加入しておれば、たすかる確率はかなり高かったのではないか。問題は、この国の移植医療がアメリカやカナダのそれをモデルにしてすすめられてきたところにあります。

移植医療は本質的に「他者の死を待ち望む」タイプの医療です。移植医療によって「明日の生」を希求するレシピエント候補者にたいしては酷な表現になりますが、ことの本質をいえば、それ以上でも以下でもないとおもいます。そして、その「他者の死」は、「脳死」によって判定されます。臓器移植、とくに心臓移植においては、心臓は生きているが人間は死んでいるという特異な死の判定（ないし死の想定）が必要になり、その場合の人間の死は「脳の死」によって解釈されるわけです。しかし、そもそも移植医療がなければ、死の判定を「脳死」によっておこなう必要性も必然性もありえません。その点でいえば、「脳死判定の厳密化」にもさほどの意味があるとはいえません。「たすからない生命」(レシピエント)を「たすからない生命」(ドナー)によってたすけようとする行為の中に、「生きるに値する生命」と「生きるに値しない生命」という価値観(すなわち優生思想)がどうしようもなく媒介的にはたらいているのではないかと私にはかんじられます。しかも、そこに安楽死・尊厳死問題や後期高齢者医療制度の場合に顕著にみられるような医療費の問題が介在してくるとすれば——。

患者本人の意識が明瞭である時でも、患者本人が社会意識としての「優生思想」を個人意識化している可能性をかんがえるべきです。社会意識は個人にたいして外部拘束性をもつものであって、「意識する私」は「意識させられる私」でもあるわけです。患者本人が「医療費への遠慮」「家族への気兼ね」などをつよく意識していればいるほど、優生思想は患者本人のもとめるところのものにさえなりかねません。

すでに縷々のべたところですが、最近のいわゆる終末期医療にかかわる各種ガイドラインはいずれも、患者本人が危篤状態にあって本人の意思を確認できない場合、家族が本人の意思を代行できるとする点で共通しています。また、その家族の意思があきらかでない場合や家族が判断できない場合にはおおむね医師団が家族意思を代行できるとしている点でも共通しています。ガイドラインでは「家族の納得を前提に、医療チームが治療中止を決めることができる」ことになっています。治療中止の是非を「判断できない」家族がどうして「納得」することができるのでしょうか。ここでは、たぶん、インフォームド・コンセントが丁寧になされることになっているのでしょうが、客観的にいえば、「強制された納得＝自発的服従」以外にはないわけです。ここでの文脈の中心は、したがって、医師団に治療中止の判断がゆだねられる、という一点です。

治療中止と「脳死」による死の判定をへて臓器移植にふみきっていく場合、医師団の判断の法的な根拠はどこにもとめられることになるでしょうか。「厚生科学研究　免疫・アレルギー等研究事業（臓器移植部門）」の「臓器移植の法的事項」を担当する分担研究者だった上智大教授・町野朔は次のような考えを披瀝していたものです。町野は医者ではなく刑法学者ですが、その発想法に移植医はおそらくとびつきたくなるのではないか。

「我々がおよそ人間は連帯的存在であることを前提にするなら、次のようにいうことになろう。たとえ死後に臓器を提供する意思を現実に表示していなくとも、我々はそのように行動する本性を有している存在である。いいかえるならば、我々は、死後の臓器提供へと自己決定している存在なのである」（「小児臓器移植」に向けての法改正――二つの方向」公開シンポ、国際研究交流会館・国際会議場、二〇〇〇年二月十八日）。人間が連帯的存在である以上、死後の臓器提供について可否の意思表示をしていても、していなくても、人間の本性として先験的に「死後の臓器提供へと自己決定している存在なのである」という論証不能のきわめて短絡的な独断ないしご都合主義的な予定調和主義がいまや大手をふってあるいているのです。このような議論の前では、国会で議論されていたＡ案～Ｄ案（私個人はそのすべてに反対であるばかりか、従来の臓器移植法にも反対なのですが）のどれもが無意味なものになるはずです。

ところで私は、二〇〇九年四月三日に長野県立こども病院がおこなった記者会見のために準備されたブリーフィング・ペーパーを入手しました。乳児拡張型心筋症にたいするあたらしいペーシング治療（CRT＝心臓再同期療法）が奏功し、かならずしも心臓移植が第一適用ではないことをあきらかにした非常にすぐれた報告でした。とはいえ、この療法は日本でもまだ実施された症例数がすくなく、たぶん一〇例以下と推定される程度で（なにせ乳児一〇万人に二・六人と発症例がすくなく、処置もむずかしい病気ですから）、当然のことに治療経験も限定された治療法というほかありません。しかし、同病院は「この治療により日本ではまだ小児に認められていない心臓移植を回避することができる可能性もあり、非常に有用な治療法と考えられます」としていました。臓器移植推進派への配慮もゆきとどいた控えめな叙述になっていますが、一方では仮に法律が改定されて小児臓器移植が解禁されても「小児・乳幼児心臓移植を回避する」ことが可能である、否、回避すべきだという堂々たる自負が表明されているように私にはよみとれました（二〇〇九年六月成立の改定臓器移植法は、十五歳未満の小児もドナーたりうることとしました）。もちろん、同病院がいうように、この治療法は循環器科、心臓血管外科、麻酔科、臨床工学科、集中治療科および看護科などを含めたチーム医療がなければ成立しないものですが、この程度のチーム医療なら一応体制のととのった大学病院や総合病院なら、その気にさえなれば、それらのどの医療機関（すくなくとも全国に四〇カ所ほどはあるものとおもわれます）でも実施可能な治療であるといえます。

ブリーフィング・ペーパーに具体的な症例が報告されていたので紹介します。拡張型心筋症の女児（生後六カ月）。二〇〇八年十一月、多呼吸・多汗・抹消冷淡のため近所の医師を受診して心拡大と左心室収縮低下を指摘され、左心不全で同病院に紹介。ICUで一時的に心不全が改善され病棟管理となったが、二〇〇九年二月に心不全が再燃したため再度ICUで治療。人工呼吸管理を含めた薬物療法を行ったが、心不全からの改善が不良。同年三月、全麻下で左開胸して左心室ペーシングリードを装着、次に正中切開で右心室ペーシングリードを装着したということです。結局、両心室ペーシングによるCRTを実施した結果、良好な結果をえて自宅に退院できたというまことによろこばしい症例です。

また、ケースはことなりますが、『朝日新聞』医療面（二〇〇九年五月八日付）は「人工心臓で長期在宅――臨床段階・移植困難な高齢者に選択肢」と見出しをつけた記事を掲載していました。重症心不全の患者が小型の補助人工心臓を装着して長期間、在宅で生活できるようにする治療がはじまったとして、二〇〇八年暮れ、七十四歳の女性が国内ではじめて埋め込み手術をうけて大阪大学病院を退院した事例を紹介していました。「移植困難な高齢者に選択肢」という見出しをみればわかるように、『朝日』は言外に移植こそ第一適用と主張しているのですが、そのことは別にして、やはり移植にたよらずにすむ可能性のあるおおいに注目すべき治療法が現実化しつつあることにこそ注目すべきだと私などは受け止めました。今回の人工心臓を装着することで病状が回復し退院を期待できる患者は数千人にたっすると国立循環器病センターの人工臓器部長は推定しています。たとえ装着適応の患者が一〇人に一人だとしても（『朝日』の記事によれば藤田保健衛生大の平光伸也准教授はそのように推計しています）、移植より有効であること、一目瞭然です。

くりかえしますが、重要なことはやはり、医療の現場においては、患者を脳死状態におちいらせないための、たとえば脳低温療法といった治療法が徹底的に追求されなければならないという点です。そして、仮に不幸にして脳死状態になったとしても、そこからの寛解・回復の手だてを徹底的に模索・考察しつづけることだとおもいます。臓器移植はかなりの範囲まで保険適用ですが、脳低温療法ではおおむね保険をつかえないのも理不尽です。移植医療推進のための脳死ソースの確保という政治的判断のほかに、全身を冷却する脳低温療法をうけた患者の内臓が移植に適さなくなってしまうという即物的な思惑もはたらいてのことではないかと私などは想像しているのですが、かんがえすぎでしょうか。同様に、人工心臓も保険適用になっていません。このあたりは完全に医療行政の問題です。

(8)おわりに

本稿では健康と病気をめぐる最近のテーマを幅広くとりあげることによって、各テーマに共通する市場主義的なネオ・リベラリズムのイデオロギー的な特質をあきらかにすることを目的にし、その際、かなりジャーナリスティックな描写法をとることにしました。この方法的な試みがどの程度まで成功したかについては、私自身、さほど自信もありませんが、問題の所在を素描的にマッピングするという点では、作業として一定なしえたところもあるのではないかとかんがえています。

「治療する国家」が同時に「殺意をもつ国家」でもあるという本稿の趣旨は、もしかすると、ひとつの諧謔的なパラドックスとしてうけとめられる可能性もなくはありませんが、しかし、その媒介項として「優生思想」を位置づけると事態の推移の恐ろしさがその全貌をみせはじめることになり、そこにおいて「治療国家＝殺人国家」の等式の正しさがある程度まで証明されるのではないかと私はかんがえました。

人間の自然性において、べつに仏教徒ではなくとも、生老病死の「四苦」に、「愛別離苦」「怨憎会苦」「求不得苦」「五蘊盛苦」をくわえた「八苦」は、本質的であるとおもいます。であるがゆえに、これらの根本的な煩悩への対抗価値として「健康（増進）」がすえられるのでしょうが、残念ながら、それは求め得て達成し得ないあらたな煩悩の資源にしかなりえません。なぜなら、冒頭にのべたように、「健康」は到達点のない空洞でしかないからです。仏教にいう「四苦八苦」の最後の「五蘊盛苦」とは、私たちが生きて心身を活発に活動させている時に次々に湧出してくる「苦」を意味しているのであって、すなわち「健康」それ自体が「苦」の源泉でもありうるということなのです。私たちの「老化」はうまれおちた瞬間からはじまり、「生」はつねに「死」を準備しているのです。医薬がいかに発達しようとも、それは死者を生者に復元する力量をもちません。逆に、現今の医薬は、安楽死・尊厳死や脳死・臓器移植といった取り組みが顕著にしめすように、生者に死をもたらすことに力点をおいているかのようでさえあるのです。

人為的な死の導入や判定は、しかし、一方的な権力的な操作として成立するものではありません。くりかえし強調したように、私たちの「内なる優生思想」が権力的な動向を下支えしている事実をこそ、さらに冷静に、かつ反省的にとらえかえす必要があるはずです。

というのも、「内なる優生思想」こそが、本稿で強調してきた「健康幻想《ヘルシズム》」の内実をなすものであるからです。国家や権力が民衆の健康について言及してくる時、国家や権力のまなざしは民衆の健康にむけられているわけではありません。民衆の健康以外の何か（たとえば医療費とか、人口減少とか、労働力の質とか、時には兵力の質とか）がまなざされていることは古今東西、まちがいのないところです。

かつてヒトラーも太田典礼も「価値なき生命の滅却」をとなえました。今はそれが先端医学の装いをこらし、主張点をソフィスティケートして、再登場しているととらえるべきです。私たちは、「滅却」の対象として「価値なき生命」と命名され、社会的に排除・選別されがちな人々とどこまで共生しようとする意思と立ち場所をもちうるのか、とわれていることはまさにその一点であると私はかんがえています。

コラム《コラム》14

子どもの安楽死とパーソン論

各報道機関ともあまりおおきく伝えませんでしたが、ベルギーでは二〇一四年二月十三日、子どもの安楽死を認める法改正が下院で可決されたのだそうです。すでに上院は昨年末に可決しており、あとは国王が署名すれば直ちに発効することになっているようです。

ベルギーは、オランダにつづいて二〇〇二年に十八歳以上を対象にした安楽死を合法化しており、『朝日新聞』（二〇一四年二月十四日付）によると一年に一〇〇〇件以上（一説によれば一四〇〇件以上ともいわれます）の安楽死が実施されているとのことです。オランダの場合は十二歳以上で安楽死の利益を合理的に理解していることを条件に認めていますが、ベルギーは今回、年齢制限を完全に撤廃したことになるわけです。

この法案によると、癌などの病気で治療しても回復の見込みがなく耐え難い痛みなどがある場合、本人である子どもが文書で明確に安楽死を希望し、親と主治医がそれに同意することを安楽死の条件にしています。同日付『毎日新聞』は、それらの条件を〝厳しい条件〟ととらえて、「実際に適用される例は限られそうだ」と解説していましたが、近代西洋思想の功利的合理主義をおもうと、私などは逆に、実際にはかなりの実施数になるのではないかと危惧します。法制化はそうした思想を後押しするものであり、重病の子どもに死を選択するよう圧力をかけるものでもあるのです。

『ニューズウィーク』（二月十七日付、日本語電子版）にはもう少し詳しい報道があり、それによると今回の安楽死法は、医者が未成年の末期患者に安楽死を選択するよう奨励することも認めているようですし、また、子どもが死を選べば、親はその意向に従わなくてはならないようでもあります（従わない場合の罰則は、さすがに定められていないようですが）。安楽死の実際の処置法は、主に医者が筋弛緩剤か鎮静剤を過剰投与することによるとされています。

『ニューズウィーク』の筆者エリーサーベト・ブラウは、この法律に反対の立場をとっているようであり、欧州生命倫理研究所（ブリュッセル）のカリーヌ・ブロシエの談話「緩和ケアが功を奏しているのに、子どもたちの命を堂々と奪うことなどあってはならないと思う」も掲載していました。このブロシエはまた、子どもの安楽死の容認は倫理的に危うい領域への第一歩になりかねないと強調したうえで、「次に来るのは認知症の人々だろうか、その次は障害のある人々の安楽死か」と絶望的な今後の見通しについても語っていました。このデスペレートな今後の見通しは実のところ、過去の経験でもあるわけであって、私たちとしては、たとえばナチス・ドイツが医者たちの手によって一万人以上の障害や重病のある子どもの命を絶った事実を決してわすれてはならないはずです。

ここでも、本通信において何度かふれた〝パーソン論〟を思い起こします。独特の功利主義的な優生思想ともいってよい〝パーソン論〟は、ひとくちに言えば、どのような存在者を殺してもよいかの一点で語られる思想です。自己意識主体でない存在は、人間ではあってもパーソンではないので、その存在の滅却は倫理的な行為であるという視点から、まずは胎児殺しや新生児殺しを正当化したうえで、やがてはその標的を成人にも拡張します。パーソン論者マイケル・トゥーリーは「事故や加齢によってこの能力（自らの生死について選択する人格としての能力＝八木注）を永久に失い、しかも、この能力を失う以前に、そのような状況におかれたとき、生き続けたいかどうかについて何ら見解を表明していなかった存在」も、もはや「人格」ではないという理由によって生きる資格と価値がないと主張するのです（山内友三郎他訳『実践の倫理』昭和堂、一九九九年、二二九頁）。

この〝パーソン論〟は、だいたい一九七〇〜八〇年代に創始されましたが、たとえばアメリカで一九九〇年、連邦議会が「患者の自己決定権法」を成立させた背景にもこの〝パーソン論〟が作用したといわれています。この法律は、政府系病院に入院する際、前もっての指示（アドヴァンス・ディレクション）ないしリヴィング・ウィルを作成する機会を設定するようもとめています。これによっていわゆる消極的安楽死がほぼ制度化され、これを踏み台にオレゴン州をはじめとして徐々に積極的安楽死にむけての合法的変形が進行しつつあるように思われます。前もっての指示やリヴィング・ウィルを媒介させた自己決定にかかわる議論が安楽死・尊厳死についてのハードルを相当引き下げた事実を否定することはできません。もちろん、この文脈における「自己決定権」とは、畢竟、「死ぬ権利」（やがては「死ぬ義務」）の概念のなかに範疇化されるものであって結局、「生きる権利」が掘り崩されるなかで、「死ぬ権利」が一面的に強調されることにならざるをえないのです。

ところで、私自身は見落としていたのですが、この二〇一四年二月五日、ＮＨＫがつぎのようなニュースを流したことを日本社会臨床学会のＭＬをつうじて林延哉さん（茨城大学）から知らせてもらいました。

「患者がみずからの意思で延命治療を中止するいわゆる〝尊厳死〟を巡る自民党の作業チームの会合が開かれ、回復の見込みのない終末期の患者の治療を中止する際の手続きなどを定めた法案作りを進め今の国会に議員立法で提出することを目指すことになりました。（略）会合では、〝尊厳死〟を巡って厚生労働省が平成十九年にまとめた指針は、終末期の定義があいまいだと指摘されているほか、〝尊厳死〟を判断した医師が刑事上や民事上の責任を追及されるおそれがあるといった懸念もあることなどから、終末期の患者の治療を中止する際の手続きなどを定めた法案作りを進めることを確認しました。自民党の作業チームは今後、法案の具体的な検討を進め、各党にも呼びかけて今の国会に議員立法で提出することを目指すことにしています」――。

　私の管見の範囲では、新聞がこのニュースを報じた形跡がないので（むろん、これも私が見落としている可能性もありますが）、もしかすると自民党作業チームがＮＨＫだけにリークしたものかもしれません。しかし、このニュースを教えて下さった林さんのコメント「現在の政権ならば、成立しそうですね」という感覚を私も共有します。自民党作業部会以外に、超党派の尊厳死の法制化を考える議員連盟がこの間、虎視眈々と法制化を狙ってきた経過や、改悪臓器移植法の非倫理的な審議と採決の状況、さらに林さんがいわれるような現在の政権のありよう（ひとことでいえば獰猛なネオリベですね）等々を考え合わせると、今度はかなり簡単に成立してしまいそうな予感というか悪寒というか、そういうものを感じます。

　しかし、法が成立しようがしまいが、反差別の医療社会学をめざす私としては、絶対にそのような法を認めるわけにはいきません。「不治かつ末期には尊厳がない」とか「重度障害や難病をもって生きることは無意味だ」などという決めつけの前に跪くことなど到底できない相談です。ベルギーの子どもの安楽死法にしても、この国の尊厳死法案にしても、誰を延命させ、誰を延命させないかを明確化するものです。ことに最近は、延命治療を〝無意味〟〝無駄〟ととらえるばかりか、ヒューマニズムに反する行為とまで言いつのる勢力が跳梁跋扈しています。
手遅れになる前に反撃を開始しましょう。

（『試行社通信』二〇一四年三月号）

あとがき

福島原発の過酷事故から五年以上の時日が経過しましたが、安倍晋三氏の「アンダー・コントロール宣言」（二〇一三年の東京オリンピック誘致演説）とは裏腹に、いまだまったく終息の見通しもありません。燃料の大部分が溶融し、圧力容器の底に溜まるメルトダウン、そして高温により圧力容器の底が溶かされて燃料が容器の底を突きぬけるメルトスルーの状態がいまも続いていて、手のうちようもない（アウト・オブ・コントロール）のが現状です。

つまり、現在も放射能汚染は深刻であり、当然、人びとの健康状態にも影響を及ぼし続けています。

たとえば、二〇一六年二月十五日に公表された最新の福島県民調査報告書によると、福島県の小児甲状腺癌及び疑いの子どもは、前回（三カ月半前）の一五一人から一二人増えて合計一六三人になったということです。その内実をみると、手術を終えた一一七人の中で、良性結節だったのはわずか一人にすぎず、一一三人は乳頭癌、三人が低分化癌と診断されました。つまり〝悪性ないし悪性の疑い〟の九九％が小児甲状腺癌だったことになります。一般に小児甲状腺癌の発生頻度は年間一〇〇万人に一人前後とされていますが、福島の場合は一〇〇万人に二八九〜四〇一人と換算されるので、一般の二〇〇倍を超える小児甲状腺癌の発生頻度になっていることがわかります。これを単に〝スクリーニング効果〟で説明するのは不合理ですし、原発事故との因果性を否定するのは疫学的にみても正しくないと私は感じます。チェルノブイリでは事故五年後から癌や白血病、それに先天異常が急増したというデータもあり、福島事故の今後の推移がおおいに心配されるところです。

ところで、拙著『優生思想と健康幻想・薬あればとて、毒をこのむべからず』（批評社、二〇一一年）のなかで、私は次のような文章をしたためました。

「放射性物質からの放射能の恐ろしさはいくら強調しても強調しすぎるということはありません。高濃度放射能をあびたら、あるいは累積被曝量が一定の閾値をこえれば、障害児が生まれるとか白血病で死ぬとかといった言説には一定の科学的な根拠があり、したがって私たちが放射能を恐怖するのはやはり理の当然であります。しかしながら、この理の当然の恐怖がつねにただしく原発や核兵器の廃絶への志向を担保するとはかぎりません。時にはあらぬ方向、つまり、ここで問題にしている優生思想を下支えしてしまう危うさの方向に作用する可能性があることには重々の意識化が必要だとおもうのです。

すなわち、放射能の危険性を強調することそれ自体には何も問題はないが、その強調が一面的にすぎると、かえす刀で障害児や白血病者を〝あってはならぬ存在〟とみなして、きりすてる考え方、すなわち優生思想に直結してしまう恐れがあるのです。私たちは、どこまでも原発や核兵器の反人民性を主張しなければなりませんが、その論の正当化のために障害児や白血病者を引き合いにだしてはなりません。そうすることは、論者の意図するとしないとにかかわらず、結果的には障害児や白血病の人々を〝ころす〟側にまわってしまうことになりかねないからです。私たちは正統な主張のために世俗的な差別を利用するような愚を絶対におかしてはならないのです」（三二頁）――。

放射能の危険性を強調することが、反射的に優生思想に直結してしまう恐れがあることを指摘したものですが、ここには実に微妙な問題が伏在しています。もちろん、放射能の危険性についてはおおいに主張し強調し続けなければなりません。しかし、その強調の方向性を一歩誤ると、癌、白血病、先天異常等々を〝あってはならぬもの〟として排除し、差別の対象にしてしまうことも、私たちの日常意識においては、ありえぬことではありません。このレベルの意識をそのまま差別思想としての優生思想と決めつけるべきかどうかは別にして、やはり問題含みの意識ではあるとみなさざるをえません。

優生思想とは、端的にいって、不良な遺伝子をもつ者を排除し、優良な国民のみを残して繁栄させるという発想法であって、「生きるに値する生命」と「生きるに値しない生命」とを弁別し、後者の合法的（非合法的）抹殺を推進する差別思想です。あるいは、障害の有無やエスニシティの如何等々をベースに人間の優劣を決定し、優越な人間にのみ存在価値を付与するイデオロギーであるとも定義することができます。このようにも差別的な優生思想に反原発の思想信条がとりこまれることなど決してあってはならぬことですが、しかし、すでに拙著の引用部分で示したように、時には、正当な主張を強化するために世俗的な差別を利用する愚をおかしかねない面も私たちは共有しているようにおもわれるのです。

本書第二章で展開したように、出生前診断にもとづく優生学的な〝選択的中絶〟が激増しています。出生前診断のテクニックが年々高度化し、それなりに精度もたかまり、結果的に〝異常〟の発見が容易になったのは事実ですが、母体保護的意味や経済的意味をもたないこの選択的中絶が激増している事態はかつての優生保護法時代に先祖返りする雰囲気をかもしだしているのではないかと私は感じます。原発事故後の放射能汚染は、福島を中心に東北・関東地方においてなおも継続しているとされており、こうした状況は今後ますます人びとを出生前診断と、それにもとづく選択的中絶にいざなうのではないかとも観測されるのです。

人間は、気づかぬうちに生まれ、知らぬ間に年老いて、やがて病を得て、その病が致命的な場合には死の転帰をとるという、そのような存在です。〝生老病死〟は、生きとし生けるものの総体にとっての不可避的な自然過程ですが、そのそれぞれのステージにさまざまなレベルの優生思想および優生実践が介在してくるのです。すでに述べた出生前診断とそれにもとづく選択的中絶はまさに〝生〟の段階における優生学的実践の意味合いが濃厚ですし、また、脳死・臓器移植問題や安楽死・尊厳死の法制化策動などはおもに〝老病死〟の段階にかかわる優生学的実践をふくんでいるとおもいます。この優生学的実践にふくまれる優生思想には、ハードなそれ（たとえば、本書でも繰り返して批判した〝パーソン論〟）もあれば、マイルドなそれ（たとえば、わが子の誕生に際して「五体満足か」と訊ねる次元）もあるのですが、ハードであれマイルドであれ、結果的に〝弱者抹殺〟につながる可能性がたかいものであるという点には重々の注意が必要だと私はかんがえています。

私は本書において、〝パーソン論〟に代表されるような近代合理（功利）主義的な差別的生命倫理を徹底的に批判し、その際、仏教の思想にもとづく縁起論的な生命倫理を対置することにしました。大乗仏教の縁起論は、あらゆるものの相互関連性、相互依存性を強調するものであって、決して世界をパーツの寄せ集めなどとはとらえませんし、また、〝五蘊仮和合〟の思想からも知られるように、精神と肉体を分離させることはなく、したがって〝パーソン論〟のように精神に特別の地位を与えることもありません。もちろん、私自身の仏教理解が不十分なために、〝パーソン論〟的な優生思想を仏教的縁起論によって完全に打倒できたとはいえないかもしれませんが、それでも生命を序列化し他者（ことに弱者）の生命を手段視する〝我執〟の煩悩を、〝無我・無常〟をベースにした仏教的縁起論によって否定ないし無化し、その路線において新たな生命倫理をうちたてうる可能性については一定程度まで明らかにできたのではないかとおもっています。

＊　＊　＊

本書出版については、まことに個人的なことではありますが、二つの大きな思い入れがあります。一つは、すでに批評社から上梓させていただいた『健康幻想の社会学・社会の医療化と生命権』（二〇〇八年十月）および『優生思想と健康幻想・薬あればとて、毒をこのむべからず』（二〇一一年七月）とあわせ、本書の上梓によって私の健康幻想批判、および健康幻想を裏打ちする優生思想批判の三部作にしたいという強い主観的願望が作用していることです。むろん、この三部作によって健康幻想・優生思想を全面的かつ完全に批判し尽くしたとはいえないにしても、重要な論点についてはおおむね論破しえたものと総括しています。

もう一つの思い入れは、さらに個人的なことがらです。私は一九八六年に個人紙『試行社通信』（月刊）を創刊しました。読者二〇〇人に限定した極小メディアですが、B４判四頁だての紙面には一回あたり四〇〇字詰め原稿用紙換算で四〇枚弱分の文字が詰め込まれています。この個人紙『試行社通信』が今年（二〇一六年）六月で創刊三〇年を迎えたのです。私にとってこの事実は、僭越ながら〝壮挙〟であるととらえています。それゆえ本書出版を『試行社通信』創刊三〇年の記念として位置づけたいと私事ながらかんがえた次第です。そこで、本書各章の末尾に「コラム」として、『試行社通信』に掲載した関連記事を部分的ながら付加しました。私にとって『試行社通信』は、論文や著書の執筆のための研究ノート的な性格をもっていますし、また、逆に論文や著書での考察から『試行社通信』執筆のヒントを得るということもあり、私の思索にとって論文・著書と『試行社通信』とは、まさに車の両輪のようなものでありました。

本書に収められた各論は、書き下ろしの序章以外、私のおもな活動拠点だった花園大学人権教育研究センターの紀要を中心に、ここ数年の間に書きためたものばかりです。行論において若干の重複もなくはありませんが、いずれも私が強調したい部分ばかりなので、その時々の思いを重視すべく、あえて文章を整理することはしませんでした。各論の初出を次に記しておきます。

＊　＊　＊

はじめに——知的障害者大量殺人事件の衝撃
（書き下ろし）

序　章　〝生老病死〟の前提と命題
（書き下ろし）

第一章　〝こころ〟と〝からだ〟の仏教的臨床社会学
（花園大学人権教育研究センター紀要『人権教育研究』第24号、二〇一六年三月）

第二章　出生前診断と優生学
（花園大学人権教育研究センター紀要『人権教育研究』第20号、二〇一二年三月）

第三章　医療化社会をどう生きるのか
（花園大学人権教育研究センター紀要『人権教育研究』第22号、二〇一四年三月）

第四章　「脱医療化」の模索
（日本社会臨床学会編『社会臨床雑誌』第21巻第2号、二〇一三年十一月）

第五章　延命治療は〝無意味〟なのか?
（花園大学人権教育研究センター紀要『人権教育研究』第21号、二〇一三年三月）

第六章　健康幻想と優生思想
（山口研一郎編著『生命・人体リサイクル時代を迎えて』緑風出版、二〇一〇年十二月）

あとがき

＊　＊　＊

今回も、批評社に出版の労をとっていただきました。長びく出版不況の昨今、販路が広いとは到底いえない本書の刊行を決意してくださった批評社に深甚の謝意を表したいとおもいます。既述した私の個人的思い入れからすれば、本書の出版はどうしても批評社にお願いしなければならないとおもった次第です。批評社を版元にしての私の著書は、本書で二〇冊目となり、私の全著書の半分ちかくの出版を批評社にお願いしたことになります。ここに改めて、批評社とそのスタッフの方々に心からお礼を申し上げたいとおもいます。

二〇一六年初夏

京都・三条柳馬場の自宅勉強部屋にて

八木晃介

著者紹介
八木晃介(やぎ・こうすけ)

1944年、京都市に生まれる。大阪市立大学文学部（社会学専攻）卒。毎日新聞記者（千葉支局、東京・大阪両本社学芸部）を経て、花園大学文学部教授・同学人権教育研究センター所長。現在、花園大学名誉教授・同学人権教育研究センター名誉研究員。
著書として、『親鸞 往還廻向論の社会学』『右傾化する民意と情報操作』『優生思想と健康幻想』『差別論研究』『健康幻想の社会学』『〈差別と人間〉を考える』『〈癒し〉としての差別』『排除と包摂の社会学的研究』『部落差別のソシオロジー』『差別表現の社会学』『部落差別論』『「生きるための解放」論』『差別意識の社会学』『現代差別イデオロギー批判』『差別の意識構造』ほか多数。

生老病死と健康幻想
——生命倫理と優生思想のアポリア——

2016年9月10日　初版第1刷発行

著者　八木晃介

発行所　批評社
〒113-0033　東京都文京区本郷1-28-36　鳳明ビル102A
Tel　03-3813-6344
Fax　03-3813-8990
振替　00180-2-84363
e-mail　book@hihyosya.co.jp
http://hihyosya.co.jp

組版　字打屋
印刷・製本　モリモト印刷㈱

乱丁本・落丁本は小社宛お送り下さい。送料小社負担にて、至急お取り替えいたします。

ISBN978-4-8265-0645-8　C3036